全国科学技术名词审定委员会

公　　布

药　　学　　名　　词

（第二版）

CHINESE TERMS IN PHARMACY

（Second Edition）

2014

药学名词审定委员会

国家自然科学基金资助项目

科　学　出　版　社

北　京

内 容 简 介

本书是全国科学技术名词审定委员会审定公布的第二版药学名词，内容包括：总论、药剂学、药物化学、微生物药学、生物药学、药物分析、药理学、医院药学与临床药学、药事管理、药物经济学、药品类名等，共3142条。本书对1999年公布的第一版药学名词做了少量修改、增加了一些新词、每条名词都给出了定义或注释。这些名词是科研、教学、生产、经营以及新闻出版等部门应遵守使用的药学规范名词。

图书在版编目(CIP)数据

药学名词 / 药学名词审定委员会编. –2 版. —北京：科学出版社，2014.12
ISBN 978-7-03-042537-9

I. 药⋯ II. 药⋯ III. 药物学 – 名词术语 IV. R9 – 61

中国版本图书馆 CIP 数据核字(2014)第 263257 号

责任编辑：郇 江 沈红芬 / 责任校对：宣 慧
责任印制：徐晓晨 / 封面设计：槐寿明

科 学 出 版 社 出版
北京东黄城根北街 16 号
邮政编码：100717
http://www.sciencep.com

北京厚诚则铭印刷科技有限公司 印刷

科学出版社发行 各地新华书店经销

*

1991 年 9 月第 一 版 开本：787×1092 1/16
2014 年 12 月第 二 版 印张：18 1/4
2020 年 5 月第二次印刷 字数：400 000

定价：150.00 元

（如有印装质量问题，我社负责调换）

全国科学技术名词审定委员会
第六届委员会委员名单

特邀顾问：宋　健　许嘉璐　韩启德

主　　任：路甬祥

副 主 任：刘成军　曹健林　孙寿山　武　寅　谢克昌　林蕙青
王　杰　刘　青

常　　委（以姓名笔画为序）：

王永炎　寿晓松　李宇明　李济生　沈爱民　张礼和　张先恩
张晓林　张焕乔　陆汝钤　陈运泰　金德龙　柳建尧　贺　化
韩　毅

委　　员（以姓名笔画为序）：

卜宪群　王　正　王　巍　王　夔　王玉平　王克仁　王虹峥
王振中　王铁琨　王德华　卞毓麟　文允镒　方开泰　尹伟伦
尹韵公　石力开　叶培建　冯志伟　冯惠玲　母国光　师昌绪
朱　星　朱士恩　朱建平　朱道本　仲增墉　刘　民　刘大响
刘功臣　刘西拉　刘汝林　刘跃进　刘瑞玉　闫志坚　严加安
苏国辉　李　林　李　巍　李传夔　李国玉　李承森　李保国
李培林　李德仁　杨　鲁　杨星科　步　平　肖序常　吴　奇
吴有生　吴志良　何大澄　何华武　汪文川　沈　恂　沈家煊
宋　彤　宋天虎　张　侃　张　耀　张人禾　张玉森　陆延昌
阿里木·哈沙尼　阿迪雅　陈　阜　陈有明　陈锁祥　卓新平
罗　玲　罗桂环　金伯泉　周凤起　周远翔　周应祺　周明鑑
周定国　周荣耀　郑　度　郑述谱　房　宁　封志明　郝时远
宫辉力　费　麟　胥燕婴　姚伟彬　姚建新　贾弘禔　高英茂
郭重庆　桑　旦　黄长著　黄玉山　董　鸣　董　琨　程恩富
谢地坤　照日格图　鲍　强　窦以松　谭华荣　潘书祥

第二届药学名词审定委员会委员名单

顾　　问：桑国卫

主　　任：周海钧

副 主 任：陈凯先　李大魁　金有豫

委　　员（以姓名笔画为序）：

王凤山　王晓良　王福清　卢　炜　田颂九　白慧良　宁保明
朱　珠　朱春燕　刘新社　汤　光　李　波　李少丽　杨静玉
吴久鸿　张　强　张致平　陈　兵　岳来发　郝近大　恽榴红
俞剑华　胥　云　贺浪冲　袁天锡　袁锁中　黄石麟　梅　丹
章　捷　韩　凤　程卯生　蓝　琇　蔡年生

秘　　书：韩　凤（兼）

编写组名单（以姓名笔画排列）：

马　鑫　牛剑钊　邓洪斌　卢　闻　田　侃　史　宁　史录文
代文兵　冯变玲　毕姗姗　朱春燕　任金红　刘国恩　刘镇宇
江　滨　孙利华　杨　悦　杨世民　吴　晶　邱学文　张　杨
张　健　陈文倩　陈寅卿　范玉明　尚德为　赵冬梅　胡　明
姜玉婷　都丽萍　梁　良　董朝晖　蒲　剑　蒙昭宇　裘雪友
路宝庭　薛克昌

第一届药学名词审定委员会委员名单

顾　　问：楼之岑

主　　任：沈家祥

副 主 任：赵知中　奚念朱

委　　员（以姓名笔画为序）：

马继兴　王友同　庄林根　刘　璞　安登魁　江纪武　汤　光

孙增培　李　芼　李焕娄　苏德怀　肖培根　吴　蓬　宋之琪

宋书元　张天民　张天禄　张庆玺　张汝华　岳来发　金有豫

郑绳一　施大文　郭丰文　章　捷　谢宗万　蔡　预　魏树礼

秘　　书：章　捷(兼)

路甬祥序

我国是一个人口众多、历史悠久的文明古国，自古以来就十分重视语言文字的统一，主张“书同文、车同轨”，把语言文字的统一作为民族团结、国家统一和强盛的重要基础和象征。我国古代科学技术十分发达，以四大发明为代表的古代文明，曾使我国居于世界之巅，成为世界科技发展史上的光辉篇章。而伴随科学技术产生、传播的科技名词，从古代起就已成为中华文化的重要组成部分，在促进国家科技进步、社会发展和维护国家统一方面发挥着重要作用。

我国的科技名词规范统一活动有着十分悠久的历史。古代科学著作记载的大量科技名词术语，标志着我国古代科技之发达及科技名词之活跃与丰富。然而，建立正式的名词审定组织机构则是在清朝末年。1909 年，我国成立了科学名词编订馆，专门从事科学名词的审定、规范工作。到了新中国成立之后，由于国家的高度重视，这项工作得以更加系统地、大规模地开展。1950 年政务院设立的学术名词统一工作委员会，以及 1985 年国务院批准成立的全国自然科学名词审定委员会(现更名为全国科学技术名词审定委员会，简称全国科技名词委)，都是政府授权代表国家审定和公布规范科技名词的权威性机构和专业队伍。他们肩负着国家和民族赋予的光荣使命，秉承着振兴中华的神圣职责，为科技名词规范统一事业默默耕耘，为我国科学技术的发展做出了基础性的贡献。

规范和统一科技名词，不仅在消除社会上的名词混乱现象，保障民族语言的纯洁与健康发展等方面极为重要，而且在保障和促进科技进步，支撑学科发展方面也具有重要意义。一个学科的名词术语的准确定名及推广，对这个学科的建立与发展极为重要。任何一门科学(或学科)，都必须有自己的一套系统完善的名词来支撑，否则这门学科就立不起来，就不能成为独立的学科。郭沫若先生曾将科技名词的规范与统一称为“乃是一个独立自主国家在学术工作上所必须具备的条件，也是实现学术中国化的最起码的条件”，精辟地指出了这项基础性、支撑性工作的本质。

在长期的社会实践中，人们认识到科技名词的规范和统一工作对于一个国家的科技发展和文化传承非常重要，是实现科技现代化的一项支撑性的系统工程。没有这样一个系统的规范化的支撑条件，不仅现代科技的协调发展将遇到极大困难，而且在科技日益渗透人们生活各方面、各环节的今天，还将给教育、传播、交流、经贸等多方面带来困难和损害。

全国科技名词委自成立以来，已走过近 20 年的历程，前两任主任钱三强院士和卢嘉锡院士为我国的科技名词统一事业倾注了大量的心血和精力，在他们的正确领导和广大专家的共同努力下，取得了卓著的成就。2002 年，我接任此工作，时逢国家科技、经济飞速发展之际，因而倍感责任的重大；及至今日，全国科技名词委已组建了 60 个学科名词审定分委员会，公布了 50 多个学科的 63 种科技名词，在自然科学、工程技术与社会科学方面均取得了协调发展，科技名词蔚成体系。而且，海峡两岸科技名词对照统一工作也取得了可喜的成绩。对此，我实感欣慰。这些成就无不凝聚着专家学者们的心血与汗水，无不闪烁着专家学者们的集体智慧。历史将会永远铭刻着广大专家学者孜孜以求、精益求精的艰辛劳作和为祖国科技发展做出的奠基性贡献。宋健院士曾在 1990 年全国科技名词委的大会上说过：“历史将表明，这个委员会的工作将对中华民族的进步起到奠基性的推动作用。”这个预见性的评价是毫不为过的。

科技名词的规范和统一工作不仅仅是科技发展的基础，也是现代社会信息交流、教育和科学普及的基础，因此，它是一项具有广泛社会意义的建设工作。当今，我国的科学技术已取得突飞猛进的发展，许多学科领域已接近或达到国际前沿水平。与此同时，自然科学、工程技术与社会科学之间交叉融合的趋势越来越显著，科学技术迅速普及到了社会各个层面，科学技术同社会进步、经济发展已紧密地融为一体，并带动着各项事业的发展。所以，不仅科学技术发展本身产生的许多新概念、新名词需要规范和统一，而且由于科学技术的社会化，社会各领域也需要科技名词有一个更好的规范。另一方面，随着香港、澳门的回归，海峡两岸科技、文化、经贸交流不断扩大，祖国实现完全统一更加迫近，两岸科技名词对照统一任务也十分迫切。因而，我们的名词工作不仅对科技发展具有重要的价值和意义，而且在经济发展、社会进步、政治稳定、民族团结、国家统一和繁荣等方面都具有不可替代的特殊价值和意义。

最近，中央提出树立和落实科学发展观，这对科技名词工作提出了更高的要求。我们要按照科学发展观的要求，求真务实，开拓创新。科学发展观的本质与核心是以人为本，我们要建设一支优秀的名词工作队伍，既要保持和发扬老一辈科技名词工作者的优良传统，坚持真理、实事求是、甘于寂寞、淡泊名利，又要根据新形势的要求，面向未来、协调发展、与时俱进、锐意创新。此外，我们要充分利用网络等现代科技手段，使规范科技名词得到更好的传播和应用，为迅速提高全民文化素质做出更大贡献。科学发展观的基本要求是坚持以人为本，全面、协调、可持续发展，因此，科技名词工作既要紧密围绕当前国民经济建设形势，着重开展好科技领域的学科名词审定工作，同时又要在强调经济社会以及人与自然协调发展的思想指导下，开展好社会科学、文化教育和资源、生态、环境领域的科学名词审定工作，促进各个学科领域的相互融合和共同繁荣。科学发展观非常注重可持续发展的理念，因此，我们在不断丰富和发展已建立的科技名词体系的同时，还要进一步研究具有中国特色的术语学理论，以创建中国的术语学派。研究和建立中国特色的术语学理论，也是一种知识创新，是实现科技名词工作可持续发展的必由之路，我们应当为此付出更大的努力。

当前国际社会已处于以知识经济为走向的全球经济时代，科学技术发展的步伐将会越来越快。我国已加入世贸组织，我国的经济也正在迅速融入世界经济主流，因而国内外科技、文化、经贸的交流将越来越广泛和深入。可以预言，21 世纪中国的经济和中国的语言文字都将对国际社会产生空前的影响。因此，在今后 10 到 20 年之间，科技名词工作就变得更具现实意义，也更加迫切。“路漫漫其修远兮，吾今上下而求索”，我们应当在今后的工作中，进一步解放思想，务实创新、不断前进。不仅要及时地总结这些年来取得的工作经验，更要从本质上认识这项工作的内在规律，不断地开创科技名词统一工作新局面，做出我们这代人应当做出的历史性贡献。

2004 年深秋

卢嘉锡序

科技名词伴随科学技术而生，犹如人之诞生其名也随之产生一样。科技名词反映着科学研究的成果，带有时代的信息，铭刻着文化观念，是人类科学知识在语言中的结晶。作为科技交流和知识传播的载体，科技名词在科技发展和社会进步中起着重要作用。

在长期的社会实践中，人们认识到科技名词的统一和规范化是一个国家和民族发展科学技术的重要的基础性工作，是实现科技现代化的一项支撑性的系统工程。没有这样一个系统的规范化的支撑条件，科学技术的协调发展将遇到极大的困难。试想，假如在天文学领域没有关于各类天体的统一命名，那么，人们在浩瀚的宇宙当中，看到的只能是无序的混乱，很难找到科学的规律。如是，天文学就很难发展。其他学科也是这样。

古往今来，名词工作一直受到人们的重视。严济慈先生 60 多年前说过，“凡百工作，首重定名；每举其名，即知其事”。这句话反映了我国学术界长期以来对名词统一工作的认识和做法。古代的孔子曾说“名不正则言不顺”，指出了名实相副的必要性。荀子也曾说“名有固善，径易而不拂，谓之善名”，意为名有完善之名，平易好懂而不被人误解之名，可以说是好名。他的“正名篇”即是专门论述名词术语命名问题的。近代的严复则有“一名之立，旬月踟躇”之说。可见在这些有学问的人眼里，“定名”不是一件随便的事情。任何一门科学都包含很多事实、思想和专业名词，科学思想是由科学事实和专业名词构成的。如果表达科学思想的专业名词不正确，那么科学事实也就难以令人相信了。

科技名词的统一和规范化标志着一个国家科技发展的水平。我国历来重视名词的统一与规范工作。从清朝末年的科学名词编订馆，到 1932 年成立的国立编译馆，以及新中国成立之初的学术名词统一工作委员会，直至 1985 年成立的全国自然科学名词审定委员会(现已改名为全国科学技术名词审定委员会，简称全国名词委)，其使命和职责都是相同的，都是审定和公布规范名词的权威性机构。现在，参与全国名词委领导工作的单位有中国科学院、科学技术部、教育部、中国科学技术协会、国家自然科学基金委员会、新闻出版署、国家质量技术监督局、国家广播电影电视总局、国家知识产权局和国家语言文字工作委员会，这些部委各自选派了有关领导干部担任全国名词委的领导，有力地推动科技名词的统一和推广应用工作。

全国名词委成立以后，我国的科技名词统一工作进入了一个新的阶段。在第一任主任委员钱三强同志的组织带领下，经过广大专家的艰苦努力，名词规范和统一工作取得了显著的成绩。1992 年三强同志不幸谢世。我接任后，继续推动和开展这项工作。在国家和有关部门的支持及广大专家学者的努力下，全国名词委 15 年来按学科共组建了 50 多个学科的名词审定分委员会，有 1800 多位专家、学者参加名词审定工作，还有更多的专家、学者参加书面审查和座谈讨论等，形成的科技名词工作队伍规模之大、水平层次之高前所未有。15 年间共审定公布了包括理、工、农、医及交叉学科等各学科领域的名词共计 50 多种。而且，对名词加注定义的工作经试点后业已逐渐展开。另外，遵照术语学理论，根据汉语汉字特点，结合科技名词审定工作实践，全国名词委制定并逐步完善了一套名词审定工作的原则与方法。可以说，在 20 世纪的最后 15 年中，我国基本上建立起了比较完整的科技名词体系，为我国科技名词的规范和统一奠定了良好的基础，对我国科研、教学和学术交流起到了很好的作用。

在科技名词审定工作中，全国名词委密切结合科技发展和国民经济建设的需要，及时调整工作方针和任务，拓展新的学科领域开展名词审定工作，以更好地为社会服务、为国民经济建设服务。近些年来，又对科技新词的定名和海峡两岸科技名词对照统一工作给予了特别的重视。科技新词的审定和发布试用工作已取得了初步成效，显示了名词统一工作的活力，跟上了科技发展的步伐，起到了引导社会的作用。两岸科技名词对照统一工作是一项有利于祖国统一大业的基础性工作。全国名词委作为我国专门从事科技名词统一的机构，始终把此项工作视为自己责无旁贷的历史性任务。通过这些年的积极努力，我们已经取得了可喜的成绩。做好这项工作，必将对弘扬民族文化，促进两岸科教、文化、经贸的交流与发展做出历史性的贡献。

科技名词浩如烟海，门类繁多，规范和统一科技名词是一项相当繁重而复杂的长期工作。在科技名词审定工作中既要注意同国际上的名词命名原则与方法相衔接，又要依据和发挥博大精深的汉语文化，按照科技的概念和内涵，创造和规范出符合科技规律和汉语文字结构特点的科技名词。因而，这又是一项艰苦细致的工作。广大专家学者字斟句酌，精益求精，以高度的社会责任感和敬业精神投身于这项事业。可以说，全国名词委公布的名词是广大专家学者心血的结晶。这里，我代表全国名词委，向所有参与这项工作的专家学者们致以崇高的敬意和衷心的感谢！

审定和统一科技名词是为了推广应用。要使全国名词委众多专家多年的劳动成果——规范名词，成为社会各界及每位公民自觉遵守的规范，需要全社会的理解和支持。国务院和4个有关部委［国家科委(今科学技术部)、中国科学院、国家教委(今教育部)和新闻出版署］已分别于1987年和1990年行文全国，要求全国各科研、教学、生产、经营以及新闻出版等单位遵照使用全国名词委审定公布的名词。希望社会各界自觉认真地执行，共同做好这项对于科技发展、社会进步和国家统一极为重要的基础工作，为振兴中华而努力。

值此全国名词委成立15周年、科技名词书改装之际，写了以上这些话。是为序。

卢嘉锡

2000年夏

钱三强序

科技名词术语是科学概念的语言符号。人类在推动科学技术向前发展的历史长河中，同时产生和发展了各种科技名词术语，作为思想和认识交流的工具，进而推动科学技术的发展。

我国是一个历史悠久的文明古国，在科技史上谱写过光辉篇章。中国科技名词术语，以汉语为主导，经过了几千年的演化和发展，在语言形式和结构上体现了我国语言文字的特点和规律，简明扼要，蓄意深切。我国古代的科学著作，如已被译为英、德、法、俄、日等文字的《本草纲目》、《天工开物》等，包含大量科技名词术语。从元、明以后，开始翻译西方科技著作，创译了大批科技名词术语，为传播科学知识，发展我国的科学技术起到了积极作用。

统一科技名词术语是一个国家发展科学技术所必须具备的基础条件之一。世界经济发达国家都十分关心和重视科技名词术语的统一。我国早在 1909 年就成立了科学名词编订馆，后又于 1919 年中国科学社成立了科学名词审定委员会，1928 年大学院成立了译名统一委员会。1932 年成立了国立编译馆，在当时教育部主持下先后拟订和审查了各学科的名词草案。

新中国成立后，国家决定在政务院文化教育委员会下，设立学术名词统一工作委员会，郭沫若任主任委员。委员会分设自然科学、社会科学、医药卫生、艺术科学和时事名词五大组，聘请了各专业著名科学家、专家，审定和出版了一批科学名词，为新中国成立后的科学技术的交流和发展起到了重要作用。后来，由于历史的原因，这一重要工作陷于停顿。

当今，世界科学技术迅速发展，新学科、新概念、新理论、新方法不断涌现，相应地出现了大批新的科技名词术语。统一科技名词术语，对科学知识的传播，新学科的开拓，新理论的建立，国内外科技交流，学科和行业之间的沟通，科技成果的推广、应用和生产技术的发展，科技图书文献的编纂、出版和检索，科技情报的传递等方面，都是不可缺少的。特别是计算机技术的推广使用，对统一科技名词术语提出了更紧迫的要求。

为适应这种新形势的需要，经国务院批准，1985 年 4 月正式成立了全国自然科学名词审定委员会。委员会的任务是确定工作方针，拟定科技名词术语审定工作计划、实施方案和步骤，组织审定自然科学各学科名词术语，并予以公布。根据国务院授权，委员会审定公布的名词术语，科研、教学、生产、经营以及新闻出版等各部门，均应遵照使用。

全国自然科学名词审定委员会由中国科学院、国家科学技术委员会、国家教育委员会、中国科学技术协会、国家技术监督局、国家新闻出版署、国家自然科学基金委员会分别委派了正、副主任担任领导工作。在中国科协各专业学会密切配合下，逐步建立各专业审定分委员会，并已建立起一支由各学科著名专家、学者组成的近千人的审定队伍，负责审定本学科的名词术语。我国的名词审定工作进入了一个新的阶段。

这次名词术语审定工作是对科学概念进行汉语订名，同时附以相应的英文名称，既有我国语言特色，又方便国内外科技交流。通过实践，初步摸索了具有我国特色的科技名词术语审定的原则与方法，以及名词术语的学科分类、相关概念等问题，并开始探讨当代术语学的理论和方法，以期逐步建立起符合我国语言规律的自然科学名词术语体系。

统一我国的科技名词术语，是一项繁重的任务，它既是一项专业性很强的学术性工作，又涉及亿万人使用习惯的问题。审定工作中我们要认真处理好科学性、系统性和通俗性之间的关系；主科与副科间的关系；学科间交叉名词术语的协调一致；专家集中审定与广泛听取意见等问题。

汉语是世界五分之一人口使用的语言，也是联合国的工作语言之一。除我国外，世界上还有一些国家和地区使用汉语，或使用与汉语关系密切的语言。做好我国的科技名词术语统一工作，为今后对外科技交流创造了更好的条件，使我炎黄子孙，在世界科技进步中发挥更大的作用，做出重要的贡献。

统一我国科技名词术语需要较长的时间和过程，随着科学技术的不断发展，科技名词术语的审定工作，需要不断地发展、补充和完善。我们将本着实事求是的原则，严谨的科学态度做好审定工作，成熟一批公布一批，提供各界使用。我们特别希望得到科技界、教育界、经济界、文化界、新闻出版界等各方面同志的关心、支持和帮助，共同为早日实现我国科技名词术语的统一和规范化而努力。

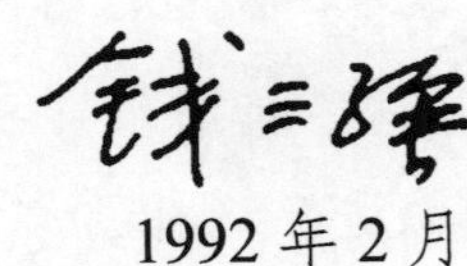

1992年2月

第二版前言

《药学名词》(第一版)于 1998 年 4 月由全国科学技术名词审定委员会审定完毕，1999 年公布出版。该书出版后，受到了广大药学工作者的普遍欢迎和广泛应用；各医药出版部门和药学教育机构等也都以此书的药学名词规范行文和进行学术交流。因此，这版《药学名词》在医药科学发展的学术交流和知识传播载体的使用中发挥了其应有的规范化作用。

《药学名词》(第一版)公布出版发行后，又经全国科学技术名词审定委员会和中国药学会与台湾药学界人士一齐努力，共同编写出版了《海峡两岸药学名词》。该书的出版发行为海峡两岸的药学工作者在学术交流中了解药学名词的异同带来了方便，同时在使用中起到了积极促进海峡两岸药学名词相互理解和逐步一致的作用。

《药学名词》(第一版)公布施用至今已十年有余。期间，包括医药科学在内的世界自然科学技术都有了日新月异的迅猛发展，新学科、新概念、新理论、新方法、新技术不断涌现，反映上述方面的新的科技名词也不断产生。中国药学会在这期间先后成立的专业组织，如新成立的药物流行病学专业委员会(2003 年)、应用药理专业委员会(2004 年)、药物经济学专业委员会(2008 年)就是适应新学科出现的结果。新的药学学科和新的技术还将继续不断地出现，如属于药剂学方面的分子药剂学、分子生物药剂学；随着生物制药的发展出现的分子工程抗体化学药物标记技术等；新的药学技术名词也将继续随之纷呈，例如药剂学中的给药系统等；制药生产方面的循环经济、清洁生产、绿色化工等；药物研究中的药物基因组学、化学微生物技术、抗体工程药物等；药品安全研究方面的风险探测、风险研究、风险评价、风险最小化、药物警戒等；不一一赘述。十余年虽然弹指一挥间，不少读者在使用《药学名词》(第一版)中提出了吸新删旧增加释义的要求，以使此书跟上时代的步伐，满足人们实际交流的需要。

为了对《药学名词》(第一版)进行修订，在全国科学技术名词审定委员会的统一布署下，中国药学会于 2008 年 1 月 15 日正式成立了全国科学技术名词审定委员会第二届药学名词审定委员会。该委员会共有 36 人组成；中国药学会第二十二届理事会理事长桑国卫院士担任顾问，中国药学会第二十二届理事会名誉理事长周海钧研究员任主任委员。这届委员会的主要任务是在《药学名词》(第一版)的基础上，根据学科发展适当增删词条并加注定义或注释，审定、公布出版《药学名词》(第二版)。各委员按计划、分专业分别对第一版词条进行审议并编写定义，历时一年多完成了确定名词、编写定义、送审、修改、编辑、再审修改、定稿的任务，于 2009 年 4 月底交稿。第二届药学名词审定委员会对各专业组提交的稿件进行了最后的审定。全国科学技术名词审定委员会聘请宋书元教授、吴春福教授、汤立达教授复审了全部稿件，现经全国科学技术名词审定委员会批准予以公布。《药学名词》(第二版)共有下列十一个部分：总论、药剂学、药物化学、微生物药学、生物药学、药物分析、药理学、医院药学与临床药学、药事管理、药物经济学、药品类名等，共有3142词条。本版在全国科学技术名词审定委员会的安排下将1999年版《药学名词》中的04中药与生药学业(词条579条)和10药学史(词条85条)转移归至中医药学名词审定委员会审定，本版则删去了这两个部分，并增加了药物经济学方面的词条。

本次审定的并将要公布出版的《药学名词》(第二版)是在《药学名词》(第一版)的基础上，参考大量相关的工具书、教科书、专著，由第二届药学名词审定委员会全体委员和编写人员经过审慎编写、严谨审定而成。在此过程中得到了药学界广大专家、学者大力支持，他们提出的很多宝贵的建议和意见也在本书中得到体现，为这项功在当代、利在千秋的工作做出了重要贡献，本委员会对他们表示衷心的感谢。希望各界人士在使用过程中继续提出意见，以便今后补充、修订，使之日臻完善。

第二届药学名词审定委员会

2013年12月

第一版前言

药学名词术语的统一和规范化，对于药学科学技术知识的传播，图书文献的编撰、出版、检索、信息交换和国内外学术交流，都具有重要的作用。我国药学工作者历来都非常重视药学名词的统一和规范化，并积极参与药学名词的审定工作。早在 1932 年，当时的教育部就公布了审定的《药学名词》。新中国成立后，1956 年出版了《药学名词合编》。这些对于推动我国现代药学名词术语的统一和规范化起了一定的作用。

随着药学科学事业的蓬勃发展，新的药学名词术语不断产生。为了统一和规范已在使用的药学名词术语，1992 年 1 月中国药学会受全国自然科学名词审定委员会(现称为全国科学技术名词审定委员会，以下简称全国名词委)的委托，组建了药学名词审定委员会(以下简称分委员会)，在全国名词委领导下开始进行药学名词的审定工作。分委员会下设药剂学、药物化学、中药学与生药学、微生物药学、生物药学、药物分析、药理学、医院药学和临床药学、药学史、药事管理、药品类名等 11 个分支学科组，分头进行选词和定名。1993 年 9 月提出《药学名词》初稿，1994 年分组进行一审，并印发了《药学名词》(草案)，征求有关专家的意见。1995 年 8 月召开分委员会全体会议进行二审，对学科组中存在的共同问题和交叉问题以及收集到的意见进行讨论，并与有关基础学科的名词进行协调后，提出《药学名词》(征求意见稿)印发全国有关科研单位、大专院校和有关专家广泛征求意见，这一工作得到了药学界的重视和支持，先后收到书面意见近百份。根据反馈的意见，又于 1997 年 11 月召开了分委员会全体会议进行三审，会议逐条研究了反馈意见，并经反复磋商、认真讨论，于 1998 年 1 月完成了《药学名词》(送审稿)，报送全国名词委审批。受全国名词委委托，梁晓天、周同惠、甄永苏、宋振玉、蔡少青、李大魁六位先生对送审稿进行了认真细致的复审，提出了许多中肯的修改意见。1998 年 5 月分委员会召集各学科组在京负责人对专家们提出的复审意见进行了讨论，再次修改定稿。现经全国名词委批准，予以公布。

这次公布的药学名词基本词，分 12 个部分共 3557 条词。每条名词都给出了国外文献中较常用的相应英文词。正文中汉文名词按上述学科分类和相关概念排列。类别的划分主要是为了便于从学科概念体系进行审定，并非严谨的学科分类。同一名词可能与多个专业概念相关，但作为公布的规范词编排时只出现一次，不重复列出。

根据全国名词委名词审定工作条例的要求，这次药学名词审定工作是遵循科学技术名词审定的原则及方法，从科学概念出发，确定规范的汉文名，使其符合我国的科学体系及汉语习惯，以达到我国科学技术名词统一的目的。在审定过程中力求体现定名的科学性、单义性、系统性、简明通俗性和约定俗成等原则，并尽可能与国际通用的命名方法相一致。这次审定中尚有以下几个问题，需加以说明。

1. 为避免与已公布的基础学科名词交叉重复，凡其他基础学科已收录的词一般不再收录。但为保持本学科的系统性和完整性，对于基础学科虽已收过，而又属于本学科的基础理论和基本概念、或直接构成本学科主要内容的名词，则仍适当选收。

2. 药学名词的审定不包括药品名称及药品制剂名称的审定。药品名称的审定由国家药典委员会负责。

3. 关于“苷”和“甙”虽分别在生物药物和药用植物成分中已习惯使用，但存在争议。药学名词审定委员会考虑到在已公布的《化学名词》和《生物化学名词》中均推荐使用“苷”字。现经过充分讨论决定统一改“甙”为“苷”。

4. 《药学名词》第 10 部分药学史中，分别对书籍、方书、人物和药事制度的名词作了审定，前三类在英文名栏中配用了汉语拼音，后一类据其含意并参考有关文献选配了英文，仅供参考。

5. 有关涉及中医、中药方面的名词，其相应的英文名词多是中文名词的直译，并不能确切表达其概念内涵，列此仅供参考。

6. 根据国家语言文字工作委员会、中华人民共和国新闻出版署 1988 年发布的《现代汉语通用字表》和 1998 年 4 月语文出版社出版的《现代汉语规范字典》，在本次公布的《药学名词》中“粘”(读 nián 时)均改用“黏”。

在四年多的审定过程中，中国药学会一直给予热情的关注和支持。全国药学界和有关专家给予了热情帮助，提出了许多有益的意见和建议。在审定过程中下列专家参与了审稿工作(以姓名笔画为序)：丁光生、刘国杰、刘耕陶、严宝霞、李端、吴梧桐、何关福、宋振玉、张礼和、张致平、张紫洞、陆丽珠、周同惠、周廷冲、郑金生、秦国伟、涂国士、黄量、蒋学华、程光胜、蔡少青等，谨此一并致谢。我们希望大家在使用过程中继续提出宝贵意见，以便今后修订，使其更趋完善。

药学名词审定委员会

1998 年 4 月

编 排 说 明

一、本书公布的是药学基本名词，共 3142 条，对每条名词均给出了定义或注释。

二、全书分 11 部分：总论、药剂学、药物化学、微生物药学、生物药学、药物分析、药理学、医院药学与临床药学、药事管理、药物经济学、药品类名等。

三、正文按名词所属学科的相关概念体系排列，定义一般只给出基本内涵，注释则扼要说明其特点。汉文名后给出了与该词概念相对应的英文名。

四、一个汉文名一般只对应一个英文名，在对应两个以上英文名时，英文名之间用“,”分开。

五、英文名的首字母除必须大写时，一律小写；英文名除必须用复数者，一般用单数。

六、方括号“[ ]”中的字为可省略部分。

七、主要异名和释文中的条目用楷体表示，“全称”“简称”是与正名等效使用的名词；“又称”为非推荐名，只在一定范围内使用，“俗称”为非学术用语；“曾称”为被淘汰的旧名。

八、书末所附的英汉索引，按英文字母顺序排列；汉英索引按汉语拼音顺序排列。所示号码为该词在正文中的序号。索引中带“*”者为规范名的异名和释文中的条目。

目　录

正文

附录

01. 总　　论

01.001　药学　pharmacy
研究防治疾病所用药物的一门学科。包括生药学、制药工艺学、药剂学、药理学、药物化学、药物分析、临床药学、药事管理学等分支学科。

01.002　工业药学　industrial pharmacy
研究药品的工业化生产，为新药和新剂型的设计、生产工艺的改进和产品质量的提高提供科学依据和技术支持的药学分支学科。

01.003　医院药学　hospital pharmacy
以临床医师和患者为服务对象，涉及医院药品供应、制剂和药品检验技术、药事管理及临床药学等方面的工作的药学分支学科。

01.004　临床药学　clinical pharmacy
现代医院药学的核心，以临床医学、药学以及与之相关的社会科学为基础，以患者利益为中心，以保障患者临床用药安全、有效、经济为主要内容的应用学科。

01.005　核药学　nuclear pharmacy
研究放射性药物和致力于合理使用放射性药物的特殊药学监护服务的药学分支学科。其内容包括保证放射性药物质量，对其成分进行鉴定，保障安全储存，准确的调剂和发放，指导患者安全用药，提供用药信息和咨询服务，实施疗效监测及新的放射性药物的研制和开发。

01.006　军事药学　military pharmacy
关于军队防治特种和常规武器伤及特殊环境引发疾病所用药物的研究、生产、储运、供应和使用等的药学分支学科。

01.007　药物学　materia medica
利用生理学、病理学、生物化学等基础医学知识和药物化学、药剂学、药理学等药学专业知识研究药物对人体的作用原理、药物性质及临床应用、不良反应和用药注意事项，为临床合理用药提供支持的一门科学。

01.008　药剂学　pharmaceutics
研究药物及其组方制剂的制备理论、生产技术和质量控制的综合应用技术学科，其目的在于保证药物有效性、安全性和稳定性，提高药物的临床使用的顺应性和生物利用度。

01.009　药物化学　pharmaceutical chemistry, medicinal chemistry
研究化学药物及天然活性成分的化学结构、理化性质、化学合成、体内代谢、化学结构与药效的相互关系，药物作用的化学机制，以及寻找新药的途径和方法的一门学科。与创制和发展新药有关的化学规律和方法均属药物化学研究的范畴。

01.010　制药工艺学　pharmaceutical technology
研究、设计和选用药物工业生产途径的一门学科，也是研究、选用适宜的中间体和确定合成路线、工艺原理和工业生产过程，实现制药生产过程最优化的一门学科。

01.011　制药工程学　pharmaceutical engineering
化学工程和工业制造工程学的交叉学科。以药学、生物学、化学工程与技术为基础，研究范围涉及化学药物合成和工艺、生物分离工程、制药工程与设备、制剂工艺设计、质量控制等。

01.012　药物分析　pharmaceutical analysis
以分析化学的基本理论和实验技术为基础，采用化学、物理、生理、生物、统计、计算机、自动化等方面的知识，研究药物及其制剂的组成、理化性质、辨别药品的真伪、纯度检查及其有效成分的含量测定等药物的分析问题，是药学科学领域中一个重要的组成部分。

01.013　药理学　pharmacology
研究药物与机体(包括病原体)间相互作用规律的一门学科。主要内容包括研究药物对机体的作用规律和阐明药物作用和作用机制(称为药效学)；研究药物在机体内的吸收、分布、代谢和排泄的过程及血药浓度随时间变化的规律(称为药动学)。药动学和药效学是药物治疗学的理论基础。

01.014　药物治疗学　pharmacotherapeutics
研究在疾病防治中如何合理地选择药物和用药方法及制定药物治疗方案等具体问题的学科。药物治疗学是药理学理论在临床用药的实践。

01.015　生物药学　biopharmacy
采用生物化学、生物物理学等传统方法及基因工程、细胞工程、蛋白质分离纯化技术和生物反应器等现代生物技术，将动物、植物和微生物等生物材料加以制备，从中分离提取出具有生物活性物质的一门学科。

01.016　生药学　pharmacognosy
运用现代生物学、化学、物理学及形态学等领域的理论和技术，研究植物、动物及矿物等药物的资源、鉴定、化学成分及其生源途径、质量控制与品质评价、生产加工、贮藏和效用的一门学科。

01.017　中药学　Chinese materia medica
中药学科的统称。研究中药基本理论和各种药材饮片、中成药的来源、采制、性能、功效、临床应用等知识的学科。

01.018　本草学　bencaology
现代学者对古代本草进行文献研究的中药学分支学科。本草是中国古代对药物的特称(现称中药)。

01.019　微生物药学　microbial pharmacy
研究用微生物发酵或与化学合成方法结合制取药物的一门学科。

01.020　药物经济学　pharmacoeconomics
以卫生经济学为基础，应用现代经济学手段，结合流行病学、决策学、统计学等学科研究成果，全方位地分析不同药物治疗方案的成本效益或效果及效用评价其经济上差别的一门学科。

01.021　药事管理学　pharmacy administration
对药学事业各分系统的活动进行科学管理的分类研究和总结药事管理规律和促进各分类系统发展的学科。是运用现代管理科学的基本原理以及社会学、经济学、法学和行为科学等的理论和方法于药学学科中产生的现代科学管理学的一门交叉学科。

01.022　药物流行病学　pharmacoepidemiology
运用流行病学原理和方法研究人群中对药物的利用、效应及行为的一门应用学科。包括药物的安全性、药效的评价、药物经济学评价和药物对生活质量的影响评价等方面。

01.023　药物遗传学　pharmacogenetics
研究不同人群或个体对某些药物代谢、药物效应的差异，以及引起这些差异的酶的作用机制及其遗传机制形成的药学科学中的一门分支学科，也是人类遗传学和生物化学遗传学的交叉学科。

01.024　医药电子商务　medical and pharmaceutical electronic commerce
药品生产者、经营者或使用者通过信息网络系统，以电子数据为交换方式进行医药商务活动和其他相关活动的商务行为。

01.025　中国药学史　history of Chinese pharmacy
研究中国药学各学科发展历史及规律的学科，是历史学科的分支学科。

01.026　老年药学　geriatric pharmacy

研究老年人群用药规律和益寿延年的一门药学学科。是人类老年学在药学的一门分支学科。其研究内容涉及老年生理学、老年病理学、老年药理学、药物剂量学、药动学、药效学、药物不良反应等诸方面。

01.027　民族药　ethnic drug

各民族地区沿用的传统药。

01.028　社会药学　society pharmacy

应用社会学的观点和方法研究药学的学科。是社会科学与自然科学相结合的边缘学科，综合应用社会学、人文科学以及基础与临床医药学等自然科学的知识来改善病人的药物治疗。

01.029　中国药学会　Chinese Pharmaceutical Association

中国药学科学工作者自愿组成的并依法登记成立的学术性、公益性、非营利性的法人社会团体，创立于 1907 年。是中国科学技术协会团体会员，国际药学联合会等国际学术组织会员。会址设在北京。

01.030　中国药理学会　Chinese Pharmacological Society

中国药理学科技工作者自愿组成依法登记成立的、具有公益性的全国性社会学术团体，创立于 1986 年。是中国科学技术协会的组成部分，国际药理学联合会成员。会址设在北京。

01.031　国际药学联合会　International Pharmaceutical Federation, FIP

国际性药学学术组织，成立于 1912 年，总部设在荷兰海牙。国际药学联合会除有药学学术科研团体外，还吸收制药企业、教育及个人会员。

02. 药　剂　学

02.001　生物药剂学　biopharmaceutics

研究药物及其剂型在体内的吸收、分布、代谢、排泄等过程，阐明药物的剂型因素、机体生物因素和药效之间相互关系的一门学科。

02.002　生物等效性　bioequivalence

一种药物的不同制剂在相同的实验条件下，给予相同剂量，反映其吸收速度和程度的主要药动学参数没有统计学差异。

02.003　生物相容性　biocompatibility

各种材料(如辅料、包材、生物材料等)与生物体间相互作用的程度。

02.004　绝对生物利用度　absolute bioavailability

某药物静脉注射的利用度按 100%计算时，该药物其他剂型在相同剂量下吸收的百分率。

02.005　相对生物利用度　relative bioavailability

某药物指定剂型的利用度按 100%计算时，该药物其他剂型在相同剂量下吸收的百分率。

02.006　药物传递系统　drug delivery system

在防治疾病的过程中所采用的药物的不同给药形式，是具有某种功能的药物新剂型。

02.007　药物制剂　pharmaceutical preparation

根据药典或药政管理部门批准的标准，为适应治疗或预防的需要而制备的不同给药形式的具体品种。

02.008　中药制剂　preparation of Chinese materia medica, preparation of traditional Chinese medicine

传统中药制成的药物制剂。

02.009 药物剂型 pharmaceutical dosage form

为适应治疗或预防的需要而制备的不同给药形式。

02.010 剂型设计 dosage form design

为药物筛选合适剂型的工作。

02.011 处方 prescription, formula

医疗和生产中关于药剂调制的一项重要书面文件。

02.012 处方设计前工作 preformulation

为了进行剂型设计和制剂开发所进行的前期研究工作。包括文献检索、药物的理化性质和生物学性能测定等。

02.013 添加剂 additive

为提高药物的质量、性能和使用效果而采用的辅料。

02.014 标签 label

贴于药品包装上用于指示药物名称、剂型、装量、用法用量等信息的标志。

02.015 光稳定性 light stability

药物对光线的敏感程度。

02.016 热稳定性 heat stability

药物对热的敏感程度。

02.017 稳定作用 stabilization

使药物稳定性增加的现象。

02.018 稳定剂 stabilizer

能增加药物稳定性的辅料。

02.019 光敏药物 photosensitive drug

对光稳定性差的药物。

02.020 速度常数 rate constant

与浓度无关的量，在数值上相当于参加反应的物质都处于单位浓度时的反应速率。

02.021 等温法 isothermal method

在实验过程中保持测定温度不变，从而测定药物反应速度常数的方法。

02.022 非等温法 non-isothermal method

实验过程中测定温度按照预先设计的速率循序上升从而测定药物反应速度常数的方法。

02.023 晶癖 crystal habit

特定晶体品种在自发生长进程中晶体外形上表现出来的一种结晶习性或惯态。

02.024 粉体学 powder technology

研究固体粒子集合体的表面性质、力学性质、电学性质等内容的应用学科。

02.025 比表面积 specific surface area

单位重量或体积的粒子所具有的粒子表面积。

02.026 孔隙率 porosity

堆积粉体的总体积中，粉体的空隙体积所占的比例。

02.027 中间粒径 median diameter

将粒子按粒径从小到大的顺序排列，位于最中间的粒子的直径。

02.028 平均粒径 mean diameter

若干粒子直径的平均值。

02.029 算术平均径 average diameter

以算术平均值表示的平均粒径。

02.030 等效径 equivalent diameter

与被测粒子具有相同的表面积、体积或外接圆的球形粒子的直径。

02.031 休止角 angle of repose

静止状态下粉体堆积层的自由斜面与水平面所形成的夹角。

02.032 有效径 effective diameter, Stock's diameter

根据沉降公式计算出的与粒子具有相同沉

降速度的球形粒子的直径。

02.033　流动性　fluidity
粉体自由流动的性能。

02.034　流速　flow rate
单位时间内通过的粉体量。

02.035　真密度　true density
粉体质量除以粉体真体积(不包括颗粒内和颗粒间的空隙)所求得的密度。

02.036　堆密度　bulk density
粉体质量除以粉体堆容积(包括颗粒体积和所有空隙)所求得的密度。

02.037　粒度分布　particle size distribution
一定粒度范围内粒子所占的(质量、数量或体积)百分率。

02.038　粒密度　granule density
粉体质量除以粉体的粒容积(颗粒体积和颗粒内空隙)所求得的密度。

02.039　粒度　particle size
颗粒的大小。

02.040　微粉磨　micronizer
使颗粒粒度降低的设备。

02.041　微粉化　micronization
通过外力使颗粒粒度降低的过程。

02.042　微粒　microparticle
粒径为微米数量级的颗粒。

02.043　流通蒸汽灭菌　flowing steam sterilization
在常压条件下，采用 100℃流通蒸汽加热杀灭微生物的方法。

02.044　生物指示剂　biological indicator
对特定灭菌处理有确定的抗力，并装在内层包装中可供使用的染菌载体。用于确认灭菌设备的性能、验证灭菌程序、监控生产过程的灭菌效果等。

02.045　杀菌剂　bactericide
与细菌接触后在较短时间内具有杀灭细菌作用的物质。

02.046　热力灭菌法　thermal sterilization
利用高温使菌体变性或凝固，酶失去活性，从而使细菌死亡的方法。

02.047　高压灭菌器　autoclave
利用高压蒸汽穿透力强、灭菌效果好等特点设计的利用电热丝加热水产生蒸汽，并能维持一定压力的装置。是药物制剂生产过程中较常用的灭菌设备。

02.048　全胃肠外营养　total parenteral nutrition
完全由非胃肠途径输入病人体内的营养。它对于某些疾病的治疗有着重要的意义，特别对于不能口服的危重病人，起到挽救生命的作用。

02.049　片剂　tablet
药物和适宜的辅料混匀压制而成的圆片状或异形片状的固体制剂。

02.050　模制片　molded tablet
在药物和辅料中加入润湿或黏合剂制成可塑性物料，再用模型塑制成片状，最后干燥而得的片剂。

02.051　压制片　compressed tablet
药物与辅料混匀后，经制粒或不经制粒，再用压片机压制而成的片剂。

02.052　多层片　mutilayer tablet
具有两层或多层结构的片剂。各层可含不同的药物或辅料，可发挥不同的功能，或避免不同药物间的配伍变化等。

02.053　口含片　buccal tablet
含于口腔内，药物缓慢溶解产生持久局部作用的片剂。

02.054　舌下片　sublingual tablet

置于舌下迅速溶化，药物经舌下黏膜吸收发挥全身作用的片剂。

02.055 咀嚼片 chewable tablet
口腔中咀嚼或吮服使片剂溶化后吞服，在胃肠道吸收后发挥作用的片剂。

02.056 肠溶片 enteric coated tablet
用肠溶性包衣材料进行包衣的片剂。

02.057 植入片 implant tablet
埋植到体内缓缓溶解、吸收的片剂。

02.058 薄膜衣片 film coated tablet
在片芯外包上高分子薄膜层而得到的片剂。

02.059 模圈 die
压片机冲模的一部分，可有不同的模孔大小，用于填充待压的固体物料。

02.060 上冲 upper punch
压片机冲模的一部分，用于施加压片所需的压力。

02.061 下冲 lower punch
压片机冲模的一部分，用于调节片重和施加压力。

02.062 助流剂 glidant
降低颗粒间摩擦、改善物料流动性的辅料。

02.063 可压性 compressibility
固体物料压缩成型的性能。

02.064 黏着性 cohesiveness
固体物料压片时对冲模的黏着程度。

02.065 推片力 ejection force
压片完成后将其从模圈中推出所需要的力。包括模具对片剂的收缩包紧力、大气压力、黏附力等。

02.066 黏冲 sticking
冲头或冲模上黏着细粉，导致片面不平整或有凹痕的现象。

02.067 片芯 core
包衣片中除去包衣膜的部分。

02.068 流化床包衣 fluidized bed coating
片剂包衣方法之一。片芯置于流化床中，通入气流，借急速上升的空气流使片芯悬浮于包衣室中处于流化状态，另将包衣液喷入流化室，使片剂表面黏附一层包衣液并干燥。

02.069 锅包衣 pan coating
片剂包衣方法之一。将片芯置于转动的包衣锅中，加入包衣材料溶液，使均匀地分布到各片剂的表面并干燥。

02.070 粉衣层 sub-coat
包衣过程中，为了消除片剂棱角并有利于包衣操作而包上的一层物质。

02.071 隔离层 sealing coat
包衣过程中，为避免药物与包衣膜的相互作用而包上的一层物质。

02.072 薄膜衣 film coat
在片芯外包上的高分子衣膜。

02.073 片剂包衣 tablet coating
在片剂表面包裹上适宜材料的衣层的操作。

02.074 肠溶衣 enteric coat
肠溶性包上的衣膜。

02.075 稀释剂 diluent agent
增加片剂的重量和体积、有利于成型和分剂量的辅料。

02.076 褪色 color fading
片剂的表面颜色发生变浅的现象。

02.077 破碎强度 crushing strength
粉碎片剂时所需要的力。

02.078 脆碎度 friability
片剂因磨损或震动引起碎片、裂片的程度。

02.079 崩解剂 disintegrating agent
能使片剂在胃肠液中迅速裂碎成细小颗粒、

增加药物溶出的辅料。

02.080　硬度　hardness
片剂抵抗硬物压入其表面的性能。

02.081　崩解　disintegration
片剂在胃肠液中迅速裂碎成细小颗粒的过程或现象。

02.082　直接压片　direct compression
不经过制粒过程直接把药物和辅料的混合物进行压片的方法。

02.083　粉碎　pulverization, comminution
用机械力克服固体物料内部凝聚力、使之破碎的单元操作。

02.084　球磨机　ball mill
固体物料的粉碎设备之一。由圆筒和内装的钢、瓷或玻璃圆球组成，靠球的运动使物料受到冲击力和研磨力而被粉碎。

02.085　粉碎机　pulverizer
用机械力克服固体物料内部凝聚力、使之破碎的设备。

02.086　筛　sieve
用以分离颗粒大小的器具。

02.087　药筛　medicinal sieve
符合药典规定的药用筛。

02.088　筛析　sieving
用筛进行颗粒大小分级的方法。

02.089　混合　mixing
用机械方法使两种或多种物料相互分散而达到均匀状态的操作。

02.090　混合机　mixer
用机械方法使两种或多种物料相互分散而达到均匀状态的设备。

02.091　干法制粒　dry granulation
将药物与适宜的填充剂、润滑剂或干燥黏合剂等混匀后，用适宜的设备压制成块状或大片状，再将其破碎成大小适宜的颗粒。

02.092　颗粒机　granulator
可制备固体颗粒的机械。

02.093　预压制粒　preliminary compression granulation
将药物和辅料混匀后，通过特殊的滚压机压制成薄片，再通过摇摆式颗粒机粉碎并制粒的过程。

02.094　流化床制粒　fluidized bed granulation
药物粉末在自下而上的气流中保持悬浮状态，再喷入润湿剂或黏合剂的液体使粉末聚结成颗粒的方法。

02.095　湿法制粒　moist granulation, wet granulation
在固体物料中加入润湿剂或黏合剂并制备软材，再通过摇摆式颗粒机或过筛方法进行制粒的操作。

02.096　压片机　tablet machine
把固体物料压缩成片剂的设备。

02.097　单冲压片机　single punch tablet machine
只有一套冲模，适用于实验室试制或小批量生产的一种小型台式压片设备。

02.098　旋转压片机　rotary tablet machine
常用的压片设备。旋转台上具有多套冲模，适合进行片剂的批量生产。

02.099　包衣　coating
在固体制剂(片芯、素片、颗粒)表面包裹上适宜材料层的操作。

02.100　崩解迟缓　disintegration relay
崩解时间超过国家标准所规定的时限。

02.101　崩解度　disintegrate
以药典规定的检测装置在一定条件下测得药物剂型(片剂、丸剂等)全部崩解并通过筛网所需时间的限度。

02.102　崩解时限　disintegration time

在规定时间和条件下，内服片剂在介质中崩解成能通过直径 2mm 筛孔的颗粒或粉末的时限。

02.103　肠溶包衣　enteric coating

在片剂(片芯、素片)表面包裹肠溶性材料层的过程。

02.104　肠溶胶囊　enteric capsule

囊壳经药用高分子肠溶性材料处理加工制备而成的软、硬胶囊剂。不溶于胃液，但能在肠液中崩解并释放囊中成分。目前临床多以肠溶小球的形式应用。

02.105　成膜材料　film-former

缓释控释制剂表面膜或薄膜包衣的制备材料。常用的有乙基纤维素类、聚丙烯酸树脂类和乙酸纤维素。

02.106　冲击力　impact force

药材粉碎过程中破坏物质分子间内聚力的外加力。对脆性物质有效。

02.107　冲击式粉碎机　impact crusher

以高速冲击力将药材粉碎的装置。

02.108　锤击式粉碎机　hammer mill

由高速锤头的冲击、剪切作用和抛向衬板的撞击等作用使粗物料粉碎的装置。

02.109　弹性复原率　elastic recovery

将片剂从模孔中推出后弹性膨胀引起的体积增加和片剂在最大压力下的体积之比。

02.110　滴丸剂　dripping pill

固体或液体药物与适宜的基质加热熔融后溶解、乳化或混悬于基质中后，再滴入不相混溶、互不作用的冷凝液中，因表面张力使液滴收缩成球状而制成的制剂。

02.111　淀粉浆　starch paste

淀粉在水中加热至 70℃糊化而成的黏稠液体。是湿法制粒的常用黏合剂。

02.112　自由水　free water

物料中所含大于平衡水分的那一部分水。在干燥过程中能被除去。

02.113　结合水分　bound water

主要以物理化学方式与物料结合的水分。结合力较强，干燥速度缓慢。

02.114　非结合水分　nonbound water

主要以机械方式与物料结合的水分。结合力很弱，干燥速度较快。

02.115　平衡水分　equilibrium moisture

在一定状态下，物料表面的水蒸气压与空气中水蒸气分压相等时物料中所含的水分。是该干燥条件下无法除去的水分。

02.116　分散片　dispersible tablet

在水中能迅速崩解均匀分散的片剂。

02.117　粉末直接压片法　direct compressing method

将药物细粉与适宜的辅料混合后，不经制粒而直接压片的方法。

02.118　粉碎比　comminution ratio

粉碎前后物料粒径变化的程度。

02.119　粉碎度　comminution degree

固体药物粉碎的程度。

02.120　辅料　adjuvant

制剂中药用活性成分之外为特定目的而加入的辅助材料。

02.121　干燥　drying

利用热能除去固体物质或膏状物中所含水分或其他溶剂的工艺操作。

02.122　固体粒子间引力　inter-particle attraction

导致固体间粒子相互接近的力。包括范德瓦耳斯力、静电力和磁力等。

02.123　固体制剂　solid preparation

固体形态存在的剂型。包括散剂、颗粒剂、片剂、胶囊剂、滴丸剂和膜剂等。

02.124　滚压法　roller compaction method

将药物和辅料混匀后，通过特殊的滚压机压制成薄片，再通过摇摆式颗粒机粉碎并制粒，加入混合剂后进行压片的方法。

02.125　糊化　gelatinization

淀粉类物质与水在一定温度下变成具有黏性的半透明凝胶或糊状体的现象。

02.126　缓释片　sustained-release tablet

通过适当的方法延长药物在体内的释放、吸收，从而达到延长药物作用时间的一类片剂。

02.127　混合度　degree of mixing

反映物料混合均匀程度的指标。

02.128　颗粒剂　granule

药物与适宜的辅料制成的具有一定粒度的干燥颗粒状制剂。

02.129　混悬型颗粒剂　suspension granule

难溶性固体药物以微粒的形式分散于液体介质中形成的非均相液体制剂。

02.130　剪切力　shearing force

由两方向施力于同一物体的相邻部分，使两部分沿各自的着力方向发生相对位移的力。

02.131　剪切混合　shear mixing

外力作用下粒子群内部产生滑动面，因团聚状态被破坏而形成的混合。

02.132　对流混合　convective mixing

固体粒子群在机械力作用下产生的对流位移混合。

02.133　抗黏剂　antiadherent

用于减轻原料对冲模的黏附作用的添加剂。为润滑剂的一种。

02.134　抗张强度　tensile strength

在单位面积上使均一物质发生断裂所需的最小力。

02.135　可溶片　soluble tablet

用时加适量水即溶解成一定浓度药物溶液的片剂。

02.136　胶囊剂　capsule

药物及辅料填装于空心胶囊或密封于软质囊材中制得的固体制剂。

02.137　软胶囊剂　soft capsule

药物及辅料以适当形式通过压制法(或滴制法)密封于软质囊材中而制成的固体制剂。

02.138　硬胶囊剂　hard capsule

药物及辅料以适当形式填装于空心胶囊中制成的固体制剂。

02.139　囊壁　capsule wall

微囊的膜壳部分。

02.140　囊材　capsule wall material

构成囊壁的天然或合成的高分子材料。

02.141　囊心　capsule core

微囊中被包裹的固态或液态物质。

02.142　空胶囊　vacant capsule, empty capsule

用于制备胶囊剂的囊壳。

02.143　控释胶囊　controlled-release capsule

在水中或规定的释放介质中缓慢地以非恒速或接近恒速释放药物的胶囊剂。

02.144　控释片　controlled-release tablet

药物从制剂中以近似恒速释放而发挥治疗作用的一类片剂。具有药物释放接近零级过程，血药浓度平稳，药物作用时间长，副作用小，服药次数减少等特点。

02.145　口腔速溶片　rapidly dissolving oral tablet

将片剂置于口腔内时能迅速崩解或溶解，形

成的易吞咽的药液发挥全身作用的片剂。

02.146　口腔贴片　buccal patch
黏贴于口腔，经黏膜吸收后起局部或全身作用的速释或缓释制剂。

02.147　离析现象　segregation
具有相似性质微粒间相互聚集的现象。是与粒子混合相反的过程。

02.148　粒子间结合力　inter-particle bond
导致粒子间接近和结合的力。包括固体粒子间引力，自由可流动液体产生的界面张力和毛细管力，不可流动液体产生的附着力与黏着力；粒子间固体桥和粒子间机械镶嵌等。

02.149　粒子间固体桥　inter-particle solid bridge
粒子间形成的固体连接物。形成原因包括晶析出——架桥剂溶液中的溶剂蒸发后析出结晶，黏合剂固化——液态黏合剂干燥固化，熔融——加热熔融液再经冷却固结，以及烧结和化学反应等。

02.150　裂片　laminating tablet
片剂受到震动或长时间放置出现开裂或顶层脱落的现象。

02.151　流化床干燥器　fluidized bed dryer
热空气以一定速度穿过松散的物料层，使物料在悬浮流化状态下进行干燥的设备。

02.152　漏槽条件　sink condition
药物分子自固体制剂表面溶出后即被移除，或溶出介质体积很大而导致固体表面药物与介质中药物之间呈现较大的浓度差。

02.153　膜剂　film
药物溶解或分散或包裹于成膜材料中而制成的单层或多层膜状制剂。

02.154　泡腾片　effervescent tablet
含有碳氢酸钠和有机酸，遇水可放出大量二氧化碳气体而呈泡腾状的片剂。

02.155　片重差异　tablet weight variation
片剂间的重量差异。

02.156　气流粉碎机　jet mill
一种用高速气流来实现干式物料超微粉碎的设备。

02.157　溶出超限　dissolution transfinite
片剂在规定的时间内未能溶出规定量的药物，为溶出度不合格。

02.158　润滑剂　lubricant
压片时为准确加料，减少黏冲，减低颗粒之间和药片与模孔间摩擦力而加入的辅料。

02.159　散剂　powder
将药物和辅料进行粉碎、过筛、混合均匀分剂量后得到的固体制剂。

02.160　筛分法　sieving method
借助筛网孔径大小将物料进行分离的方法。是医药工业中应用最为广泛的粒子分级操作方法。

02.161　湿度　humidity
空气干燥程度的物理量。在一定温度下单位体积空气中含有的水分子越少则空气越干燥，反之则越潮湿。

02.162　释放度　release rate
药物在规定的介质中从缓释制剂、控释制剂或肠溶制剂溶出的速度和程度。

02.163　松片　loosing
片剂硬度不够，稍加触动即散碎的现象。

02.164　糖包衣　sugar coating
以蔗糖为主要材料对含药片剂芯材进行包覆的操作。以保护药物或掩盖不良嗅味。

02.165　糖衣片　sugar coated tablet
以蔗糖为主要包衣材料进行包衣的片剂。

02.166　填充剂　filler
适量加入可以有助于剂量过小（一般小于

100mg)片剂的成型和分剂量。

02.167 团聚 agglomeration
性质相似或相近微粒的聚集过程。

02.168 弯曲力 bending strength
粉碎过程中通过弯折等外力来破坏物质分子间的内聚力。

02.169 压片法 slugging method
利用机械将物料粉末压制成一定直径的胚片，再破碎成一定大小颗粒的方法。

02.170 压缩力 compressing force
粉碎过程中通过加压等外力来破坏物质分子间的内聚力。

02.171 摇动筛 sieve shaker
将药物置于具有筛盖和接受器的密闭筛中，在机器上摇动和振动一定时间以完成物料分级的装置。

02.172 阴道片 vaginal tablet
置于阴道内以使药物释放吸收的片剂。

02.173 预胶化淀粉 pregelatinized starch
经物理方法破坏淀粉结构使之部分胶化的产品。为白色粉末，无味无臭，性质稳定，不溶于有机溶剂，在冷水中有部分可溶性(20%)，其吸湿性、配伍性等与淀粉相似。

02.174 自由流动液体 freely movable liquid
微粒之间可自由流动的液体。其所形成的界面张力和毛细管力可使微粒间的作用力出现变化，对制粒产生影响。

02.175 溶解度 solubility
在一定温度、压力与溶剂下物质的饱和溶解度。

02.176 特性溶解度 intrinsic solubility
药物不含任何杂质，在溶剂中不发生解离或缔合，也不发生相互作用的条件下所形成的饱和溶液的浓度。

02.177 平衡溶解度 equilibrium solubility, apparent solubility
体系达到平衡后的溶质的溶解度。药物的 pK_a、纯度、溶液中其他成分、同离子效应、药物对空气的吸附程度等多种因素对平衡溶解度有影响。

02.178 晶型 crystal form
具有相同化学结构的分子按照一定方式的有序排列。

02.179 多晶型 polymorphism
化学结构相同的分子由于结晶条件(如溶剂、温度、冷却速度等)不同，结晶时形成一种以上的分子排列与晶格结构的现象。

02.180 伪多晶型 pseudopolymorphism
化学结构相同的分子有可能以不同的晶型存在，而多晶型中也可能包括溶剂化物和水合物，其中水合物结晶称伪多晶型。

02.181 无定型 amorphous form
具有相同化学结构的分子间的无序排列。

02.182 潜溶 cosolvency
在混合溶剂中两溶剂在某一比例时，药物的溶解度比在任一单纯溶剂中的溶解度均大的现象。

02.183 助溶 hydrotropy
当加入第三种物质时可增加一些难溶性药物的水中溶解度而不降低其生物活性的现象。

02.184 黏度 viscosity
液体在外力作用下发生相对位移时，分子间力形成的阻力影响了液体的自由流动，这种力的大小称为黏度。

02.185 胶团 micelle
表面活性剂在一定浓度以上时其水中分子依靠范德瓦耳斯力相互聚集，形成亲油基向内，亲水基向外，大小在胶体粒子范围的缔合体。

02.186　昙点　cloud point
当温度升高到某一点后具有聚氧乙烯基结构的非离子型表面活性剂的水中溶解度急剧下降，溶液由清变浊；当温度下降低于该点时溶液又由浊变清；这种由清变浊的现象称为起昙，转变温度点称为昙点。

02.187　润湿作用　wetting
促进液体在固体表面铺展或渗透的过程。

02.188　起泡剂　foaming agent
通过降低气–液间界面张力而对泡沫有稳定作用的表面活性物质。

02.189　稳泡剂　foaming stabilizer
具有稳定泡沫作用的物质。

02.190　分散体系　disperse system
一种物质(分散相)的粒子均匀分散到另一种物质(分散介质)中所形成的体系。

02.191　絮凝　flocculation
混悬剂中加入适量的电解质调节 ξ 电位，可使微粒间的排斥力稍低于吸引力，形成疏松的絮状聚集体，经振摇恢复成均匀的混悬剂的现象。

02.192　反絮凝　deflocculation
在混悬体系中加入电解质使微粒表面 ξ 电位升高，这时静电排斥力的增大阻碍了微粒间的碰撞聚集，使得絮凝现象减少的过程。

02.193　聚沉值　coagulation value
在一定条件下引起某种溶胶出现聚沉的最低电解质浓度。

02.194　致敏作用　sensitization
溶胶中加入极少量可溶性大分子化合物时溶胶对电解质的敏感性增大，聚沉值显著降低的现象。

02.195　临界聚沉浓度　critical coagulation concentration
表面活性剂分子出现聚沉的最低浓度。

02.196　粒子　particle
粉体运动的最小单元。

02.197　粉末　powder
微型颗粒的集合。

02.198　几何平均径　geometric mean diameter
显微镜下观察到的粒子实际直径的平均值。

02.199　几何学测定法　geometric assay
以几何学原理测定粒径的方法。包括光学显微镜法、电子显微镜法和筛分法。

02.200　光学显微镜法　optical microscopy method
依光学原理用显微镜测定粒径的方法。

02.201　有效粒径　effective particle size
沉降法测定时，与被测粒子沉降速度和密度相同的球形微粒的直径。

02.202　氮气吸附法　nitrogen adsorption method
测定粉体比表面积的最基本方法，系将烘干脱气处理后的样品置于液氮中，由覆满粉体表面所需气体分子的值换算出粉体比表面积。

02.203　形状指数　shape index
以数学方式定量描述粒子的几何形状时，粒子的各种无因次组合。

02.204　形态因数　shape factor
以数学方式定量描述粒子的几何形状，表面形态因数为粒子实际表面积与粒径的平方之比，体积形态因数为实际体积与粒径 3 次方之比。

02.205　圆形度　degree of circularity
表示粒子的投影面与圆的接近程度。

02.206　粉体密度　powder density
单位体积粉体的质量。单位多为 g/ml。

02.207　重液分离法　heavy liquid separation

测定粉体真密度与颗粒密度的方法。使用相对密度较大的液体将粉体置换，准确求测定出该粉体的真密度与颗粒密度。

02.208 密度梯度离心法 density gradient centrifugation method
分离高分子物质的一种沉降平衡法。小分子溶液长时间加一离心力场，沉降平衡时从液面到底部可出现一定的密度梯度。在该溶液中如有沉降系数不同的大分子则在其各自的重力和浮力的平衡位置会集聚形成大分子带状物。

02.209 充填性 filling ability
粉体集合体的基本性质。指标包括松比容、松密度、空隙率、空隙比、充填率和配位数等。

02.210 弹性形变 elastic deformation
物体因外力而产生固体形变，外力除去后恢复原状的现象。

02.211 落球黏度计 falling ball viscosimeter
以一定相对密度的圆球在含有试验溶液的垂直管内的落下速度测定该溶液黏度的装置。

02.212 旋转黏度计 rotation viscosimeter
以特制旋转子在含有试验溶液的圆筒内旋转时的弯曲应力来测定试验溶液黏度的装置。

02.213 反应速率 reaction rate
在均相反应中，单位时间和单位体积内反应体系中组分物质量的改变。

02.214 反应级数 reaction order
药物反应时反应速率与当时的药物量或浓度的幂有一定的关系。与 0，1 和 2 次幂相关变化的分别为零、一和二级反应。

02.215 零级反应 zero-order reaction
反应速率与反应物浓度无关的一类恒速反应。

02.216 一级反应 first-order reaction
反应速率与反应物浓度的一次方相关的反应。

02.217 二级反应 second-order reaction
反应速率与反应物浓度的二次方相关的反应。

02.218 伪一级反应 pseudo first-order reaction
某些反应与两种反应物各自量(浓度)的一次方相关，如果其中一种反应物的量(浓度)较另外一种大很多，因而变化相对很小时，那么反应的速率主要依赖于后一药物的量(浓度)，表观上接近一级反应。

02.219 半衰期 half life
反应物浓度降低至初浓度一半所需要的时间。在药动学中主要指药物吸收或消除一半所需的时间。

02.220 有效期 date of expiration
药物分解至初始量 90%所需要的时间。

02.221 赋形剂 excipient
除活性或治疗成分外，固体制剂中加入的为增加体积有利成型的惰性物质。

02.222 附加剂 supplemental agent
除活性或治疗成分外，制剂中含有的为特定目的加入的惰性物质。

02.223 光降解 photodegradation
有些药物分子受辐射线(光线)作用使分子活化而产生的降解。

02.224 抗氧剂 antioxidant
为防止易氧化药物的自动氧化而在制剂中加入的添加剂。

02.225 螯合剂 sequestration agent
能和重金属离子络合以将之掩蔽，从而增加药物稳定性的添加剂。

02.226 临界相对湿度 critical relative humidity

当相对湿度增大到一定水平时水溶性药物的吸湿量会急剧增加，一般把此一水平称为该药物的临界相对湿度。

02.227 液层理论 liquid layer theory
以假设固体药物分解反应在固体表面液膜相进行作为基本观点的理论。

02.228 影响因素试验 influencing factor testing
在比加速试验更剧烈的条件下观测药物固有稳定性与影响因素、可能的降解途径与降解产物的试验。

02.229 加速试验 accelerated testing
在超出常规的条件下通过加速药物的化学或物理变化而进行的稳定性研究。

02.230 长期试验 long-term testing
在接近药品实际贮存条件下进行的，为制定药物的有效期提供依据的稳定性试验。

02.231 经典恒温法 classical constant temperature method
药物与制剂稳定性研究的一种方法。依据阿伦尼乌斯(Arrhenius)公式可求出药物室温降解一定水平所需的时间，或室温贮藏一定时间后残余的药物水平。

02.232 缓释注射剂 sustained-release injection
用高分子材料将固体或液体药物包裹制成的注射用缓、控释微囊(球)。制成的注射剂作用可维持数周至数月。

02.233 安全性 safety
药物及其制剂的刺激性和毒副作用的水平。

02.234 可控性 controllability
药品的性质和质量受制剂手段和过程影响的程度。

02.235 稳定性 stability
药物制剂在体外的稳定性。包括物理、化学、生物学稳定性等几个方面。

02.236 顺应性 compliance
病人或医护人员对所用药品的接受程度，以及对于药品说明书或医嘱的依从程度。

02.237 溶出速率 dissolution rate
单位时间内药物自固体制剂中溶出的量。

02.238 分配系数 partition coefficient
药物分配在互不相溶的两种相邻液态介质中的浓度比例。

02.239 吸湿性 hydroscopicity
药物能从周围环境空气中吸收水分的能力。

02.240 相对湿度 relative humidity
一定压力及温度下，湿空气中水蒸气分压占饱和空气中水蒸气分压百分比。

02.241 软膏剂 ointment
药物与油脂性或水溶性基质混合制成的均匀的半固体外用制剂。

02.242 溶液型软膏剂 solution ointment
药物溶解(或共熔)于基质或基质组分中的软膏剂。

02.243 混悬型软膏剂 suspension ointment
药物细粉均匀分散于基质中制成的软膏剂。

02.244 糊剂 paste
大量的固体粉末(一般25%以上)均匀地分散在适宜的基质中所组成的半固体外用制剂。

02.245 乳膏 cream
药物溶解或分散于乳状液型基质中形成的均匀的半固体外用制剂。

02.246 水溶性基质 water-soluble base
由天然或合成的水溶性高分子物质所组成的基质。

02.247 吸收促进剂 absorption enhancer
可促进药物经黏膜吸收的化合物。

02.248　透皮吸收促进剂　penetration enhancer

能够渗透进入皮肤降低药物通过皮肤阻力、降低皮肤的屏障性能，加速药物穿透皮肤的物质。

02.249　软膏管　ointment tube

大量生产时，用于包装软膏剂的容器。包括锡管、铝管或塑料管。

02.250　乳化基质　emulsifying base

可使不能互相溶解的两种液体能够混到一起的基质。

02.251　油脂性基质　greasy base

动植物油脂、类脂、烃类等疏水性物质的基质。

02.252　软膏基质　ointment base

软膏剂中主药的赋形剂物质，是软膏剂形成和发挥药效的重要组成部分。

02.253　亲水软膏　hydrophilic ointment

由水包油（O/W）乳剂基质及水溶性基质制备而成的软膏。

02.254　烃类基质　hydrocarbon base

从石油中得到的各种烃的混合物。其中大部分属于饱和烃。

02.255　眼膏剂　eye ointment

由药物与适宜基质均匀混合，制成无菌溶液型或混悬型膏状的眼用半固体制剂。

02.256　眼用乳膏剂　eye cream

由药物与适宜基质均匀混合，制成无菌乳膏状的眼用半固体制剂。

02.257　眼用凝胶剂　eye gel

由药物与适宜辅料制成无菌凝胶状的眼用半固体制剂。其黏度大，易与泪液混合。

02.258　凝胶剂　gel

由药物与能形成凝胶的辅料制成均一、混悬或乳状液型的稠厚液体或半固体制剂。

02.259　乳胶剂　latex

乳状液型凝胶剂。

02.260　胶浆剂　mucilage

由天然高分子基质如西黄蓍胶制成的凝胶剂。

02.261　混悬型凝胶剂　suspension gel

药物胶体小粒子（如氢氧化铝）分散在凝胶基质中形成的凝胶剂。属于两相分散系统。

02.262　置换价　displacement value

药物的重量与等体积基质重量的比值。

02.263　栓剂　suppository

药物与适宜基质制成供腔道给药的固体制剂。

02.264　栓剂基质　suppository base

用于制备栓剂的物质。常用基质为半合成脂肪酸甘油酯、可可豆脂、聚氧乙烯硬脂酸酯、聚氧乙烯山梨聚糖脂肪酸酯、氢化植物油、甘油明胶、泊洛沙姆、聚乙二醇类或其他适宜物质。

02.265　阴道栓剂　vaginal suppository

施用于阴道的栓剂。

02.266　直肠栓剂　rectal suppository

施用于直肠的栓剂。

02.267　气雾剂　aerosol

含药溶液、乳状液或混悬液与适宜的抛射剂共同装封于具有特制阀门系统的耐压容器中，使用时借助抛射剂的压力将内容物呈雾状物喷出，用于肺部吸入或直接喷至腔道黏膜、皮肤及空间消毒的制剂。

02.268　喷雾剂　spray

含药溶液、乳状液或混悬液填充于特制的装置中，使用时借助手动泵的压力、高压气体、超声振动或其他方法将内容物呈雾状物释出，用于肺部吸入或直接喷至腔道黏膜、皮肤及空间消毒的制剂。

02.269　粉雾剂　inhalation powder

一种或一种以上含药物粒子经特殊的给药装置给药后以气溶胶形式进入呼吸道的吸入制剂。按用途可分为吸入粉雾剂、非吸入粉雾剂和外用粉雾剂。

02.270 二相气雾剂 two-phase aerosol

一般指溶液型气雾剂。由气液两相组成。气相是抛射剂所产生的蒸气；液相为药物与抛射剂所形成的均相溶液。

02.271 三相气雾剂 three-phase aerosol

一般指混悬型气雾剂与乳剂型气雾剂。由气–液–固或气–液–液三相组成。

02.272 溶液型气雾剂 solution aerosol

固体或液体药物溶解在抛射剂中，形成均匀溶液，喷出后抛射剂挥发，药物以固体或液体微粒状态达到作用部位的制剂。

02.273 定量吸入气雾剂 metered-dose inhalation aerosol

吸入装置中含一个或一个以上抛射剂作为辅料的吸入制剂。

02.274 定量气雾剂 metered-dose aerosol

采用定量阀门系统的气雾剂。包括用于口腔、鼻腔和吸入的气雾剂。

02.275 呼吸道吸入气雾剂 respiratory inhalation aerosol

将内容物呈雾状喷出并随呼吸吸入肺部的气雾剂。可发挥局部或全身治疗作用。

02.276 空气消毒气雾剂 air-disinfectant aerosol

主要用于杀虫、驱蚊及室内空气消毒的气雾剂。喷出的粒子极细(直径不超过 50μm)，一般在 10μm 以下，能在空气中悬浮较长时间。

02.277 泡沫气雾剂 foam aerosol

喷出物为泡沫而非粒子的气雾制剂。一般为外用或腔道给药制剂。

02.278 乳剂型气雾剂 emulsion aerosol

液体药物或药物溶液与抛射剂(不溶于水的液体)形成水包油(O/W)或油包水(W/O)乳剂。水包油乳剂在喷射时随着内相抛射剂的气化而以泡沫形式喷出。油包水乳剂在喷射时随着外相抛射剂的气化而形成流液。

02.279 粉末吸入剂 powder inhalant

一种或一种以上含药物粒子经特殊的给药装置给药后以气溶胶形式进入呼吸道的吸入制剂。

02.280 混悬型气雾剂 suspension aerosol

将药物的固体微粒分散在抛射剂中制成的气雾剂。其内容物属于混悬型液体，喷射时随着抛射剂的挥发药物的固体微粒以烟雾状喷出。

02.281 黏膜用气雾剂 mucosa aerosol

用于不同黏膜的药用气雾剂。常用水包油型泡沫气雾剂。其中阴道用气雾剂主要用于治疗微生物、寄生虫等引起的阴道炎，也可用于节制生育；鼻黏膜用气雾剂主要是用于一些多肽和蛋白质类药物的全身治疗。

02.282 皮肤用气雾剂 skin aerosol

主要起保护创面、清洁消毒、局部麻醉及止血等作用的气雾剂。

02.283 吸入剂 inhalant

通过雾化吸入器、干粉吸入器或定量吸入器所产生的气溶胶将药物传递到呼吸道达到局部或全身治疗目的的制剂。

02.284 定量吸入器 metered-dose inhaler

由压力灌、定量阀门、喷嘴以及可能包含有储雾器、计次器等部件组成的一类给药装置。

02.285 抛射剂 propellant

提供气雾剂动力的物质，可以兼作药物的溶剂或稀释剂。

02.286 耐压容器 pressure vessel, pressure

container

气雾剂的容器。要求必须不与药物和抛射剂起作用，具有耐压(有一定的耐压安全系数)、抗撞击性、轻便、价廉等特点。

02.287 冷灌法 cold filling

抛射剂的一种填充方法。先通过冷灌设备将药液冷却至–20℃左右，抛射剂冷却至沸点以下至少 5℃。先将冷却的药液灌入气雾剂的耐压容器中，随后加入已冷却的抛射剂(也可两者同时加入)，再立即安装上阀门系统，并用封帽扎紧。

02.288 压灌法 pressure filling

抛射剂的一种填充方法。具体操作为先将配好的药液在室温下灌入容器内，再将阀门装上并扎紧，然后通过压装机压入定量的抛射剂。

02.289 喷雾器 nebulizer

用于雾化供吸入用药液的一类机械装置。

02.290 计量阀门 metering valve

特指定量吸入器中用于控制计量的一类阀门。

02.291 阀门系统 valve system

气雾剂中控制药物和抛射剂从容器喷出的主要部件，其中设有供吸入用的定量阀门，或供腔道或皮肤等外用的特殊阀门系统。

02.292 外用粉雾剂 topical powder

药物或与适宜的附加剂罐装于特制的干粉给药器具中，使用时借助外力将药物喷至皮肤或黏膜的制剂。

02.293 透皮给药系统 transdermal drug delivery system

可贴在完整皮肤表面上，能将药物输送穿过皮肤进入血液循环系统并达到有效浓度，实现疾病的治疗或预防的一类制剂。

02.294 贴剂 patch

可贴在皮肤上，药物可产生全身性或局部作用的一种薄片状制剂。

02.295 透皮吸收 transdermal absorption

药物由完整皮肤外侧吸收进入皮下各层组织并最终进入血流的过程。

02.296 局部给药系统 topical drug delivery system

主要作用在皮肤局部或局部皮肤下各层组织的制剂。

02.297 离子导入技术 iontophoresis

通过在皮肤上应用适当的直流电而增加能解离的药物分子透过皮肤进入机体的一种生物物理方法。

02.298 超声波导入法 phonophoresis, sonophoresis

药物分子在超声波的作用下，通过皮肤进入组织的过程。

02.299 电穿孔导入法 electroporesis

采用瞬时的较高电压(一般在 100~500V 或更高)脉冲电压在角质层脂质双分子层中，形成暂时的、可逆的亲水性孔道，孔道也可能在角化细胞膜上形成，从而增加药物皮肤通透性的方法。

02.300 无针注射系统 needle-free injection system

能产生强大压力将药物注入体内的无针机械装置。具有操作简便、快捷、无痛感、基本无创口、安全、药量准确、不易感染等特点。包括无针液体注射系统和无针粉末注射系统。

02.301 增渗比 enhancement ratio

表示通透促进剂效能的参数。$ER=P/P_0$，其中 P 为加入通透促进剂后药物的通透系数，P_0 为药物固有的通透系数。

02.302 表面活性剂 surfactant

能显著降低溶液表面张力的一类物质。

02.303 临界胶束浓度 critical micelle concentration

表面活性剂分子缔合形成胶束的最低浓度。

02.304 亲水亲油平衡值 hydrophile-lipophile balance value

反映表面活性剂分子中亲水与亲油基团对油或水的综合亲和力的参数。

02.305 克拉夫特点 Krafft point

离子型胶团在水中溶解度陡增的温度。

02.306 增溶 solubilization

表面活性剂增大难溶性药物在水中的溶解度并形成澄清溶液的过程。

02.307 增溶剂 solubilizer

具有增溶能力的表面活性剂。

02.308 液体制剂 liquid preparation

又称“液体药剂”。药物以一定的形式分散于液体介质中所制成的供内服和外用的液体分散体系。

02.309 均相液体制剂 homogeneous liquid preparation

又称“均相液体药剂”。药物以分子或离子状态分散于液体介质中制成的供内服或外用的液体分散体系。

02.310 非均相液体制剂 non-homogeneous liquid preparation

又称“非均相液体药剂”。药物以微粒或微滴形式分散于液体介质中所制成的液体分散体系。

02.311 内服液体制剂 oral liquid preparation

又称“内服液体药剂”。合剂、糖浆剂、乳剂等供口服的液体制剂。

02.312 高分子溶液 macromolecular solution

高分子化合物在合适介质中以分子状态分散形成的均相溶液。

02.313 糖浆剂 syrup

含有药物或芳香物质的浓糖水溶液。

02.314 酊剂 spirit

挥发性药物的浓乙醇溶液。

02.315 溶胶 collosol, sol

难溶性药物微粒分散在水中形成的非均相液体分散体系。

02.316 共溶剂 cosolvent

能提高药物在主溶剂中溶解度的辅助溶剂。

02.317 芳香水剂 aromatic water

芳香挥发性药物的饱和或近饱和水溶液。

02.318 扩散 diffusion

物质分子从高浓度向低浓度区域转移，直到均匀分布的现象。

02.319 扩散系数 diffusion coefficient

表示物质分子扩散程度的物理量。

02.320 洗涤剂 detergent

具备良好的润湿性、渗透性、乳化性、分散性、增溶性、发泡性等的表面活性剂。

02.321 芳香剂 flavoring agent

可改善药物制剂口感和气味的芳香性物质。

02.322 非水溶剂 nonaqueous solvent

除水以外的溶剂的统称。

02.323 油溶液 oily solution

以油为分散介质的均相溶液。

02.324 亲水基团 hydrophilic group

对水相具有明显亲和力的基团。

02.325 亲油基团 lipophilic group

对油相具有明显亲和力的基团。

02.326 润湿性 wettability

固体表面被液体润湿的难易程度。

02.327 接触角 contact angle

气、液、固三相交界处的气–液界面和固–液界面之间的夹角，是润湿程度的量度。

02.328 黏合剂 binder

可使物料聚结成颗粒或压缩成型的具有黏性的固体粉末或液体。

02.329　甜味剂　sweeting agent
赋予制剂以甜味的添加剂。

02.330　着色剂　coloring agent
可使药物着色的物质。可改善制剂的外观并便于识别。

02.331　混悬剂　suspension
难溶性固体药物以微粒状态分散于分散介质中形成的非均匀的液体制剂。

02.332　分散法　dispersion
将难溶性固体药物分散在适当介质中制备混悬剂的方法。

02.333　沉降　sedimentation
由于分散相和分散介质的密度不同，分散相粒子在重力场作用下发生的定向运动。

02.334　助悬剂　suspending agent
制备混悬剂所需的稳定剂。可增加分散介质的黏度，或增加微粒的亲水性，或吸附在微粒表面形成机械性或电性保护膜。

02.335　固结　consolidation
混悬剂放置过程中，在各种因素作用下，颗粒孔隙中的水分逐渐排出、体积压缩、密度增大的现象。

02.336　流能磨　fluid energy mill
利用高速气流进行物料粉碎的设备。

02.337　薄膜蒸发器　membrane evaporator
物料的液体沿加热管壁呈膜状流动而进行溶剂蒸发的一种设备。

02.338　超声混合器　ultrasonic mixer
利用超声波原理对物料进行混合的器械。

02.339　稠度计　consistometer
测定物料稠度的仪器。

02.340　乳剂　emulsion
互不相溶的两种液体中的一种液体，以微滴形式分散于另一种液体中形成的非均相液体。

02.341　油包水乳剂　water-in-oil emulsion
以水为分散相，以油为分散介质的乳剂。

02.342　水包油乳剂　oil-in-water emulsion
以油为分散相，以水为分散介质的乳剂。

02.343　复合型乳剂　multiple emulsion
将水包油（O/W）或油包水（W/O）的初乳进一步分散在油相（O/W/O）或水相（W/O/W）中进行乳化所制成的乳剂。

02.344　微乳　microemulsion
由水、油、表面活性剂和助表面活性剂按适当的比例混合制成的热力学稳定的分散体系。乳滴直径通常在 100nm 以下。

02.345　乳化　emulsifying
由于第三种物质的存在，一种液体以微滴形式分散在另一种互不相溶的液体中，形成相对稳定的非均相液体体系的过程。

02.346　乳化剂　emulsifier
由于第三种物质的存在，一种液体可以微滴形式分散在另一种互不相溶的液体中，形成相对稳定的非均相液体体系，这种具有乳化作用的第三种物质叫做乳化剂。

02.347　润湿剂　humectant
能够改善疏水性微粒表面被介质（水）润湿性能的附加剂。

02.348　絮凝剂　flocculating agent
混悬剂中如果加入适量的电解质，可使 ξ 电位降低到适当的程度，即使微粒间的排斥力稍低于吸引力，此时微粒聚集成疏松的絮状聚集体，经振摇可恢复成均匀的混悬剂，所加电解质称为絮凝剂。

02.349　反絮凝剂　deflocculating agent

如果在混悬剂中因加入电解质使微粒表面的 ξ 电位升高，静电排斥力阻碍了微粒之间的碰撞聚集，絮凝状态消失，所加入的电解质称为反絮凝剂。

02.350　转相　phase inversion
由于某些条件的变化使乳剂类型发生转变的现象。

02.351　破乳　demulsification
乳剂絮凝后的絮状物进一步合并，并与分散介质分离或出现有明显相界面的两个液层(油，水)的现象。

02.352　合剂　mixture
以水为溶剂含有一种或一种以上的药物成分的内服液体制剂。

02.353　洗剂　lotion
专供涂抹、敷于皮肤的外用液体制剂。

02.354　搽剂　liniment
专供揉搽皮肤表面用的液体制剂。

02.355　滴耳剂　ear drop
供滴入耳腔内的液体制剂。

02.356　滴鼻剂　nasal drop
专供滴入鼻腔内使用的液体制剂。

02.357　灌肠剂　enema
经肛门灌入直肠使用的液体制剂。

02.358　灭菌制剂　sterile preparation
采用某种物理或化学方法杀灭所有活的微生物繁殖体和芽孢的一类药物制剂。

02.359　无菌制剂　aseptic preparation
采用无菌操作法或无菌技术制备的不含任何活的微生物繁殖体和芽孢的一类药物制剂。

02.360　灭菌　sterilization
用物理或化学方法将所有致病和非致病的微生物以及细菌芽孢全部杀灭的操作。

02.361　防腐　antisepsis
利用低温或化学药品防止和抑制微生物生长繁殖的方法。

02.362　消毒　disinfection
用物理和化学方法将病原微生物杀死的操作。

02.363　物理灭菌　physical sterilization
通过物理方法(如加热或射线照射)破坏微生物体内的蛋白质、核酸中的氢键，使蛋白质变性，核酸破坏，酶失活，从而导致微生物死亡的操作。

02.364　干热灭菌　dry heat sterilization
利用火焰或干热空气进行灭菌的方法。

02.365　火焰灭菌　flame sterilization
直接在火焰中灼烧灭菌的方法。

02.366　干热空气灭菌　dry heat air sterilization
在高温干热空气中灭菌的方法。

02.367　湿热灭菌　moist heat sterilization
在饱和蒸汽、沸水或流通蒸汽中进行灭菌的方法。

02.368　热压灭菌　pressure sterilization
用压力大于常压的饱和水蒸气加热杀灭微生物的方法。

02.369　煮沸灭菌　boiling sterilization
把待灭菌物品放入沸水中加热灭菌的方法。

02.370　辐射灭菌　radiation sterilization
以放射性同位素放射出的 γ 射线进行杀菌的方法。

02.371　紫外线灭菌　ultraviolet ray sterilization
用紫外线照射杀灭微生物的方法。

02.372　微波灭菌　microwave sterilization
用微波照射产生的热进行杀菌的方法。

02.373 滤过灭菌 filtration sterilization
又称"过滤灭菌"。用滤过方法除去活的或死的微生物的方法。

02.374 化学灭菌 chemical sterilization
用化学药品直接作用于微生物而将其杀死的方法。

02.375 无菌操作法 aseptic operation
把整个制备过程控制在无菌条件下进行的一种操作方法。

02.376 空气净化 air purification
以制造洁净空气为目的净化措施。

02.377 层流 laminar flow
空气流以相互平行的方式流动。

02.378 紊流 turbulent flow
又称"湍流"。空气流以不规则的方式流动。

02.379 注射剂 injection
药物制成的供注入人体内的灭菌制剂。

02.380 安瓿 ampule
可熔封的硬质玻璃容器。用以盛装注射液或注射用水。

02.381 塑料安瓿 plastic ampule
使用塑料为原料，制成的用于封装注射液的容器。

02.382 一次性注射器 disposable syringe
为防止交叉污染而设计的、用后即抛弃的注射器。

02.383 注射用容器 container for injection
由硬质中性玻璃或塑料制成的安瓿等用于盛装注射用制剂的容器。

02.384 气压式蒸馏水器 vapor compression still
主要由自动进水器、热交换器、加热室、蒸发室、冷凝室及蒸汽压缩机等组成的用于制备注射用水的设备。

02.385 多效蒸馏水器 multiple-effect still
由圆柱型蒸馏塔、冷凝器、控制元件等组成的制备注射用水的重要设备，主要特点是耗能低、产量高、质量优，并有自动控制系统，是近年发展起来制备注射用水的主要设备。

02.386 反渗透 reverse osmosis
在压力驱动下溶液中的溶剂(如水)以与自然渗透相反的方向通过半透膜进入膜的低压侧，从而达到有效分离的过程。

02.387 去离子水 deionized water
除去阴阳离子杂质后的纯水。

02.388 阳离子交换树脂 cation exchange resin
带有强酸或弱酸基团的、可吸附溶液中阳离子，并将自身的氢离子与之交换释放到溶液中的高分子树脂。

02.389 阴离子交换树脂 anion exchange resin
带有强碱或弱碱基团的、可吸附溶液中阴离子，并将自身的氢氧根离子与之交换释放到溶液中的高分子树脂。

02.390 高效空气过滤器 high efficiency air filter
对粒径 0.3μm 尘粒的滤过效率在 99.97%以上的空气滤过器。可用于滤除小于 1μm 的尘埃。

02.391 洁净区 clean area
要求为一万级的一般无菌工作区。由洁净室、气闸、风淋、亚污染区、厕所、洗澡间、更衣室等组成。

02.392 水平式层流洁净台 horizontal laminar flow clean workbench
洁净空气呈水平方向流动的超净工作台。

02.393 垂直层流洁净台 vertical laminar flow clean workbench
洁净空气自上而下垂直流动的超净工作台。

02.394 垂直层流洁净室 vertical laminar

flow clean room

洁净空气自上而下垂直流动的超净工作室。

02.395　配制区　preparation area

配置药液等的区域。

02.396　垂熔玻璃滤器　sintered glass filter

用硬质中性玻璃烧制而成的过滤器。适用于精滤或膜滤器前的预滤。

02.397　板框式压滤器　plate and frame filter press

由多个滤板和滤框交替排列组成的过滤设备。滤板和滤框之间放置有专门的滤布，滤框的作用为积集滤渣和承挂滤布，滤板表面制成各种凹凸形，以支撑滤布和有利于滤液的排除，通过加压进行过滤。

02.398　膜滤器　membrane filter

通过滤膜控制过滤性能的滤器。

02.399　陶瓷滤器　ceramic filter

用白陶土烧结而成，质地致密，滤速慢的过滤器。适用于低黏度或低浓度药液的滤过。

02.400　滤饼　filter cake

液体通过过滤器后截留于过滤介质上的固体物质。

02.401　滤筒　filtering cartridge

为可拆卸的圆筒形过滤设备，内部装有过滤介质。

02.402　微孔滤膜　microporous membrane

用高分子材料制成的薄膜过滤介质。通过孔径大小和孔径分布决定滤过性能。

02.403　加压过滤　pressure filtration

在滤器上安装加压设备，以使得滤速快、效果好、产量高。

02.404　灌装机　filling machine

能够进行药液灌装的设备。

02.405　安瓿灌注　ampule filling

将药液灌注进入安瓿的操作。

02.406　安瓿封口　ampule sealing

将安瓿颈部受热并使其熔封的操作。

02.407　封口　sealing

将玻璃瓶口密封的操作。

02.408　拉封　pull-seal

安瓿封口方法之一，因有拉动受热安瓿颈部的操作而得名。此方法封口严密，故目前常用。

02.409　安瓿灌封机　ampule-filling and sealing machine

以安瓿为容器，能够进行药液的灌装和封口设备。

02.410　自动安瓿灌封机　automatic ampule-filling and sealing machine

以安瓿为容器，能够自动控制药液的灌装和封口设备。

02.411　封口机　sealing machine

可进行玻璃瓶口密封操作的设备。

02.412　瓶子充填加塞和封口机　vial-filling-stoppering-sealing machine

可连续进行玻瓶灌封、加塞和封口的设备。

02.413　检漏试验　leak test

检查安瓿是否有毛细孔或微小裂缝的测试。

02.414　微粒监测　particulate matter monitoring

主要测量空气中尘埃粒子的大小以及计数浓度，用于监测空气洁净度。

02.415　冰点降低　freezing point depression

溶液凝固点的下降，属于溶液的依数性，与溶液的浓度有关，可用于测定溶液的渗透压。

02.416　低共熔点　eutectic point

两种或两种以上物质混合会导致熔点降低。

将混合物熔融后进行冷却，在一定温度下，混合物会按固定比例析出结晶，此时的温度为低共熔点。

02.417 低渗溶液 hypotonic solution
渗透压低于血浆的溶液。

02.418 高渗溶液 hypertonic solution
渗透压高于血浆的溶液。

02.419 等渗溶液 isoosmotic solution
渗透压与血浆相同的溶液。

02.420 等张溶液 isotonic solution
与红细胞接触时，可使红细胞功能和结构保持正常的溶液。

02.421 渗透压 osmotic pressure
当纯水和盐水溶液被半透膜隔开时，纯水会自发流向溶液侧，当施加在溶液侧的压力正好使纯水停止向溶液侧流动时，这压力就是该溶液在该浓度下的渗透压。

02.422 渗量 osmolarity
体液渗透压的单位。

02.423 毫渗量 milliosmolarity
体液渗透压的单位，1mmol 分子(非电解质)或 1mmol 离子(电解质)可以产生 1mOsm 的渗透压。

02.424 等渗调节 isoosmotic adjustment
使溶液渗透压保持与体液渗透压一致的操作。

02.425 注射器 syringe, injector
用以注射药液的器具。

02.426 橡皮塞 rubber closure
由橡胶制成用于密封的器件。可用于输液瓶等。

02.427 碘值 iodine value
脂肪、脂肪油或其他类似物质 100g，充分碘化时所需的碘量(g)。用于指示油中含不饱和键的多少。

02.428 皂化值 saponification value
在规定条件下，中和 1g 油脂中游离脂肪酸和完全皂化油脂所消耗的氢氧化钾毫克数。皂化值能反映出游离脂肪酸和油脂水解后生成的脂肪酸总量的多少。

02.429 输液 infusion
由静脉滴注输入人体内大容量注射液。

02.430 注射用无菌粉末 sterile powder for injection
装入西林瓶或其他适宜容器中供注射用的无菌粉末状药物。临用前用适当的溶剂溶解或混悬配成注射剂。

02.431 冷冻干燥 freeze drying
将需要干燥的药物溶液预先冻结成固体，然后在低温低压条件下，水分从冻结状态不经过液态而直接升华除去的一种干燥方法。

02.432 眼用制剂 ophthalmic preparation
治疗或诊断眼部疾病，并直接施于眼部的制剂。

02.433 滴眼剂 eye drop
一种或多种药物制成供滴眼用的水性、油性澄明溶液、混悬液或乳剂，亦可将药物以粉末、颗粒、块状或片状的形式包装，另备有溶剂，在临用前以溶剂溶解形成澄明的溶液或混悬液的制剂。

02.434 洗眼剂 ophthalmic solution
用于眼部冲洗和清洁的灭菌水溶液。

02.435 眼用注射剂 ophthalmic injection
用于眼球结膜下及球后眼周围组织或前房与玻璃体内注射、前房冲洗、玻璃体灌注等的注射剂。

02.436 眼用植入剂 ophthalmic insert
药物以高分子成膜材料为载体，制成一定形状，在结膜囊内缓慢释药的眼用制剂。

02.437 埋植给药系统 implantable drug delivery system

由药物与赋形剂或单独由药物经热融压制而成的一种供腔道或皮下植入的无菌固体控释制剂。

02.438 创面用制剂 trauma therapeutic preparation

用于溃疡、烧伤及外伤部位的灭菌制剂。

02.439 固体分散物 solid dispersion

固体药物高度分散在固体载体(或基质)中形成的分散体系。

02.440 低共熔混合物 eutectic mixture

药物与载体材料在恰当比例下混合并熔融，可得到完全混溶的液体，当此溶液冷却至其最低共熔点时，析出的结晶为低共熔混合物。

02.441 固体溶液 solid solution

药物溶解于熔融的载体中，药物主要以分子状态分散在固体分散体中所形成的均相体系。

02.442 共沉淀物 coprecipitate

药物与含有多羟基化合物载体(如聚乙烯吡咯烷酮(PVP)等)以恰当比例形成的非结晶性无定型物。

02.443 玻璃溶液 glass solution

药物分散于熔融的透明状无定形载体中，骤然冷却，得到质脆透明状态的固体溶液。

02.444 包合物 inclusion complex

由一种化合物分子全部或部分包入另一种化合物分子腔中形成的络合物。

02.445 主分子 host molecule

具有包合作用的外层分子。

02.446 客分子 enclosed molecule

被包合到主分子空腔中的小分子物质。

02.447 缓释制剂 sustained-release preparation

在规定释放介质中，按要求缓慢地非恒速释放药物，与相应的普通制剂比较，给药频率比普通制剂减少一半或给药频率比普通制剂有所减少，且能显著增加患者的顺应性的制剂。

02.448 控释制剂 controlled-release preparation

在规定释放介质中，按要求缓慢地恒速或接近恒速释放药物，与相应的普通制剂比较，给药频率比普通制剂减少一半或给药频率比普通制剂有所减少，血药浓度比缓释制剂更加平稳，且能显著增加患者的顺应性的制剂。

02.449 迟释制剂 delayed-release preparation

在给药后不立即释放药物的制剂。包括肠溶制剂、结肠定位制剂和脉冲制剂。

02.450 肠溶制剂 enteric coated preparation

在规定的酸性介质中不释放或几乎不释放药物，而在要求的时间内，于 pH6.8 磷酸盐缓冲液中大部分或全部释放药物的制剂。

02.451 结肠定位制剂 colon-located preparation

在胃肠道上部基本不释放、在结肠内大部分或全部释放的制剂。即在规定的酸性介质与 pH6.8 磷酸盐缓冲液中不释放或几乎不释放，而在要求的时间内，于 pH7.5~8.0 磷酸盐缓冲液中大部分或全部释放的制剂。

02.452 脉冲制剂 pulsatile-release preparation

不立即释放药物，而在某种条件下(如在体液中经过一定时间或一定 pH 或某些酶作用下)一次或多次突然释放药物的制剂。

02.453 骨架片 matrix tablet

药物与一种或多种惰性固体骨架材料通过压制成型技术制成的片剂。药物分散在多孔或无孔的材料中，通过各种机制使药物缓慢释放。

02.454　亲水凝胶骨架制剂　hydrogel matrix preparation
由药物和亲水凝胶及其他赋形剂组成的骨架型制剂。

02.455　溶蚀性骨架片　erosion matrix tablet
由不溶解、但可溶蚀的蜡质材料制成的骨架片。

02.456　不溶性骨架片　insoluble matrix tablet
由乙基纤维素、甲基丙烯酸–丙烯酸甲酯共聚物等不溶性材料制成的骨架片。此类片剂药物释放后整体从粪便排出，在胃肠中不崩解。

02.457　胃内漂浮给药系统　stomach-floated drug delivery system
口服后可以维持自身密度小于胃内容物密度，而于胃液中呈漂浮状态的制剂。

02.458　胃内滞留制剂　gastric retention preparation
一类能滞留于胃液中，延长药物在消化道的释放时间，改善药物吸收，有利于提高药物生物利用度的制剂。

02.459　生物黏附制剂　bioadhesion preparation
采用具有生物黏附性的聚合物作为辅料制备的制剂。此类制剂能够黏附于生物黏膜，缓慢释放药物并由黏膜吸收以达到治疗目的。

02.460　口服定位释药系统　oral site-specific drug delivery system
口服后能将药物选择性地输送到胃肠道的某一特定部位的药物制剂。

02.461　增塑剂　plasticizer
能与聚合物混溶改变聚合物力学性质的高沸点，低挥发性的小分子物质。

02.462　渗透泵片　osmotic pump tablet
利用渗透压原理制成的控释片剂。可以在体内均匀恒速地释放药物，比骨架型缓释制剂更为优越。

02.463　植入剂　implant
将药物与辅料制成的小块状或条状供植入体内的无菌固体制剂。

02.464　体内–体外相关性　*in vitro-in vivo* correlation
制剂的生物学性质与其物理化学性质(如体外释放分数)之间建立的定量关系。

02.465　微囊化　microencapsulation
制备微囊和微球的过程。

02.466　胶束　micelle
当表面活性剂分子在水溶液表面的浓度达到饱和后，继续加入表面活性剂，其分子就会急速转入溶液内部，形成的亲水基向外、亲油基向内的表面活性剂分子络合物。

02.467　临界胶束温度　critical micellization temperature
形成胶束的最低温度。高于此温度胶束将解缔合。

02.468　纳米乳　nanoemulsion
粒径小于 100nm 的乳滴分散在另一种互不相溶的液体中形成的分散体系。

02.469　自乳化给药系统　self-emulsifying drug delivery system
含有药物、表面活性剂和脂质的各向同性混合物，可以在加水后自动(或经轻微振摇)形成透明或半透明的乳剂给药系统。

02.470　分层　creaming
乳滴集中、靠近，最后出现油、水两层的现象。

02.471　合并　coalescence
乳滴的膜已破裂或改组，乳滴已经明显合并增大，直至分出透明的油滴或油层，已引起色泽等外观及其他物理性质变化的过程。

02.472　微囊　microcapsule
利用天然或合成的高分子材料为膜壳，将固体或液体药物作为囊心物包裹而成的药库型微小胶囊。

02.473　微球　microsphere
利用天然或合成的高分子材料为载体材料，使药物溶解或/和分散在高分子材料中，形成的骨架型微小球状实体。

02.474　单凝聚法　simple coacervation
难溶性药物分散在高分子材料的水溶液中，加入凝聚剂以降低高分子材料溶解度使之凝聚成囊的方法。

02.475　复凝聚法　complex coacervation
两种带相反电荷的高分子材料作为复合材料，在一定条件下交联且与药物凝聚成囊或成球的方法。

02.476　溶剂–非溶剂法　solvent-nonsolvent method
药物和材料的溶液中加入一种对材料不溶的溶剂(非溶剂)，引起相分离，而将药物包裹成囊或共沉淀成球的方法。

02.477　改变温度法　temperature adjusting
控制温度成囊或成球的方法。

02.478　液中干燥法　in-liquid drying
药物与材料的乳状液中除去分散相的挥发性溶剂以制备微囊或微球的方法。

02.479　喷雾干燥法　spray drying
将药物分散在材料的溶液中形成混悬液或乳状液，再将此液喷入惰性热气流使液滴收缩成球形，进而干燥，得到微囊或微球的方法。

02.480　喷雾冻凝法　spray congealing
药物分散于熔融的材料中，再喷于冷气流中凝聚而成球或成囊的方法。

02.481　空气悬浮法　air suspension method
垂直强气流使药物悬浮在包衣室中，材料溶液通过喷嘴射洒于药物表面，使药物悬浮的热气流将溶剂挥干而得微囊的方法。

02.482　界面缩聚法　interface polycondensation
分散相(水相)与连续相(有机相)的界面上发生单体的缩聚反应制备微囊的方法。

02.483　乳化交联法　emulsification cross linkage
药物和天然高分子材料为水相，与含乳化剂的油相搅拌乳化，在搅拌下利用高分子溶液本身的表面张力形成球形乳滴，形成稳定的油包水型乳状液，需加入化学交联剂，发生胺醛缩合或醇醛缩合反应，制得粉末状微球的方法。

02.484　纳米科技　nano-science and technology
研究在0.1~100nm之间的物质组成体系的运动规律、相互作用以及实际应用中相关技术问题的学科。

02.485　纳米材料　nanomaterial
人工制造的在三维空间中至少有一维处于纳米尺度范围的或由它们作为基本单元构成的材料。

02.486　纳米粒　nanoparticle
由天然或合成的高分子材料制成的、粒度在纳米数量级(0.1~100nm)的固态胶体微粒。

02.487　固体脂质纳米粒　solid lipid nanoparticle
以生理相容的高熔点脂质为材料制成的纳米粒。

02.488　脂质体　liposome
由一层双分子脂质膜形成的囊泡。

02.489　大单层脂质体　large unilamellar vesicle
粒径在0.1~1mm的单室脂质体。

02.490　小单层脂质体　single unilamellar vesicle

粒径在 0.02~0.08mm 的单室脂质体。

02.491 多室脂质体 multilamellar vesicle
由双分子脂质膜层与水交替形成的多层结构的脂质体。

02.492 多囊脂质体 multivesicular liposome
由许多非同心囊泡组成的脂质体。

02.493 相变温度 phase transition temperature
脂质体膜发生相态转变的温度。当温度升高时，脂质体双分子层中酰基侧键可从有序排列变为无序排列，由胶晶变为液晶态，膜的横切面增加、厚度减少、流动性增加等。

02.494 薄膜分散法 film dispersion method
制备脂质体的方法之一。将磷脂、胆固醇等类脂质及脂溶性药物溶于有机溶剂中，然后在烧瓶中旋转蒸发，使其在内壁上形成一薄膜；将水溶性药物溶于磷酸盐缓冲液中，加入烧瓶中不断搅拌，即得脂质体。

02.495 逆相蒸发法 reverse-phase evaporation vesicle method
制备脂质体的方法之一。将磷脂等膜材溶于有机溶剂，加入待包封的药物水溶液进行短时超声，直到形成稳定油包水乳状液，然后减压蒸发除去有机溶剂，最后形成脂质体混悬液。

02.496 长循环脂质体 long-circulating liposome
表面经适当修饰后，可避免网状内皮系统吞噬，延长在体内循环系统时间的脂质体。

02.497 热敏脂质体 thermo-sensitive liposome
由相转变温度稍高于体温的脂质组成的脂质体。其药物的释放对温度具有敏感性。

02.498 免疫脂质体 immunoliposome
掺入抗体形成被抗体修饰的具有免疫活性的脂质体。

02.499 包封率 entrapped efficiency
包入脂质体内的药物量与投料量的重量百分比。

02.500 渗漏率 leakage ratio
脂质体贮存后渗漏到介质中的药量与贮存前包封药量的百分比。

02.501 灌洗液 irrigating solution
用于清洗黏膜部位等的液体制剂。具有防腐、收敛、清洁等作用。

02.502 吸收基质 absorption base
对某些组分(如组织渗出液)具有吸收作用的软膏基质。

02.503 吸收剂 absorbent
在固体制剂中指可吸收处方中液体成分的辅料；在软膏剂中指可吸收患处分泌物的成分。

02.504 软膏罐 ointment jar
用来密封包装软膏的容器。

02.505 眼用软膏 ophthalmic ointment
药物与适宜基质制成的供眼用的膏状灭菌制剂。

02.506 包囊 encapsulation
将固态或液态药物(囊心物)包裹在天然的或合成的高分子材料(囊材)中形成微囊的过程。

02.507 凝聚 coacervation
药物与材料在一定条件下形成新相析出的现象。

02.508 磁性微球 magnetic microsphere
含有磁性材料(如氧化铁)、大小在微米级的固体高分子小球。

02.509 环糊精包合物 cyclodextrin inclusion compound
药物分子被包在环糊精分子结构的空腔中

形成的物质。

02.510 靶向给药系统 targeting drug delivery system
经过某种途径给药后，药物通过特殊载体或弹头的作用特异性地浓集于靶部位的给药系统。

02.511 被动靶向制剂 passive targeting preparation
被单核–巨噬细胞系统摄取，通过正常生理过程运送至肝、脾等器官的载药微粒。

02.512 主动靶向制剂 active targeting preparation
用具有寻靶功能的分子修饰药物载体，定向地运送到靶区浓集并发挥药效的药物。

02.513 物理化学靶向制剂 physical and chemical targeting preparation
应用物理化学方法靶向运输到达特定部位发挥药效的药物。

02.514 靶向效率 targeting efficiency
靶器官或靶组织与非靶组织的浓度–时间曲线下面积的比值。

02.515 前体药物 prodrug
简称“前药”。活性药物衍生而成的药理惰性物质，能在体内经化学反应或酶作用转化成活性的母体药物，再发挥其治疗作用的化合物。

03. 药 物 化 学

03.001 分子结构 molecular structure
表示分子中全部构成原子的成键形式与空间排列。

03.002 化学键 chemical bond
分子或原子团中，各原子间因电子配合关系而产生的相互作用。包括离子键、共价键、氢键、配位键等类型。

03.003 离子键 ionic bond
使阴、阳离子结合成化合物的静电作用。

03.004 共价键 covalent bond
原子间由于成键电子的原子轨道重叠而形成的化学键。

03.005 极性键 polar bond
当两个不同的原子以共价键结合时，由于电负性的差异，其中一个原子的核对共享电子对的吸引力可能要比另一个原子强，从而产生电荷分布不平衡的共价键。

03.006 氢键 hydrogen bond
和电负性大的原子 X(氧、氮、氟等)共价结合的氢，与负电性大的原子 Y(与 X 相同的也可以)接近，在 X 与 Y 之间形成的 X—H···Y 型的键。

03.007 疏水键 hydrophobic bond
一般指生物大分子上的疏水基团或疏水侧链(非极性侧链)在水相中为避开水而造成相互接近、黏附聚集在一起的相互作用。

03.008 范德瓦耳斯半径 van der Waals radius
两个原子靠近时，核外电子的相互排斥力和与核的吸引力达到平衡时原子核间距离的一半。

03.009 键长 bond length
成键原子核间的距离。

03.010 结合常数 binding constant
当两个分子例如药物和受体间相互作用形成复合物时，表示二者结合与解离达到平衡的关系常数。

03.011 键角 bond angle
分子中两个相邻化学键之间的夹角。

03.012　扭转角　torsion angle

在纽曼投影构象式中，由于单键旋转而产生的非键合基团之间的夹角。

03.013　二面角　dihedral angle

从一条直线出发的两个半平面所组成的图形。

03.014　量子化学　quantum chemistry

应用量子力学的基本原理和方法，研究物质分子的结构和化学反应中微观过程的一门基础学科。

03.015　量子化学指数　quantum chemical index

经量子化学计算得出的一系列描述或标志分子结构、构象特点和反应性能的理论指数。常用的量子化学指数有：与分子的电子传递特性有关的最高占有轨道能和最低空轨道能；标志分子的π电子转移和超共轭现象的非定域性和常用于构象分析或反应机理研究的分子总能量等。

03.016　杂化　hybridization

在成键过程中，由于原子间的相互影响，同一原子中几个能量相近的不同类型的原子轨道，可以进行线性组合，重新分配能量和确定空间方向，组成数目相等的新的原子轨道。

03.017　杂化轨道　hybrid orbit

杂化后形成的新轨道。

03.018　成键轨道　bonding orbit

原子组成分子时，原子轨道线性组合成分子轨道，组成的分子轨道的能量若低于原子轨道的能量，则该分子轨道叫做成键轨道。

03.019　反键轨道　antibonding orbit

原子组成分子时，原子轨道线性组合成分子轨道，组成的分子轨道的能量若高于原子轨道的能量，则该分子轨道叫做反键轨道。

03.020　非键轨道　nonbonding orbit

原子组成分子时，原子轨道线性组合成分子轨道，组成的分子轨道的能量若等于原子轨道的能量，则该分子轨道叫做非键轨道。

03.021　前沿轨道　frontier orbit

分子轨道中，最高占据轨道和最低未占轨道的统称。

03.022　最高占据轨道　highest occupied orbit

在电子占有的分子轨道中，能量最高的分子轨道。

03.023　最低未占轨道　lowest unoccupied orbit

在电子未占有的分子轨道中，能量最低的分子轨道。

03.024　基态　ground state

原子或分子中电子激发前存在的低能量轨道。

03.025　激发态　excited state

原子或分子吸收一定的能量后，电子被激发到较高能级但尚未电离的状态。

03.026　过渡态　transition state

沿着一定反应途径所出现的一种中间状态。其特征是比该途径上与之相邻的其他状态有较高的势能。

03.027　分子低能态　low energy state of molecule

分子在特定温度下的稳定能量状态。

03.028　势能　potential energy

由于各物体间存在相互作用而具有的、由各物体间相对位置决定的能量差。

03.029　静电势　electrostatic potential

单位正电荷在静电场中某点所具有的势能。常用于生物分子、药物分子和其他大分子间相互作用的研究。

03.030　分子静电势　molecular electrostatic potential

一个质子在分子周围特定区域所具有的势能。

03.031　电荷密度　charge density
电荷分布疏密程度的量度。电荷分布在物体内部时，单位体积内的电量称为体电荷密度；分布在物体表面时，单位面积上的电量称为面电荷密度；分布在线体上时，单位长度上的电量称为线电荷密度。

03.032　电荷转移　charge transfer
电子供体分子与电子受体分子之间或分子内不同区域之间电荷发生转移的过程。

03.033　电荷偶极相互作用　charge-dipole interaction
带电粒子与具有偶极矩的分子之间的相互作用。

03.034　电离　ionization
电解质在水溶液或熔融状态下生成自由移动阴阳离子的过程。

03.035　电离常数　ionization constant
当弱电解质电离达到平衡时，各离子浓度的乘积与未电离的分子浓度的比值。

03.036　极化　polarization
分子或离子在外界电场作用下，正负电荷中心发生偏移而产生极性或增强极性的现象。

03.037　极化度指数　polarizability index
表示极性取代基的极化作用能力的参数。

03.038　魔角旋转　magic angle spinning
一类特殊的核磁共振谱测定技术。该技术通过使样品在旋转轴与磁场方向夹角为 $\beta=\theta=54.44°$（魔角）的方向高速旋转以及交叉极化等方法，使耦合能趋零，消除固体样品核磁共振波谱的多种谱线增宽，提高分辨率。

03.039　σ诱导效应　σ inductive effect
由于极性键的存在使分子的其他σ键电子发生偏移的现象。

03.040　π电子效应　π electron effect
p轨道或π轨道平行交盖使电子发生离域的现象。

03.041　共轭　conjugation
两个以上非成键轨道因相互作用所发生的电子离域作用。

03.042　共振　resonance
系统受外界激励做强迫振动，若外界激励的频率接近于系统频率时，强迫振动的振幅可能达到极大值的现象。

03.043　共振效应　resonance effect
两个振动频率相同的物体，当其中有一个发生振动时，另一个随即被引起振动的现象。

03.044　取代基效应　substituent effect
含有取代基的芳香衍生物，在进行亲电或亲核取代反应时，原有的取代基，对新进入的取代基主要进入位置，存有一定指向性的效应。

03.045　场效应　field effect
直接通过空间和溶剂分子传递的电子效应。

03.046　空间效应　steric effect
取代基的立体结构因素对被取代物参与化学或生物反应的影响。

03.047　柔性　flexibility
分子能够通过单键自由旋转改变其构象的性质。

03.048　刚性　rigidity
某些化合物和物质具有的一种特性。如果组成有机化合物分子骨架的原子具有相对固定的空间位置，或者分子键的旋转因受到限制而不能变化为其他构象，则可以说此分子是刚性的。

03.049　刚性类似物　rigid analog
将一些刚性的基团，如碳碳双键、三键或环状结构引入柔性分子，使原分子相关结构固定化形成的物质。

03.050　位阻　steric hindrance

分子内部基团在空间排布造成的相互排斥作用。

03.051 立体选择性 stereoselectivity
一种底物在特定的反应中可能生成两个或两个以上立体异构的产物时，只有其中一种立体异构体占优势。

03.052 立体专一性 stereospecificity
不同的立体异构的底物，在相同的条件下与同一试剂进行反应，分别得到不同的立体异构的产物，即每一种立体异构底物只给出相应的立体异构产物。

03.053 分子力学 molecular mechanics
用经典力学的原理和方法研究分子的几何构型和构象、化学反应过渡态、分子的堆积结构和能量关系以及热力学性质计算的学科。

03.054 分子动力学 molecular dynamics
建立在牛顿力学基础上的分子模拟方法。通过求解分子中每个原子的牛顿力学方程来模拟分子运动和分子的行为，通过时间的微小增量，求解每个原子的位置和运动速度。

03.055 对称 symmetry
分子结构中在分界线、面或关于中心或中轴的对立两侧存在形式与构造布局的完全对应。

03.056 不对称 asymmetry
在分子的立体结构中，因缺乏对称面，对称中心或交替对称轴等对称因素的结构特征。

03.057 非对称 dissymmetry
物体对某一点或直线在内容、大小、形状和排列上所表现出的差异性。

03.058 手性 chirality
刚性分子与其镜像不能重合的结构特征。

03.059 螺旋手性 helical chirality
左手螺旋和右手螺旋因旋转方向不同，不能重叠在一起。非平面性环状化合物可以认为是螺旋的一部分，因而产生对映体。

03.060 手性碳原子 chiral carbon atom
分子中连有四个不同原子或基团的碳原子。

03.061 手性催化剂 chiral catalyst
立体选择合成中应用的某种具有光学活性的催化剂。

03.062 手性辅基 chiral auxiliary
一类光学活性化合物或结构单元通过暂时参与到一个有机合成中以便能够进行不对称反应，在两个对映体中选择性形成一个对映体。

03.063 手性面 chiral plane
通过分子中的一个平面来区分手征性，该平面即为手性面。

03.064 手性试剂 chiral reagent
立体选择合成中应用的光学纯试剂。可用来诱导立体选择反应。

03.065 手性轴 chiral axis
通过分子中的一个轴来区别手征性，该轴即为手性轴。

03.066 手性分子 chiral molecule
不能与自身的镜像相重叠，并具有使偏振光振动面旋转性质的不对称分子。

03.067 非手性分子 achiral molecule
分子中有对称元素，能与其自身镜像重合，没有手性的分子。

03.068 对称因素 symmetry factor
对称面、对称中心、对称轴等对称元素的合称。

03.069 几何异构 geometrical isomerism
在有双键或环状结构的分子中，由于分子中与双键或环相连接的原子或基团的自由旋转受阻碍，存在不同的空间排列而产生的立体异构现象。

03.070　顺反异构　*cis-trans* isomerism
分子中存在双键或环，使某些原子或基团在空间的顺反向位不同，从而导致立体结构不同。

03.071　互变异构　tautomerism
某些有机化合物的结构以两种官能团异构体互相迅速变换而处于动态平衡的现象。

03.072　异构化　isomerization
改变化合物的结构而不改变其组成和分子量的过程。一般指有机化合物分子中原子或基团的位置的改变。

03.073　互变异构体　tautomer
因分子中某一原子在两个位置迅速移动而产生的官能团异构体。

03.074　对映[异构]体　enantiomer
互为镜像关系的立体异构体。

03.075　非对映[异构]体　diastereomer
对于分子中具有两个或多个不对称中心，并且其分子不互为镜像关系的立体异构体。

03.076　差向异构体　epimer
含有多个手性原子的立体异构体中，只有一个手性原子的构型不同，其余的构型均相同的非对映体。

03.077　立体异构体　stereoisomer
分子中的原子或原子团在空间排列顺序不同的异构体。

03.078　构型　configuration
分子中各个原子特有的固定空间排列。

03.079　*R/S* 构型　*R/S* configuration
依卡恩–英戈尔德–普雷洛格(Cahn-Ingold-Prelog)命名系统和取代基顺序规则，取代基大小顺序按顺时针方向排列的手性中心的绝对构型为 *R* 构型，逆时针方向为 *S* 构型。

03.080　绝对构型　absolute configuration
连接分子手性部分(如手性中心)的基团在空间的真实排列情况。

03.081　赤型构型　*erythro* configuration
由赤藓糖名称衍生而来，表示相邻手性中心的一种相对构型。在费歇尔(Fischer)投影式中相同或相似取代基在垂直链的同侧。

03.082　苏型构型　*threo* configuration
由苏阿糖名称衍生而来，用来表达相邻立体中心的相对构型。在费歇尔(Fischer)投影式中相同或相似取代基在垂直链的异侧。

03.083　外消旋混合物　racemic mixture
在外消旋体中，当一个对映体分子对其相同种类的分子具有较大的亲和力时，则 d 体与 l 体将有可能各自形成晶体，这样形成的 dl 体即称为外消旋混合物。

03.084　外消旋化合物　racemic compound
在外消旋体中，当一个对映体分子对与其旋光方向相反的另一个对映体分子具有较大的亲和力时，d 体与 l 体双方将有可能在晶胞中配对，从而形成计量学上的化合物晶体，这样形成的 dl 体即为外消旋化合物。

03.085　内消旋化合物　meso compound
在分子内虽然含有不对称原子，但因具有对称因素而使其不具有旋光性的化合物。

03.086　构象　conformation
含有两个或两个以上多价原子的有机化合物，由于单键自由旋转导致分子中其他原子或基团在空间排列不同，分子的这种立体形象称为构象。

03.087　构象搜寻　conformational search
在计算机辅助药物分子设计中，根据受体活性部位三维结构搜寻配体活性构象的方法。

03.088　构象分析　conformational analysis
根据一个化合物的基态、过渡态的构象分布，研究对该化合物物理、化学行为和生物活性的影响。

03.089　构象异构　conformational isomerism

具有一定构型的有机物分子由于碳碳单键的旋转或扭曲(不是把键断开)而使得分子各原子或原子团在空间产生不同的排列方式的一种立体异构现象。

03.090　构象异构体　conformer

由于单键的旋转，使连接在碳上的原子或原子团在空间的排布位置随之发生变化，所以一种构造式的化合物可能有多种构象，它们之间互为构象异构体。

03.091　旋转异构体　rotamer

虽然同属一类构象，但相关基团因单键旋转而形成不同排列形式的构象异构体。

03.092　反叉构象　antiperiplanar conformation

又称"对位交叉构象(staggered conformation)"。在构象式中，两个相邻原子上各连接的较优基团(或原子)之间，扭转角(或二面角)在+150°至−150°范围间的构象。

03.093　顺叠构象　synperiplanar conformation

又称"重叠构象(eclipsed conformation)"。在构象式中，两个相邻原子上各连接的较优基团(或原子)之间，扭转角(或二面角)在−30°至+30°范围间的构象。

03.094　反错构象　anticlinal conformation

在构象式中，两个相邻原子上各连接的较优基团(或原子)之间，扭转角(或二面角)在+90°至+150°范围间或在−150°至−90°范围间的构象。

03.095　顺错构象　synclinal conformation

又称"邻位交叉构象(gauche conformation)"在构象式中，两个相邻原子上各连接的较优基团(或原子)之间，扭转角(或二面角)在+30°至+90°范围间，或在−90°至−30°范围间的构象。

03.096　顺式构象　cisoid conformation

当分子中存在双键或由于空间位阻使单键不能自由旋转时，相邻两个原子上的取代基的相对距离和空间排列情况可出现两种几何异构体，相同的取代基处于双键或固定单键同一侧的构象。

03.097　反式构象　transoid conformation

当分子中存在双键或由于空间位阻使单键不能自由旋转时，相邻两个原子上的取代基的相对距离和空间排列情况可出现两种几何异构体，相同的取代基处于双键或固定单键对侧的构象。

03.098　优势构象　preferred conformation

在一个分子的所有构象中，能量较低，出现概率较高的构象。

03.099　活性构象　bioactive conformation

在多种互变构象中活性基团或分子能够到达受体活性部位与各作用位点结合的构象。

03.100　构象效应　conformational effect

由于分子的构象导致对物理特性、化学反应特征和生物活性的影响。

03.101　旋光活性　optical activity

又称"光学活性"。实验观察到的化合物使单色平面偏振光的平面发生旋转的性质。

03.102　旋光异构　optical isomerism

分子由于构型上的差异而表现出不同旋光性能的现象。

03.103　光学纯度　optical purity

含有对映体混合物的样品比旋度与纯单一异构体的比旋度的比值。

03.104　对映体过量　enantiomeric excess

在两个对映体(E1 和 E2)的混合物中，假定 E1 的量大于 E2，则对映体 E1 过量的百分数称为 E_1 的对映体过量。

03.105　非对映体过量　diastereomeric excess
手性化合物分子含有一个以上不对称中心时，异构体混合物中一个非对映体对其他非对映体的过量。

03.106　对映体选择代谢　enantioselective metabolism
人体或生物体关于两个对映异构体选择性进行同化或异化的过程。

03.107　非等活性[对映]异构体　eufomer
一对对映异构体，其中一个的生物活性较另一个为强。

03.108　[对映]异构体活性比　eudismic ratio
又称"[对映]异构体优劣比"。较高活性对映体（优对映体）与较低活性对映体（劣对映体）间生物活性强度的比值。

03.109　拆分　resolution
用适当的方法将外消旋体里包含的两种对映体彼此分开，得到纯净的 d 体和 l 体的过程。

03.110　拆分剂　resolving agent
用以拆分外消旋体的旋光活性试剂。

03.111　动力学拆分　kinetic resolution
一对对映体和手性试剂作用，生成非对映异构体，其反应速度不同，利用不足量的手性试剂与外消旋体作用，反应速度快的对映体优先完成反应，而剩下反应速度慢的对映体，从而达到拆分的目的方法。

03.112　酶法拆分　enzymatic resolution
利用微生物或动、植物组织中的酶进行选择性不对称分解，从外消旋体中拆分出相应对映体的方法。

03.113　对映现象　enantiotropy
互为实物与镜像而不可重叠的现象。

03.114　对映性变化　enantiotropic change
在一定条件下发生的旋光活性改变。

03.115　对映有择　enantioselectivity
一个化学反应中，产生的某一对映体多于其相应的对映体的程度。

03.116　分子式　molecular formula
用元素符号表示物质分子的组成及分子量的化学式。

03.117　分子量　molecular weight
又称"相对分子质量（relative molecular mass）"。物质分子或特定单元的平均质量与 ^{12}C 原子质量的 1/12 之比。等于分子中全部原子的原子量之和。

03.118　结晶　crystal
物质从液态（液体或熔融体）或气态形成晶体的过程。

03.119　同质异晶体　paramorph
一种物质在不同条件下形成的两种或两种以上不同晶体。

03.120　同质异晶[现象]　paramorphism
一种物质在不同条件下形成两种或两种以上不同晶体结构的现象。

03.121　结晶水　crystal water
溶质从溶液里结晶析出时，晶体里结合着的一定数目的水分子。

03.122　理化特性　physicochemical characterization
描述物质的外观及物理化学性质等方面的信息。包括外观与性状、pH 值等。

03.123　理化性质描述符　physicochemical descriptor
用来描述物质物理化学特征的参数。如化合物的疏水参数、熔点、沸点、蒸气压、溶解度等。

03.124　分解点　decomposition point
物质开始呈现分解时的温度。

03.125　共沸点　azeotropic point

共沸混合物达到沸腾的温度。

03.126 共沸混合物 azeotrope
由两种(或几种)液体形成的具有恒定沸点的混合物。

03.127 比热 specific heat
单位质量的某种物质，温度降低 1℃或升高1℃所吸收或放出的热量。

03.128 比旋光 specific rotation
旋光管的长度为 1 dm，待测物质溶液的浓度为 1 g/ml，在此条件下测得的旋光度。

03.129 酸 acid
在水溶液中能电离出氢离子，可使溶液的 pH 值小于 7 的化合物。

03.130 酸度 acidity
中和 100g 试样中的酸性物质所需要的氢氧根离子的物质的量用毫摩尔作单位的数值。

03.131 碱 base
在水溶液中能电离出氢氧根离子，可使溶液的 pH 值大于 7 的化合物。

03.132 碱度 alkalinity
中和 100g 试样中的碱性物质所需要氢离子的物质的量用毫摩尔做单位的数值。

03.133 单键 single bond
在化合物分子中两个原子间以共用一对电子而构成的共价键。

03.134 双键 double bond
在化合物分子中两个原子间以两对共用电子构成的共价键。

03.135 三键 triple bond
在化合物分子中两个原子间以三对共用电子构成的共价键。

03.136 官能团 functional group
有机化合物分子中比较活泼、容易发生反应并反映着某类有机化合物共性的原子或基团。

03.137 取代基 substituent
母体碳原子上除氢原子外的其他原子或基团。

03.138 推电子取代基 electron donating substituent
给予电子或排斥电子的能力比氢原子强的一个原子或原子团。

03.139 吸电子取代基 electron withdrawing substituent
吸引电子的能力比氢原子强，电负性比氢原子大的一个原子或原子团。

03.140 保护基 protective group
当含有多个功能基的有机化合物进行反应时，为使反应只发生在所希望的基团处，而避免其他基团受影响，反应前将其他基团加以保护，当反应完成后再恢复，则在该基团上引入的保护基团称为保护基。

03.141 生色团 chromophore
分子中含有能吸收紫外–可见光而产生电子跃迁结构的基团。

03.142 自由基 free radical
含有一个不成对价电子的原子或基团。

03.143 亚基 subunit
组成某整个单位例如酶的部分相对独立的结构域、结构片段或次级结构单位。

03.144 单体 monomer
能经聚合反应或缩聚反应生成高聚物的小分子化合物的统称。一般是不饱和的、环状的或含有两个以上官能团的化合物。

03.145 寡聚体 oligomer
分子量在 1500 以下和分子长度不超过 5nm 的低聚合物。

03.146 多聚体 polymer
由单体经聚合而成的产物。包括由一种单体

聚合而成的均聚物，和由两种或两种以上不同单体聚合而成的共聚物两大类。

03.147　二聚体　dimer
由两个分子形成的聚合体。

03.148　三聚体　trimer
由三个分子形成的聚合体。

03.149　调聚物　telomer
由调节聚合生成的聚合物。其分子量较低，一般只有 2~10 个链节。

03.150　类肽　peptoid
以 N-取代甘氨酸为构建单元形成的具有类似蛋白质性质的非天然寡聚物。

03.151　假肽　pseudopeptide
当多肽分子中一个或几个酰胺键被生物电子等排体结构单元取代，形成的非天然相似物。

03.152　蛇毒多肽　snake venom peptide
存在于天然蛇毒液中多肽类的统称。有抗血小板聚焦等多种生物活性。

03.153　肽核酸　peptide nucleic acid
一类以多肽骨架取代糖磷酸主链的脱氧核糖核酸(DNA)或核糖核酸(RNA)的类似物。

03.154　肽模拟物　peptidomimetics
一类能够模拟肽分子与受体或酶的相互作用，可激活或阻止某种生物活性的非肽、类肽或拟肽化合物。

03.155　蛋白–蛋白相互作用　protein-protein interaction
导致蛋白质活性构象和信号转导变化的蛋白质之间的作用。如多肽配体与蛋白酶、多肽激素与受体之间的相互作用。

03.156　铁调节蛋白　iron regulatory protein
一类能调控细胞内铁离子浓度影响细胞相应生物功能的蛋白质。

03.157　多药耐药蛋白　multidrug resistance protein
一种能量依赖型“药泵”的跨膜糖蛋白。其功能是单向外排细胞内药物，具有广谱底物特征，直接导致肿瘤多药耐药。

03.158　高密度脂蛋白　high density lipoprotein
血浆脂蛋白中密度为 1.063~1.21 g/cm^3 的脂蛋白。是血浆脂蛋白中密度较高的一类脂蛋白，可用超速离心或电泳法对血浆脂蛋白进行类别分离而确定。

03.159　低密度脂蛋白　low density lipoprotein
血浆脂蛋白中密度为 1.006~1.063 g/cm^3 的脂蛋白。是血浆脂蛋白中密度较低的一类脂蛋白，可用超速离心或电泳法对血浆脂蛋白进行类别分离而确定。

03.160　极低密度脂蛋白　very low density lipoprotein
血浆脂蛋白中密度为 0.95~1.006 g/cm^3 的脂蛋白。是血浆脂蛋白中密度极低的一类脂蛋白，可用超速离心或电泳法对血浆脂蛋白进行类别分离而确定。

03.161　受体靶标　receptor target
药物靶标中一类能够同激素、神经递质、药物或细胞内的信号分子结合并能引起细胞功能变化的生物大分子。

03.162　受体激动剂　receptor agonist
能与某些内源性配体的受体结合，并呈现该配体物质作用的化合物或药物。

03.163　受体拮抗剂　receptor antagonist
能与受体结合，不能诱导产生生物活性变化，但可阻滞激动剂效应的物质。

03.164　受体结合试验　receptor binding assay
应用放射性核素标记配体与特异的受体结合，测定受体的亲和力和数量。

03.165　受体理论　receptor theory

一门探讨药物如何与细胞受体相结合以及如何发挥药理作用的理论。

03.166 锁钥原理 lock and key principle
一种解释受体与配体或酶与底物相互作用的学说。将受体或酶等生物大分子犹如要开启的锁，配体与底物相当于钥匙，二者应精确匹配，方能产生生物效应。

03.167 受体–配体复合物 receptor-ligand complex
受体与配体通过离子键、极性键、氢键、疏水键、范德瓦耳斯键等非共价键进行相互作用形成的聚合体。

03.168 受体–配体模拟 receptor-ligand mimic
通过模拟配体与受体大分子相互作用的某些结构特征的药物设计方法。

03.169 受体–配体相互作用 receptor-ligand interaction
以双方特异性基团的互补性与空间的适配性为前提，结合后导致系统自由能的下降，为二者结合的原动力。受体–配体相互作用的分子机理可视为一种弱的化学反应，是通过离子键、极性键、氢键、疏水键、范德瓦耳斯键进行相互作用。

03.170 高分子药物 polymer drug
一般指分子量高达几千乃至数十万道尔顿的药物。包括本身具有药理活性的高分子、高分子载体药物等。

03.171 螯合物 chelate
由中心离子和多齿配体结合而成的具有环状结构的配合物。

03.172 络合物 complex
由一些带负电的基团或电中性的极性分子，同金属离子或原子形成的配位键化合物。

03.173 一级结构 primary structure
多肽链中氨基酸残基的连接方式和排列顺序。

03.174 二级结构 secondary structure
生物大分子主链骨架的折叠方式。包括蛋白质的二级结构和核酸的二级结构。

03.175 三级结构 tertiary structure
蛋白质在二级结构基础上，由氨基酸残基侧链的相互作用，使多肽链进一步盘旋和折叠，导致整个分子形成很不规则的特定构象。

03.176 四级结构 quaternary structure
蛋白质分子由多个具有三级结构亚基聚集形成的稳定构象。亚基间的聚合主要靠静电荷，并须在空间结构上互补。

03.177 三维结构 three-dimensional structure
一般指结构形体呈三维空间形状，并且由于三维受力特性而呈主体工作状态的结构。

03.178 化学平衡 chemical equilibrium
在一定条件下，多数化学反应是可逆的，当可逆反应中正逆反应速率相等，反应物和生成物的浓度不再随时间而改变的状态。

03.179 化学反应动力学 chemical kinetics
主要研究化学反应的速率与反应的机制，以及影响反应速度因素的学科。

03.180 活化能 activation energy
化学反应中由反应物基态分子到达活化分子所需的最小能量。即活化分子的平均能量与全部反应物分子平均能量之差。

03.181 解离 dissociation
物质分子分离成两个或两个以上部分的过程。

03.182 溶液 solution
一种或几种物质分散到另一种物质里，形成的均一的、稳定的混合物。

03.183 溶剂 solvent
能溶解气体、固体、液体而成为均匀混合物的一种液体。

03.184　浓度　concentration
某物质在总量中所占的分量。

03.185　饱和　saturation
在一定温度和压力下，溶液所含溶质的量达到最大限度，不能再溶解的状态。

03.186　盐析　salting out
溶液中加入无机盐类而使某种物质溶解度降低而析出的过程。

03.187　重结晶　recrystallization
将晶体溶于溶剂或熔融以后，又重新从溶液或熔体中结晶的过程。

03.188　蒸馏　distillation
将液态物质加热到沸腾变为蒸气，又将蒸气冷却为液体的两个联合操作过程。是提纯液体物质和分离混合物的一种常用的方法。

03.189　真空蒸馏　vacuum distillation
在较低压力下进行的蒸馏操作。特别适合于分离提纯那些在常压蒸馏时未达沸点即已受热分解或氧化聚合的物质。

03.190　分子蒸馏　molecular distillation
在高真空下操作的蒸馏方法。这时蒸气分子的平均自由程大于蒸发表面与冷凝表面之间的距离，从而可利用料液中各组分蒸发速率的差异，对液体混合物进行分离。分子蒸馏是一种特殊的液–液分离技术，它不同于传统蒸馏依靠沸点差分离原理，而是靠不同物质分子运动平均自由程的差别实现分离。

03.191　共沸蒸馏　azeotropic distillation
用以分离组分挥发度相近的混合液的一种特殊蒸馏方法。它是向被分离的混合液中加入一种特定的较易挥发的第三组分，此第三组分与被分离的混合液中的一个或几个组分形成低共沸点的共沸溶液，从而增大被分离混合液中各组分的挥发度差异，使之易于分离。

03.192　分馏　fractional distillation
在一个设备内同时进行多次部分气化和部分冷凝以分离液体混合物组分的方法。

03.193　升华　sublimation
固态物质不经液态直接转变成气态的现象。可作为一种应用固–气平衡进行分离的方法。

03.194　凝胶过滤　gel filtration
利用孔径不同的交联高分子凝胶做柱填充剂，将高分子量和低分子量物质分开的过程。

03.195　吸附　adsorption
物质(主要是固体物质)表面吸住周围介质(液体或气体)中的分子或离子现象。

03.196　吸附剂　adsorbent
能有效地从气体或液体中吸附其中某些成分的固体物质。

03.197　洗脱　elution
流动相携带待测组分在色谱柱内向前移动并流出色谱柱的过程。

03.198　洗脱剂　eluant
柱色谱分离法中用于将待分离物质从色谱柱中解吸或洗脱出来的试剂。

03.199　离子交换　ion exchange
离子交换剂上的可交换离子与液相中离子间发生交换的分离方法。

03.200　放射化学　radiochemistry
研究放射性物质及与原子核转变过程相关的化学问题的学科。

03.201　同位素　isotope
具有相同质子数，不同中子数(或不同质量数)同一元素的不同核素。

03.202　同位素效应　isotope effect
由于质量或自旋等核性质的不同而造成同一元素的同位素原子(或分子)之间物理和化学性质有差异的现象。

03.203　标记化合物　labeled compound

化合物分子中的一个或多个原子或化学基团，被易辨认的原子(示踪原子)或基团所取代而得到的化合物。

03.204 氘 deuterium
氢的一种稳定形态同位素。其原子核由一个质子和一个中子组成。

03.205 氚 tritium
氢的一种放射性同位素。其原子核由一个质子和两个中子组成。

03.206 同位素二重稀释法 double isotope dilution method
将样品分成等量的两部分，分别加入不同量的相同化学形式的非放射性化合物，然后用反稀释测量各部分的比放射性，由此测知放射性化合物含量的方法。

03.207 有机合成 organic synthesis
利用化学方法将单质、简单的无机物或简单的有机物制成比较复杂的有机物的过程。

03.208 生物合成 biosynthesis
生物体通过一系列酶的作用，将摄入的物质形成自身组成物质和分泌物的过程。

03.209 生源合成 biogenetic synthesis
由酶催化的各种化合物的合成过程。这个过程可以在生物体内进行，亦可以在体外进行。

03.210 不对称合成 asymmetric synthesis
在手性物质的影响下，以潜手性化合物为原料建立一个或几个手性中心的过程。

03.211 立体选择合成 stereoselective synthesis
产物为两个或两个以上的立体异构体，其中一个占优势的合成反应。

03.212 多头平行合成 multiple parallel synthesis
由多种原料在多个位点同时进行较大数量化合物合成的一种方式。

03.213 微波反应 microwave reaction
微波照射促进下的有机化学反应。

03.214 酶催化 enzyme catalysis
酶作用下加速化学反应并控制产物选择性的过程。

03.215 酶合成 enzymatic synthesis
采用酶制品或利用细胞中酶在体外进行物质转变以获得所需产品的方法。

03.216 均相反应 homogeneous reaction
在单一固相、气相、液相中进行的化学反应。即在反应过程中与其他物相没有物质交换的反应。

03.217 非均相反应 inhomogeneous reaction
有多于一个物相参加的化学反应。

03.218 多相反应 heterogeneous reaction
有多个物相参加的化学反应。如气–固相反应、液–固相反应和固–固相反应等。

03.219 固相反应 solid state reaction, solid phase reaction
包含固相物质参加的化学反应。包括固–固相反应、固–气相反应和固–液相反应等。

03.220 固相有机合成 solid phase organic synthesis
反应物或试剂共价键合于固相载体上所进行的有机合成反应。

03.221 气相反应 gas phase reaction
气态物质之间发生的均相反应。

03.222 液相合成 solution phase synthesis
在液相中进行的化学合成反应。反应物处于高分散状态，反应一般进行得完全且迅速。

03.223 相转移催化 phase transfer catalysis
当两种反应物互不相溶(液–液两相体系或固–液两相体系)难于反应时，加入催化剂能把一种实际参加反应的实体(如负离子)从一相转移到另一相中，实现两种反应物在均相中发生反应，使反应加速或者较易进行的方法。

03.224 连续反应 successive reaction
连续加入原料，连续排出反应产物的化学反应。当操作达到定态时，反应器内任何位置上物料的组成、温度等状态参数不随时间而变化。

03.225 收率 yield
按反应物进行量计算，生成目的产物的百分数。

03.226 中间体 intermediate
生产某些产品的中间产物。

03.227 副产物 by-product
在制作生产某种物品(如某化合物)时附带产生的另外物品(如另一化合物)。

03.228 原料 raw material
药物合成或药品生产使用的未经加工制造的材料。

03.229 专门定制化学品 custom chemical
专门为某一客户定制其所需的化学物品。

03.230 专门定制中间体 custom intermediate
专门为某一客户定制其所需的中间体。

03.231 自制自用中间体 captive intermediate
为满足自己使用而自行制备或生产的中间体。

03.232 商品中间体 commercial intermediate
生产原料药过程中产生的可以被下游厂家用于进一步加工为原料药的中间产品。

03.233 新化学实体 new chemical entity
首次成为药品的新化学结构。

03.234 原料药 bulk drug
用于生产各类制剂的化学物质，是制剂中的药用有效成分。

03.235 类同新药 me-too drug
一类具有新的化学结构，但其结构与已知药物大同小异，具有自主知识产权，且其治疗作用与已知药物相同的新药。

03.236 成药五规则 rule of five
由利平斯基(Lipinski)提出根据化合物分子量、氢键给体、氢键受体、计算分配系数限量估计化合物成药性的经验规则。

03.237 类药性 drug likeness
化合物与已知药物的相似性。表示某些类似于药物性质又影响药物开发成功与否的概念，内容包含先导化合物的药学性质、药动学参数和药物安全性等。

03.238 药物设计 drug design
设计预期药理作用的化合物，提高筛选命中率，在减少合成及筛选工作量的前提下，运用药物构效关系规律，寻找新的显效结构类型，获得高效低毒便于给药的新药的途径和方法。

03.239 合理药物设计 rational drug design
以药物作用靶点的三维结构和生物化学作用机制为基础进行药物设计的方法。

03.240 基于结构药物设计 structural-based drug design
通过研究受体结构的特征以及受体和药物分子之间的相互作用方式进行的药物设计。

03.241 药物发现 drug discovery
广义的药物发现指新药的研究和开发的过程。狭义的药物发现仅包括基础研究和可行性分析涉及的先导化合物发现过程。

03.242 定向新药发现 focused drug discovery
针对某种疾病和已知靶标，采用化合物库、计算机辅助药物设计、合成筛选等技术研究发现活性苗头物、先导化合物和候选药的过程。

03.243 药物开发 drug development
新药从实验室研究到上市、扩大临床应用的整个过程。涉及药剂学、药理学、毒理学、药物分析、药物动力及临床医学等诸多学科。

03.244 药物合成 drug synthesis
以化学结构简单的化工产品为起始原料，经过一系列化学反应和物理处理过程制得药物的过程。

03.245 原型药 prototype drug
在某类药物中最早出现或具有最大影响的药物或其基本结构。

03.246 原型 prototype
泛指原始类型、形式，体例或结构，或代表某类别事物的典型个例、基准物或标准物。

03.247 同源物 congener
具有同一分子通式和相同结构特征的一系列化合物。亦指由同一化学反应或同一步骤所获得的不同物质。

03.248 母体化合物 parent compound
对一类衍生物而言，具有基本结构的化合物。

03.249 先导化合物 lead compound
简称“*先导物*”。在新药发现过程中，通过活性筛选、功能评价和类药性研究，显示具有一定生物活性、选择性和类药性，可以用于结构优化获取新药的原型化合物。

03.250 先导[化合]物优化 lead optimization
通过化学结构改造，并经体外和体内药理毒理方法评价，进一步发现先导化合物系列中，其药效、安全性、药动学特性优良的衍生物的过程。

03.251 先导[化合]物鉴别 lead identification
利用体内或体外筛选模型，确定具有特定生物学活性的化合物。

03.252 天然产物化学 natural products chemistry
以天然资源为研究对象，探讨其化学组成、合成和作用的基础研究和应用基础研究的一门学科。

03.253 糖化学 carbohydrate chemistry
研究糖类的结构、组成、理化性质以及食品储藏、加工、制造过程中的重要的物理化学变化的学科。

03.254 糖生物学 glycobiology
研究糖及其衍生物的结构、化学、生物合成及生物功能的学科。

03.255 糖缀合物 glycoconjugate
糖与其他非糖物质共价结合形成的物质。

03.256 组合化学 combinatorial chemistry
将化学合成、组合理论、计算机辅助设计等相结合，并在短时间内将不同构建模块反复连接，从而产生大批多样性的分子群体，形成化合物库，然后运用组合原理，对库成分进行筛选优化，得到可能的有目标性能的化合物结构的学科。

03.257 组合库 combinatorial library
组合化学中表示包含数量较多且为不同结构的化合物集合。

03.258 随机肽库 random peptide library
采用不同技术手段和在不同的分子水平有效地实现肽类分子多样性的混合分子库。

03.259 激酶目标筛选库 kinase focused screening library
基于激酶靶标筛选的组合化学分子集中库。

03.260 高内涵筛选 high content screening
基于细胞的筛选技术。该技术在保持细胞结构和功能完整性的前提下，采取微量、动态检测和应用图像生物传感器等方法，尽可能同时检测被筛样品对细胞生长、分化、迁移、凋亡、代谢途径及信号转导等多个环节的影响，从单一实验中获取大量相关信息，确定其生物活性和潜在毒性。

03.261　高通量化学　high throughput chemistry
应用平行操作过程，以大通量进行合成/制备、分析和活性筛选的化学。例如组合化学。

03.262　高通量筛选　high throughput screening
一些针对特定靶点的微量生物活性筛选方法，自动化机器人技术和完整数据处理技术有机组合而成，是一种新型的、自动化、高灵敏度、高通量的筛选发现新药的技术。

03.263　超高通量筛选　ultra-high throughput screening
以分子水平和细胞水平的实验方法为基础，以微板形式作为实验工具载体，以自动化操作系统执行实验过程，以灵敏快速的检测仪器采集实验结果数据，以计算机对实验数据进行分析处理，同一时间对数以千万样品检测，并以相应的数据库支持整体运转的技术体系。

03.264　药效团　pharmacophore
在生物活性分子中对活性起重要作用的药效特征元素的空间排列形式。

03.265　药动团　kinetophore
药物分子中决定药物药动学性质，影响药物吸收、分布、代谢和排泄等体内过程的基团。

03.266　同分异构体　isomer
具有相同分子式而分子中原子排列不同的化合物。

03.267　[结构]类似物　analog
与现有药物分子在化学结构上具有相似性的化合物。

03.268　同系物　homolog
分子的结构相似、具有相同种类和数目的官能团且组成上彼此相差一个或若干个 CH_2 原子团的多个有机化合物互称为同系物。

03.269　同聚物　homopolymer
由一种单体聚合得到的聚合物。即聚合物中含一种单体形成的不同结构的单体单元。

03.270　插烯物　vinylog
在化合物A—B的A和B之间插入一个或多个乙烯基后，由于乙烯基的“导电子性”，A—B的电荷分布特征未发生重要变化，原来A和B间的互相影响仍然存在的现象称为插烯规律，这样形成的化合物叫做插烯物。

03.271　同晶型　isomorphism
化学组成类似的不同物质形成结构相同或很相近似的晶体的现象。

03.272　电子等排体　isostere
具有相同数目和相同电子排布的化合物或基团。

03.273　生物电子等排体　bioisostere
具有相似的分子体积、形状和电子分布等物理或化学性质，而生物活性又相似的分子或基团。

03.274　潜伏化　latentiation
具有生物活性的化合物，经化学结构修饰后形成新化合物，后者在体内经酶的作用释出原药发挥作用。

03.275　硬药　hard drug
具有发挥药物作用所必需的结构特征的化合物。该化合物在生物体内不发生代谢或转化，可避免产生某些毒性代谢产物。

03.276　软药　soft drug
容易代谢失活的药物。在完成治疗作用后以可控的代谢途径和代谢速率，经一步转化为无活性的代谢产物迅速排出体外，以便实现活性和毒性分离的一类药物。

03.277　载体联结前药　carrier linked prodrug

由一个活性药物(原药)和一个可被酶除去的载体部分联结的前药。

03.278 析因分析 factor analysis
通过对一数据矩阵进行特征分析、旋转变换等操作，以确定影响组成该特定矩阵的量测数据的因子数及其物理和化学本质，对量测数据进行定性和定量解释的过程。

03.279 析因实验 factorial experiment
将试验中各因素全部水平相互组合进行试验，以考察各因素的主效应与因素之间的交互效应的试验方法。

03.280 正交设计 orthogonal design
研究多因素多水平的一种设计方法。它是根据正交性从全面试验中挑选出部分有代表性的点进行试验，这些有代表性的点具备了"均匀分散，齐整可比"的特点，正交试验设计是分式析因设计的主要方法。

03.281 过渡态类似物 transition state analog
一类稳定的化合物。它模拟酶催化反应中底物转变成产物过程中的过渡态结构。

03.282 过渡态类似物抑制剂 transition state analog inhibitor
模拟酶催化反应中底物转变成产物过程中的过渡态结构而设计的抑制剂。

03.283 多底物类似物 multisubstrate analog
某些酶进行催化反应需要有两个或两个以上的底物同时参与，参与此类反应的辅因子可认作底物，与酶的正常底物同时结合在酶分子上，形成三元的或多元的复合物。将两个或多个底物的主要结构连接成单个分子，而且基团的配置在与酶活性部位结合时，能够类似于酶正常的催化反应的过渡态结构，则这种"凝结"了两个以上底物分子结构的单一分子就称为多底物类似物。

03.284 变构调节效应分子 allosteric effector
又称"*别构效应物*"。与酶在底物结合位点以外部位结合引发酶分子构象变化，从而降低或增加酶活性的化合物。

03.285 构效关系 structure-activity relationship
药物或其他活性物质的化学结构与其生理活性之间的关系。

03.286 定量构效关系 quantitative structure-activity relationship, QSAR
利用理论计算和统计分析方法研究系列化合物结构与生物活性之间所存在的定量关系。

03.287 定量结构性质关系 quantitative structure-property relationship
利用一定的数学模型、图形和统计分析方法研究系列有机化合物包括药物的结构与毒性、吸收、分布、代谢、排泄或生物利用度等性质之间所存在的定量关系。

03.288 分子折射度 molecular refraction
分子中各原子、各化学键及官能团的折射率加和。

03.289 疏水性 hydrophobicity
非极性分子离开水相进入非极性相的趋势。

03.290 亲水性 hydrophilicity
极性分子与水形成氢键而结合的性质。

03.291 通透性 permeability
细胞质具有让物质通过质膜本身的性质。

03.292 血脑屏障 blood-brain barrier
由紧密连接的毛细血管内皮细胞并由神经胶质细胞包裹其外而形成的血液与脑组织之间的屏障，以及由脉络膜形成的血液与脑脊液之间的屏障。

03.293 加和性 additivity
在方差分析中，如果一个测定结果同时受到多个因素的影响，总偏差平方和等于实验误差与各因素所形成的偏差平方和之总和，总自由度等于各项自由度之和，总方差等于各部分方差之和，此称为加和性。

03.294　分子拓扑　molecular topology

蕴含在分子图形中的全部信息。

03.295　分子几何[结构]　molecular geometry

化合物分子中所有原子在空间的排布方式。

03.296　分子序列比对　molecular sequence alignment

通过对比分析判断两个分子序列之间是否具有足够相似性的方法。

03.297　分子图形　molecular graphics

将分子结构在计算机屏幕上实现三维结构可视化的方法以及与此有关的所有技术。可视内容包括分子模型建造、分子三维结构图形和分子电子密度图像等。

03.298　计算机图形学　computer graphics

药物化学中用计算机三维可视化方式描述分子结构形状和电子密度等势图等内容，研究药物作用方式和构效关系的技术方法。

03.299　计算机辅助药物设计　computer-aided drug design

以生物化学、酶学、分子生物学以及遗传学等生命科学的研究成果作为基础，针对其揭示的酶、受体、离子通道及核酸等潜在的药物设计靶点，参考其他内源性配体或天然产物的化学结构特征，综合运用计算机图形学、计算化学、化学信息学、生物信息学等技术，科学地计算出药物分子靶标各种相互作用模式和能量变化，合理地设计出药物分子，并预测出其生物活性，以提高药物设计效率的方法。

03.300　方差分析　analysis of variance

比较多个样本均数的统计分析方法。其基本思想是把全部观察值之间的差异按设计和需要分为两个或多个组成部分再作分析，推论各研究因素对实验结果有无影响。

03.301　方差　variance

各个数据与其算术平均数的离差平方的平均数。

03.302　*t* 检验　*t*-test

应用 t 分布理论推断差异发生的概率，从而判定两个平均数的差异是否显著的一种统计学检验方法。

03.303　卡方检验　χ^2-test, chi-square test

以χ^2分布为理论依据，判断样本信息的总体特征是否服从χ^2分布的假设检验方法。

03.304　标准误差　standard error

由抽样所造成的样本统计量和相应的总体参数之差。是一种描述抽样均数变异程度的统计指标。

03.305　标准差　standard deviation

描述抽样个体测值变异(差别)程度的统计指标。

03.306　相关性检验　correlation test

对变量之间是否相关以及相关的程度如何所进行的统计检验。

03.307　加权直线回归　weighted linear regression

用回归分析处理两个存在线性相关的变量时，在观测数据很多，样本容量很大的情况下，需对所有观测值进行分组，再对分组数据进行回归。当每组的频数不等时，频数高的组代表性就高，在对分组数据的回归方程中就占有较大比重，因此必须以每组的频数作为“权”进行加权处理后再配回归直线。即求回归系数的最小二乘估计时，不是最小化通常的残差平方和，而是最小化残差平方的加权和。

03.308　加权因子　weighted factor

回归分析处理多个变量间关系时，各自变量的单位变化对因变量的影响并不等价。根据一定的专业知识或实验模拟，以各因素的影响力强度作为“权”重进行加权处理计算因变量结果。这种影响力强度数值称为加权因子。

03.309　相关系数　correlation coefficient
说明两个现象之间相互关系密切程度的统计分析指标。

03.310　回归系数　regression coefficient
回归方程式 $Y=bX+a$ 中之斜率 b。

03.311　回归分析　regression analysis
确定两种或两种以上变数间相互依赖的定量关系的一种统计分析方法。

03.312　哈米特方程　Hammett equation
当间位和对位取代苯衍生物发生反应时，表达取代基对反应速率或平衡常数影响定量关系的一种方程式。

03.313　弗里–威尔逊法　Free-Wilson method
假定分子的活性是由母体化合物和取代基的活性贡献之和，不论其他位置的取代基是否变化，每一取代基对生物活性的贡献是恒定而且可加和的。

03.314　汉施方程　Hansch equation
表达取代基的电性、立体效应和疏水性等物理化学参数对生物活性的影响的一种定量构效关系方程。

03.315　指示变量　indicator variable
常用于线性自由能相关分析中用来描述某些不能用连续变量说明的某种结构特征。通常指示变量赋值为 1 或 0，以表征该结构特征的有无。

03.316　星图　star graph
将元素点在半圆形极坐标上，每个元素对应一个星星和一条由折线表示的路径，同类的元素组成一个星区，不同类元素组成不同的星区，是多元数据图表示法的一种。

03.317　隐氢图　hydrogen-suppressed graph
以原子为顶点，键为边，只考虑分子骨架，省略分子中氢原子的分子结构图。

03.318　拓扑指数　topological index
分子结构数值化的一种方式，通过对表征分子图的矩阵实施某种数字运算而获得。用于描述化学结构，并且与化合物的物理性质、热力学参数、化学性能和生物活性等相关。

03.319　点指数　vertex degree
与此顶点连接的边的数量。

03.320　分子连接性　molecular connectivity
一个分子中各个骨架原子排列或连接的方式。反映了分子结构的信息。

03.321　分子连接性指数　molecular connectivity index
化合物隐氢图两两相连原子的支化值的乘积平方根倒数的总和。是描述化学结构的参数。

03.322　连接函数　connectivity function
分子连接性法的基本函数关系，可用式 $C(x)=b_0+\sum b_t(m)\,{}^mX_t$ 表示，式中 $C(x)$ 为连接函数，$b_t(m)$ 是取决于药物性质的性质函数，可根据观测值经回归计算或理论计算求出，b_0 为常数，${}^mX_t$ 为分子连接性指数，t 为子图类型，m 为图(指化合物分子隐氢图)中连接的边数。化合物的性质和 $C(x)$ 有关。

03.323　自由能　free energy
封闭系统在等温等压条件下可能做出的最大有用功。

03.324　线性自由能关系　linear free energy relationship
有机反应中速率常数和平衡常数与分子取代基效应之间的定量关系。

03.325　缔合焓　enthalpy of association
在缔合反应前后体系中反应物和生成物能量的变化，或缔合反应前后生成热的变化。

03.326　超热力学　extrathermodynamics
汉施分析中，以药物和受体分子达到热力学平衡为前提，并以分子或取代基影响热力学过程的参数(即物理化学参数)表征化学结构，即用相互独立的物化参数的线性组合描述生物活性的近似热力学方法。

03.327 统计力学 statistical mechanics
研究大量粒子(原子、分子)集合的宏观运动规律的学科。

03.328 判别分析 discriminant analysis
在分类确定的条件下，根据某一研究对象的各种特征值判别其类型归属问题的一种多变量统计分析方法。

03.329 聚类分析 cluster analysis
将研究对象适当归类的一种统计分析方法。其基本原则是使各类内部的差别较小，而类与类之间的差别较大。适用于对事物类别的面貌尚不清楚，甚至分哪几类事前都不能确定的情况下要进行分类的问题。

03.330 逆向合成分析 retrosynthetic analysis
在设计目标分子的合成路线时，采用的一种符合有机合成原理的逻辑推理分析法。将目标分子经过合理的转换(包括官能团互变，官能团加成，官能团脱去、连接等)或分割，产生分子碎片和新的目标分子。后者再重复进行转换或分割，直至得到易得的试剂为止。

03.331 模式识别 pattern recognition
对表征事物或现象的各种形式的(数值的、文字的和逻辑关系的)信息进行处理和分析，以对事物或现象进行描述、辨认、分类和解释的过程。是一种多变量数据分析方法，信息科学和人工智能的重要组成部分。

03.332 二维定量构效关系 two-dimensional quantitative structure-activity relationship, 2D-QSAR
传统的定量构效关系，区别于三维定量构效关系。是将分子整体的理化性质参数如脂水分配系数 、电性参数 、立体参数、指示变量、分子拓扑参数作为药物活性函数的自变量通过在两者之间建立回归方程表示分子结构与活性的关系。

03.333 三维定量构效关系 three-dimensional quantitative structure-activity relationship, 3D-QSAR
根据化合物和生物大分子的三维结构进行定量构效关系的研究。实际上是分子图形学与定量构效关系相结合进行药物的构效关系研究的一种方法。

03.334 比较分子力场分析法 comparative molecular field analysis, CoMFA
一种三维定量构效关系方法，这种方法认为药物分子与受体的相互作用是靠可逆的、非共价结合的弱作用力，如静电引力、氢键、疏水作用和范德瓦耳斯力等。系列化合物在与同一受体结合时，与受体的上述作用力场具有相似性。在受体三维结构未知的情况下，倘能将诸化合物的立场分布与对应之活性定量地关联起来，即建立起比较分子力场分析法模型，则可用来预测新化合物的活性，同时也能勾勒出未知受体的拓扑形状和与药物结合的理化要求。

03.335 分子对接 molecular docking
计算被设计的药物分子与受体结合的空间和电性的互补性，修饰并优化药物分子的取代基和分子构象，优化受体与配体间相互作用的过程。

03.336 组合分子对接 combinatorial docking
一种新的分子对接策略，核心技术为对组合库分子对接时，先将库化合物过滤出共有的中心结构并在受体结合口袋优先定位，再添加各取代基进行对接和筛选，从而可以比逐一对接法大大减少计算时间。

03.337 分子模拟 molecular simulation
利用理论方法与计算技术，模拟或仿真分子运动的微观行为。

03.338 分子识别 molecular recognition

分子之间(受体与配体)靠非共价键产生的选择性结合并产生某种特定功能的过程。

03.339　同源模建　homology modeling

选择同源蛋白的三维分子结构为模板，通过序列比对、建模和优化等步骤构建未知蛋白质的结构模型。

03.340　虚拟筛选　virtual screening

通过建立大量小分子化合物的三维结构数据库，将库中的分子逐一与靶标分子进行对接，不断优化小分子化合物的位置(取向)以及分子内部柔性键的二面角(构象)，寻找小分子化合物与靶标大分子作用的最佳构象，计算其相互作用及结合能，从中找出与靶标分子结合的最佳分子排序的过程。

03.341　虚拟样品库　virtual library

一组潜在的可以合成的分子所组成的化合物库。

03.342　蛋白质数据库　protein databank

收集来源于X射线晶体衍射和核磁共振解析等方法测定的蛋白质结构信息资源数据库。

03.343　酶抑制剂　enzyme inhibitor

作用于或影响酶的活性中心或必需基团导致酶活性下降或丧失而降低酶促反应速率的物质。可分为可逆抑制剂和不可逆抑制剂。

03.344　竞争性抑制剂　competitive inhibitor

与酶的底物通常有某种结构上的相似性，能与底物竞相争夺酶的结合位点，从而产生酶活性的可逆性抑制剂。

03.345　H_2受体拮抗剂　H_2 receptor antagonist

竞争性地与 H_2 受体结合，拮抗组胺促进胃酸分泌，增加心率及抑制平滑肌收缩功能的化合物。

03.346　P糖蛋白抑制剂　P-glycoprotein inhibitor

抑制P糖蛋白的外排泵功能，减少细胞对药物的外排，增加细胞内药物浓度的化合物。

03.347　RNA聚合酶　RNA polymerase

一种负责从脱氧核糖核酸(DNA)或核糖核酸(RNA)模板制造核糖核酸的酶。

03.348　RNA聚合酶抑制剂　RNA polymerase inhibitor

通过抑制RNA聚合酶来阻断、抑制或者干扰核酸的代谢过程，最终抑制转录的一类化合物。

03.349　核苷逆转录酶抑制剂　nucleoside reverse transcriptase inhibitor

与病毒RNA逆转录酶底物脱氧核苷酸的结构相类似的化合物，在体内转化成活性的三磷酸核苷衍生物，与天然的三磷酸脱氧核苷竞争性结合病毒逆转录酶(RT)，抑制逆转录酶的作用，阻碍前病毒合成的化合物。

03.350　基质金属蛋白酶抑制剂　matrix-metalloproteinase inhibitor

一类组成结构中含有一个或一个以上金属离子的蛋白酶，凡能抑制此类蛋白酶又不使酶蛋白变性的物质，都属于金属蛋白酶抑制剂。

03.351　一氧化氮合成酶抑制剂　nitric oxide synthase inhibitor

通过抑制一氧化氮合成酶降低体内一氧化氮的合成的化合物。

03.352　内皮素拮抗剂　endothelin antagonist

能占据内皮素受体，阻止内皮素与受体结合和信号转导，能治疗因内皮素受体引起的生理功能异常的一类药物。

03.353　功能基因组学　functional genomics

在全基因组序列测定的基础上，从整体基因水平研究基因及其产物在不同时间、空间、条件的结构与功能的关系及活动规律的学科。

03.354　cDNA文库　cDNA library

某生物在一定发育时期所转录的全部信使RNA(mRNA)经逆转录形成的互补DNA(cDNA)片段与某种载体连接而形成的克隆的集合。

03.355 基因导向酶促前药治疗 gene-directed enzyme-prodrug therapy

一种通过目的基因的转导，将外源酶导入肿瘤细胞中，使无活性的前药在肿瘤中经外源酶特异性代谢为有细胞毒性的药物，从而杀死肿瘤细胞的治疗方法。

03.356 抗体导向酶促前药治疗 antibody-directed enzyme-prodrug therapy

为了提高药物治疗的选择性，利用抗原–抗体识别与结合的原理，同特异性酶催化致活前药的过程相结合的技术。

03.357 遗传多态性 genetic polymorphism

在一个生物群体中，同时和经常存在两种或多种不连续的变异型或基因型或等位基因。

03.358 基因组学 genomics

研究阐明各种生物基因组脱氧核糖核酸(DNA)中碱基对的序列信息，破译相关的遗传信息的学科。

03.359 转基因技术 transgenic technique

将人工分离和修饰过的基因导入到生物体基因组中，由于导入基因的表达，引起生物体性状的可遗传性修饰的技术。

03.360 免疫调节 immunomodulation

免疫系统中的免疫细胞和免疫分子之间，以及与其他系统如神经内分泌系统之间的相互作用，使得免疫应答以最恰当的形式维持在最适当的水平。

03.361 甾体激素 steroid hormone

一类四环脂烃化合物，具有环戊烷多氢菲母核及两三个侧链的激素类药物。

03.362 皮质酮 corticosterone

由肾上腺皮质所分泌的，可以调节体内糖和水盐代谢的类固醇激素。

03.363 生物亲和力筛选 bioaffinity screening

一类将生物亲和反应和物理检测技术相结合的筛选方法。如需要抗原和噬菌体抗体在外周胞质共表达，在一轮传统噬菌体展示选择之后，抗原抗体在外周胞质相互作用，利用过滤法扫描阳性克隆鉴定不同抗体，或利用抗原–抗体分子、受体–配体分子相互作用原理和电喷雾回旋加速共振质谱等技术筛选药物活性化合物。

03.364 生物信息学 bioinformatics

一门包括生物信息的获取、处理、存储、传播、分析和解释等方面知识和方法的学科。它综合运用数学、计算机科学和生物学等知识来阐明各类数据的生物学意义，并利用基因组中编码区的信息进行蛋白质空间结构的模拟和蛋白质功能的预测，再将此类信息与生物体和生命过程的生理生化信息相结合，阐明其分子机制，最终进行蛋白质、核酸分子设计和药物设计。

03.365 生物黏附 bioadhesive

具有生物黏附性的聚合物由于表面湿润或膨胀而和黏膜紧密接触，渗透进入黏膜表面的缝隙中或黏附剂链与黏膜黏液链之间相互渗透，通过非共价性的相互作用而持久紧密地粘在一起的状态。

03.366 生物制药分类系统 biopharmaceutics classification system

根据活性药物成分的水溶性与肠壁渗透性，对药物进行分类的一种科学体系。

03.367 基于抗体治疗药 antibody-based therapeutics

直接结合于病原体细胞或毒素分子，达到诊断和治疗疾病目的的抗体治疗药物，或以抗体为载体，在抗体分子上缀合药物分子，将药物导向含有互补抗原的细胞或组织上，提高药物的选择性作用的抗体治疗药物。

03.368 实验室信息管理系统 laboratory information management system
通过计算机和软件对实验室中试剂、样品、人员、仪器、标准、实验操作、流程管理、数据整合以及其他实验室职能等信息进行管理的系统。

03.369 药物靶标结合力 drug-target binding force
药物和其靶部位(受体或酶等)的结合强度。

03.370 药物靶标 drug target
体内具有药效功能并能与药物发生相互作用的生物大分子。

03.371 药物基因组学 pharmacogenomics
研究基因变异所致的不同人群对疾病的易感性差异以及对药物的不同反应的学科。包括治疗反应和不良反应，由此得出的基因分类概念。

03.372 药物受体复合物 drug-receptor complex
机体某特定部位的受体可选择性地与某药物分子结合而产生效应，该结合体为药物受体复合物。

03.373 结构蛋白质组学 structural proteomics
一种应用天然蛋白质阵列分析技术进行结构测定的蛋白质组学学科。

03.374 结构基因组学 structural genomics
用结构生物学方法研究整个生物体、整个细胞或整个基因组中所有的蛋白质和相关蛋白质复合物的三维结构的学科。

03.375 结构生物学 structural biology
以物理学、化学的方法和技术研究生物大分子(如蛋白质、核酸和多糖等分子)的三维结构(包括构型和构象)，并研究结构与对应功能的关系的学科。

03.376 结构相似度 structural similarity
分子间在关系结构上的相似程度。

03.377 化学给药系统 chemical delivery system
一种输送药物透过生理屏障到达靶部位，再经生物转化释放药物的药物传递系统。

03.378 化学基因组学 chemical genomics
组合基因组学、蛋白质组学、组合化学及细胞筛选等领域的新学科。

03.379 化学生物学 chemical biology
利用化学工具来研究生物体系的一种新兴学科。

03.380 化学相似性 chemical similarity
化学元素、分子在化学结构和功能上的相似程度。

03.381 化学信息学 cheminformatics
利用数学、统计学与计算机科学的理论、方法和网络技术作为手段，研究化学信息的获取、表示、管理、传播、分析、加工和应用，以实现化学信息的提取、转化与共享，揭示化学信息的实质与内在联系的一门学科。

03.382 知识产权 intellectual property
公民或法人等主体依据法律的规定，对其从事智力创作或创新活动所产生的知识产品所享有的专有权利。

03.383 专利 patent
专利局颁发的确认申请人对其发明创造享有专利权的专利证书或指记载发明创造内容的专利文献。

04. 微生物药学

04.001 微生物药物 microbial medicine
由微生物在其生命活动过程中产生的、在低微浓度下具有生理活性的次级代谢产物及其衍生物。

04.002 抗生素 antibiotic
曾称“抗菌素”。在低浓度下能选择性地抑制或杀死他种微生物或肿瘤细胞的微生物次级代谢产物和采用化学或生物学等方法制得的衍生物与结构修饰物。

04.003 农用抗生素 agricultural antibiotic
一类由微生物发酵产生的具有农药效能的抗生素。按用途区分，有杀菌剂、杀虫剂、杀螨剂、除草剂、植物生长调节剂。

04.004 生物活性物质 bioactive substance
具有某种生物活性的微生物次级代谢产物。

04.005 药理活性物质 pharmacological active substance
具有某种药理活性的微生物次级代谢产物。

04.006 初级代谢产物 primary metabolite
微生物合成的主要供给细胞生长的一类物质。

04.007 次级代谢产物 secondary metabolite
由微生物合成的对细胞的代谢功能没有明显影响的物质。一般是在稳定期形成，如抗生素等。

04.008 生源 biogen
微生物次级代谢产物分子构建单元的来源。

04.009 前体 precursor
由培养基提供的，能被部分或整体代谢形成某种终产物的物质。

04.010 生长期 trophophase
抗生素产生菌的菌体生长阶段。

04.011 生产期 idiophase
抗生素产生菌快速生长结束之后的次级代谢产物形成期。

04.012 代谢途径 metabolic pathway
生物体内的物质经一系列连续的酶促反应进行合成或分解的过程。

04.013 分支代谢途径 branched metabolic pathway
由生物体代谢过程中形成的非主要的代谢途径。

04.014 代谢中间产物 metabolic intermediate
在物质代谢过程中，从开始物质到最终产物变化中间产生的物质。

04.015 代谢终产物 metabolic end product
生物通过新陈代谢作用，在生物体内经过一系列复杂的生物化学作用所生成的最终不再被本生物体利用的物质。

04.016 生物合成途径 biosynthesis pathway
微生物在其体内一系列生物合成酶作用下，将营养成分转变为终产物所经历的一系列反应过程。

04.017 代谢调节 metabolic regulation
生物体在代谢过程中为适应内外环境的变化而不断进行的多种形式的调节。

04.018 分解代谢阻遏 catabolic repression
细胞内同时存在两种底物时，易利用底物及其分解产物会阻遏难利用底物分解酶系合成的过程。

04.019 终产物调节 end-product regulation

终产物对代谢过程中关键酶活性的反馈调节作用。

04.020 反馈抑制 feedback inhibition
代谢终产物过量时反过来直接抑制代谢途径中关键酶的活性，促使整个反应减慢或停止，避免末端产物的过多累积。

04.021 反馈阻遏 feedback repression
细胞内代谢终产物的积累或某些中间产物的过量积累，阻止代谢途径中某些酶合成的现象。

04.022 反馈调节 feedback regulation
酶促系列反应中，某些中间产物或终产物对催化起始步骤反应的酶活性和酶合成进行调节的作用。

04.023 代谢拮抗物 metabolic antagonist
与代谢物的结构相似、能抑制机体正常代谢过程的物质。

04.024 阻断变株 blocked mutant
将次级代谢产物产生菌进行诱变处理或基因操作，筛选出阻断某种目的代谢产物合成能力的突变体。

04.025 共合成 co-synthesis
由两种以上抗生素生物合成阻断变株互补合成产物的过程。

04.026 营养特需型 idiotroph
需提供特定营养物质才能生长的菌株。

04.027 突变生物合成 mutabiosynthesis
在发酵培养阻断变株时添加某种天然的或化学合成的化合物，参与生物合成以获得新抗生素的过程。

04.028 组合生物合成 combinatorial biosynthesis
通过对参与生物体某种代谢产物合成酶的基因进行替换、添加以及删除等操作，使其合成新的化合物的技术或方法。

04.029 构建单元 building block
参与抗生素生物合成的最小组建单元。

04.030 途径工程 pathway engineering
系统分析细胞代谢网络、并通过脱氧核糖核酸(DNA)重组技术合理设计和改造细胞代谢途径的技术和方法。

04.031 初筛 prescreening, preliminary screening
以简便的方法筛选大量的样品，从中获得符合某种要求的菌株或产物的过程。

04.032 定向筛选 directed screening
利用微生物药物的作用机制、生物合成途径、理化特性及耐药等机制，寻找特定结构类型或生物活性物质的过程。

04.033 抗生作用 antibiosis
一种生物体由于其产生的活性物质显示对其他生物体的拮抗作用。

04.034 敏感菌 sensitive organism
易于被某种药物抑制或杀死的细菌或真菌。

04.035 敏感性 sensitivity
微生物被某种药物抑制或杀死的程度。

04.036 耐药菌 resistant organism
对某些药物的作用不敏感的病菌。

04.037 耐药性 resistance
病原体对药物的敏感性下降甚至消失的现象。

04.038 交叉耐药性 cross resistance
病原体对某种药物产生耐药性的同时也对其他药物获得耐药性的现象。

04.039 赖药菌 drug dependent organism
在某种药物存在下才能生长的微生物变株。

04.040 抗菌谱 antimicrobial spectrum
某种抗菌药物所能抑制或杀灭的微生物的种类。

04.041 微生物测定法 microbioassay

在规定条件下选用适当微生物作为检定菌，定量测定某物质含量的方法。

04.042　检定菌　test organism
用于微生物测定和其他检查用的标准菌株。

04.043　琼脂扩散法　agar diffusion method
利用药物在含有检定菌的琼脂平板上的扩散能力定量测定抗生素效价的方法。

04.044　琼脂块法　agar block method
将生长有待测菌株的琼脂块放置在含有检定菌的琼脂平板上测定其产生抗生素效价的方法。

04.045　纸片法　paper disk method
将浸有药物的纸片放在含有检定菌的琼脂平板上，根据药物的扩散能力测定抗生素效价的方法。

04.046　筛选模型　screening model
在药物筛选中所应用的分子、细胞、组织、器官或整体的实验模型。

04.047　抗菌模型　antimicrobial model
筛选抗菌药物及评价其药效的各种模型。

04.048　抗病毒模型　antiviral model
筛选抗病毒化合物及评价抗病毒药效的人工感染模型。

04.049　抗寄生虫模型　antiparasitic model
利用临床上有致病力的寄生虫在动物体内复制出与临床病理变化相似感染模型。用于相应抗寄生药物的筛选及药效评价。

04.050　抗肿瘤模型　antitumor model
筛选抗肿瘤药物及评价其药效的体内外模型。

04.051　靶酶模型　target enzyme model
以某种关键酶作为药物靶点的筛选模型。

04.052　受体拮抗模型　receptor-antagonist model
以特定受体为靶位筛选具有拮抗剂作用的模型。

04.053　产生菌　producing strain
能产生抗生素等次级代谢产物的微生物。

04.054　土壤微生物　soil microorganism
分布于土壤中的微生物。

04.055　海洋微生物　marine microorganism
以海洋为正常栖居环境的微生物。

04.056　极端微生物　extreme microorganism
适合生活在高温、严寒、高压、酸、碱、抗辐射、干燥和极度缺氧等极端环境中的微生物。

04.057　细菌　bacterium
一类细胞直径约 0.5μm、长度在 0.5~5μm、结构简单、细胞壁坚韧、以二等分裂方式繁殖和水生性较强的原核微生物。

04.058　链霉菌　streptomycete
放线菌中最大的一个属，菌丝纤细、无隔、多核、分枝，革兰氏阳性，菌丝体发达，分化成基内菌丝和气生菌丝，后者成熟后发育成孢子丝，其形态多样(直、波曲、螺旋、轮生)，可裂生大量分生孢子进行散播、繁殖。是现有抗生素主要的产生菌属。

04.059　放线菌　actinomycete
一类呈菌丝状生长、主要以孢子繁殖和陆生性强的革兰氏阳性原核微生物。由于菌落呈放射状而得名。

04.060　稀有放线菌　rare actinomycete
除链霉菌属外的其他属的放线菌。

04.061　真菌　fungus
一类低等的真核生物，不能进行光合作用，以产生大量孢子进行繁殖，一般具有发达的菌丝体，营养方式为异养吸收型，陆生性较强。

04.062　丝状真菌　filamentous fungus

通常指那些菌丝体比较发达而又不产生大型子实体的真菌。

04.063　菌种鉴别　strain identification
运用微生物的表型特征和基因型对微生物进行分类和鉴定的过程。

04.064　培养特征　cultural characteristic
微生物菌落在形态、大小、色泽、透明度、致密度和边缘等方面的特征。

04.065　形态特征　morphological characteristic
微生物的形状、大小、排列方式、细胞结构及染色特性等。

04.066　生理生化特征　physiological and biochemical property
微生物的营养类型、与氧的关系、对温度、对酸碱度(pH)、对渗透压的适应性等。

04.067　分离培养基　isolation medium
为提高所需微生物的分离效率、根据某一类或某种微生物的特殊营养要求而设计的培养基。

04.068　鉴别培养基　differential medium
根据微生物的代谢特点，在培养基中加入某种指示剂，通过显色反应以鉴别不同微生物的培养基。

04.069　富集培养基　enrichment medium
又称“增菌培养基”。利用分离对象对某一营养物质有专一偏好的特性，在培养基中加入该营养物，使该微生物在数量上占优势，以达到富集培养目的的培养基。

04.070　ISP 培养基　international streptomyces project medium
Difco 实验室为国际链霉菌计划而设计的一种培养基。目的是通过形态观察对链霉菌进行分类。

04.071　划线培养　streak cultivation
细菌分离及接种时的一种方法。将需要分离或培养的细菌用无菌水稀释，然后用无菌的小铂圈蘸少许，在无菌条件下，在培养皿平面培养基上做“之”字形的划线并进行培养。

04.072　涂布培养　spread plate method
将稀释的微生物悬液滴在无菌的琼脂平板上，用涂棒将稀释液均匀地涂布在培养基表面上，进行恒温培养的方法。

04.073　倾注培养　pour plate method
将稀释后的样本倾入已融化并冷至 50℃左右的培养基中，立即混匀，待凝固后进行恒温培养的方法。

04.074　玻片培养　slide cultivation
将真菌直接在玻片上培养，然后在显微镜下观察的方法。

04.075　早期鉴别　preliminary identification
利用发酵液和粗提品所进行的鉴别工作。

04.076　化学鉴别　chemical identification
运用化学方法鉴别化合物。

04.077　薄层色谱法　thin-layer chromatography
将固定相在固体上铺成均匀薄层进行色谱的分离、分析方法。

04.078　纸电泳法　paper electrophoresis
以纸为支持物进行电泳的分析方法。

04.079　薄层电泳法　thin-layer electrophoresis
以固体薄层为支持物进行电泳的分析方法。

04.080　光谱鉴定法　spectrographical identification
运用红外、紫外、核磁共振、质谱、旋光、圆二色谱等波谱技术鉴定化合物的方法。

04.081　β-内酰胺类抗生素　β-lactam antibiotics
分子内含有 β-内酰胺结构的抗生素。

04.082　青霉烷类　penams
具有青霉素主核 7-氧-4-硫杂-1-氮杂双环[3，2，0]庚烷的抗生素。

04.083　青霉烯类　penems
2，3-二去氢青霉烷类。

04.084　氧青霉烷类　oxapenams
青霉烷的硫被氧取代的化合物。

04.085　碳青霉烯类　carbapenems
青霉烯的硫被次甲基取代的化合物。

04.086　头孢烯类　cephems
具有头孢菌素主核的抗生素。

04.087　氧头孢烯类　oxacephems
头孢烯的硫被氧取代的化合物。

04.088　碳头孢烯类　carbacephems
头孢烯的硫被次甲基取代的化合物。

04.089　单环 β-内酰胺类　monobactams
主核为 1-氮杂-2-氧环丁烷的抗生素。

04.090　氨基糖苷类抗生素　aminoglycoside antibiotics
由氨基糖或氨基环醇与糖组成的抗生素。

04.091　大环内酯类抗生素　macrolide antibiotics
分子中含有大内酯环的抗生素。

04.092　十二元环大环内酯类　12-membered ring macrolides
分子中含有十二元内酯环的抗生素。

04.093　十四元环大环内酯类　14-membered ring macrolides
分子中含有十四元内酯环的抗生素。

04.094　十六元环大环内酯类　16-membered ring macrolides
分子中含有十六元内酯环的抗生素。

04.095　氮内酯类　azilides
十四元环大环内酯-9-肟经贝克曼(Beckmann)重排形成的含氮大环内酯。

04.096　酮内酯类　ketolides
十四元环大环内酯的 3-位转变为酮基的抗生素。

04.097　四环素类抗生素　tetracyclines
由四个苯环或氢化苯环直向并联组成的抗生素。

04.098　多烯类抗生素　polyene antibiotics, polyene macrolide antibiotics
又称“多烯大环内酯类抗生素”。分子中含有多个共轭双键的抗生素。此类抗生素常为大环内酯。

04.099　三烯类　trienes
分子中含有三个共轭双键的抗生素。

04.100　四烯类　tetraenes
分子中含有四个共轭双键的抗生素。

04.101　五烯类　pentaenes
分子中含有五个共轭双键的抗生素。

04.102　六烯类　hexaenes
分子中含有六个共轭双键的抗生素。

04.103　七烯类　heptaenes
分子中含有七个共轭双键的抗生素。

04.104　安莎霉素类　ansamycins
一个脂肪链连接于芳香环的两个不相邻原子上形成的环状化合物。具有此类结构的抗生素称为安莎霉素类抗生素。

04.105　核苷类抗生素　nucleoside antibiotics
碱基与糖相连组成的抗生素。

04.106　聚醚类抗生素　polyether antibiotics
分子中含有多个含氧饱和五元环或六元环的一羧酸的抗生素。

04.107　蒽环类抗生素　anthracycline antibiotics
蒽环酮与糖相连组成的抗生素。

04.108　肽类抗生素　peptide antibiotics
分子中含有肽键结构的抗生素。

04.109　糖肽类抗生素　glycopeptide antibiotics
糖与肽相连组成的抗生素。

04.110　脂肽类抗生素　lipopeptide antibiotics
脂肪链或长链脂酰基与肽相连组成的抗生素。

04.111　酯肽类抗生素　depsipeptide antibiotics, peptolide antibiotics
又称“肽酯类抗生素”。由氨基酸与羟基酸以肽键与酯键相连组成的抗生素。

04.112　烯炔类抗生素　eneyine antibiotics
分子中有烯键与炔键共轭相连组成的抗生素。

04.113　烯二炔类抗生素　enediyine antibiotics
分子中有一个烯键与两个炔键共轭相连组成的抗生素。

04.114　聚酮类　polyketides
由低级脂肪酸缩合形成的长链化合物。

04.115　羊毛硫菌素类　lantibiotics
分子中含有羊毛硫氨酸环的抗生素。

04.116　化学修饰　chemical modification
采用化学方法修饰结构。

04.117　半合成青霉素　semisynthetic penicillin
采用半合成方法制得的青霉素。

04.118　半合成头孢菌素　semisynthetic cephalosporin
采用半合成方法制得的头孢菌素。

04.119　6-氨基青霉烷酸　6-aminopenicillanic acid
消去6-位酰胺基上酰基的青霉素。

04.120　7-氨基头孢烷酸　7-aminocephalosporanic acid
消去7-位酰胺基上酰基的头孢菌素。

04.121　7-氨基脱乙酰氧基头孢烷酸　7-aminodeacetoxycephalosporanic acid
消去7-位酰胺基上酰基与3-位乙酰氧基的头孢菌素。

04.122　6-APA6β-取代物　6-APA 6β-substituent
6-氨基青霉烷酸的6β-取代物。

04.123　6-APA6α-取代物　6-APA 6α-substituent
6-氨基青霉烷酸的6α-取代物。

04.124　7-ACA7β-取代物　7-ACA 7β-substituent
7-氨基头孢烷酸的7β-取代物。

04.125　7-ACA7α-取代物　7-ACA 7α-substituent
7-氨基头孢烷酸的7α-取代物。

04.126　7-ACA3-取代物修饰　7-ACA 3-substituent modification
7-氨基头孢烷酸3-位取代基修饰。

04.127　脱乙酰头孢菌素C　deacetyl cephalosporin C
脱去3-位侧链乙酰基的头孢菌素C。

04.128　克拉维酸　clavulanic acid
由链霉菌产生的氧青霉烷类抗生素。是很强的β-内酰胺酶抑制剂。

04.129　诺卡菌素　nocardicin
由均匀诺卡菌产生的单环β-内酰胺抗生素。

04.130　抗菌活性　antibacterial activity

抗菌药物在体外或体内对特定细菌或真菌的抑杀程度。

04.131 青霉素结合蛋白 penicillin-binding protein

β-内酰胺类抗生素的靶蛋白，与该类抗生素结合后，抑制细菌细胞壁中肽聚糖的合成。

04.132 最低抑菌浓度 minimum inhibitory concentration

在体外抑菌试验中抑制细菌生长所需药物的最低浓度。

04.133 90%最低抑菌浓度 90% minimum inhibitory concentration, MIC_{90}

能抑制 90%受试菌生长所需药物的最低浓度。

04.134 50%最低抑菌浓度 50% minimum inhibitory concentration, MIC_{50}

能抑制 50%受试菌生长所需药物的最低浓度。

04.135 防细菌耐药突变浓度 mutant prevention concentration

抑制细菌耐药突变体被选择性扩增所需要的最低药物浓度。

04.136 突变选择窗 mutant selection window

最低抑制浓度和防细菌耐药突变浓度之间的浓度范围。

04.137 厌氧菌 anaerobe

在无氧条件下生长繁殖的一些细菌。分兼性厌氧菌与专性厌氧菌。

04.138 小鼠保护试验 mouse protection test

用于评价药物在小鼠体内抗菌活性的试验。常用的有小鼠腹腔感染模型或小鼠尾静脉感染模型。

04.139 半数有效量 50% effective dose, ED_{50}

使 50%个体产生阳性效果的剂量。

04.140 抗生素后效应 post antibiotic effect

细菌与抗生素短暂接触，当药物浓度下降至低于最低抑菌浓度或消除后，细菌的生长仍受到持续抑制的效应。

04.141 耐甲氧西林金黄色葡萄球菌 methicillin resistant *Staphylococcus aureus*

对甲氧西林耐药的金黄色葡萄球菌。

04.142 耐青霉素肺炎链球菌 penicillin resistant *Streptococcus pneumoniae*

对青霉素耐药的肺炎链球菌。

04.143 耐万古霉素肠球菌 vancomycin resistant *Enterococcus*

对万古霉素耐药的肠球菌。

04.144 青霉素酶 penicillinase

催化水解青霉素 β-内酰胺环产生青霉噻唑酸的一类 β-内酰胺酶。

04.145 β-内酰胺酶 β-lactamase

由细菌产生的，能将抗生素的 β-内酰胺环水解，使抗生素失活的一类酶。

04.146 超广谱 β-内酰胺酶 extended-spectrum β-lactamase

主要由革兰氏阴性菌产生、由质粒介导的能赋予细菌对多种 β-内酰胺类抗生素耐药的酶。

04.147 氨基糖苷钝化酶 aminoglycoside modifying enzyme

由细菌产生的，使氨基糖苷类抗生素失活的酶。

04.148 染色体介导耐药性 chromosome mediated resistance

细菌本身所固有的耐药性或通过染色体突变产生的耐药性。

04.149 质粒介导耐药性 plasmid mediated resistance

通过质粒在细菌间的转化、转导、接合、易

位或转座而导致的细菌耐药性。

04.150　外排泵抑制剂　efflux pump inhibitor
抑制微生物主动将进入其细胞内的异物排出的物质。

04.151　广谱抗生素　broad spectrum antibiotic
对革兰氏阳性细菌、革兰氏阴性细菌、支原体、衣原体、立克次体、螺旋体、阿米巴等具有广泛抑制和杀灭作用的抗生素。

04.152　杀菌浓度　bacteriocidal concentration
在体外试验中杀死细菌所需药物的最低浓度。

04.153　细菌病因学　bacterial etiology
研究细菌引起疾病发生的原因与条件及其作用规律的学科。

04.154　口服吸收度　oral absorbability
口服给药后药物在机体中被吸收的程度。

04.155　抗肿瘤活性　antitumor activity
药物通过抑制肿瘤细胞增殖或组织生长而导致肿瘤细胞生长停滞或死亡的能力。

04.156　抑制细胞活性　cytostatic activity
药物抑制细胞增殖的能力。

04.157　细菌内毒素　bacterial endotoxin
由革兰氏阴性菌细胞壁上的特有结构所导致的病原性细菌产生的毒素。

04.158　凝固酶　coagulase
能使人或兔血浆中的纤维蛋白原转变为纤维蛋白而引起血浆凝固的酶，一般指由致病性葡萄球菌产生的凝固酶。

04.159　移植瘤　transplanted tumor
将瘤细胞种植到动物体内后形成的肿瘤。

04.160　实体瘤　solid tumor
发生在特定器官组织部位的肿瘤。

04.161　细胞毒性　cytotoxicity
某物质对培养细胞增殖能力的抑制与阻碍特性。

04.162　降胆固醇活性　cholesterol-lowering activity
某物质能降低胆固醇合成的能力。

04.163　降胆固醇物质　cholesterol-lowering substance
能降低机体内胆固醇水平的物质。

04.164　纸片敏感度　disk susceptibility
在体外通过稀释法或扩散法测定抗菌药物抑制或杀死细菌的能力。

04.165　耳毒性　ototoxicity
某物质能损害听力器官、影响中枢神经，甚至致耳聋的毒性。

04.166　菌种改良　strain improvement
应用微生物遗传与变异理论，在已经自然变异、人工诱变或杂交后的微生物群体中选出所需要良种的过程。

04.167　自然选育　natural selection
微生物细胞群体不经过人工处理而利用菌种的自发突变进行菌种筛选的育种方法。

04.168　诱变育种　mutagenic breeding
用诱变剂处理微生物的细胞群体，以诱发遗传突变，从中选出所需要变株的过程。

04.169　杂交育种　cross breeding
通过杂交来培育新品种或品系的育种方法。

04.170　分子育种　molecular breeding
利用分子生物学手段，有目的地、定向地对微生物菌种进行遗传改良的育种方法。

04.171　原始菌种　original strain
用于育种的原始菌株。

04.172　亲株　parent strain
用来进行诱变处理的出发菌株。

04.173 诱发突变 induced mutation
通过物理或化学诱变剂造成生物染色体或基因的改变而产生遗传性状的变异。

04.174 自发突变 spontaneous mutation
自然发生的基因突变。

04.175 突变体 mutant
经过诱变处理或遗传操作后的变异菌株。

04.176 突变率 mutation rate
每一细胞在每一世代中发生某一性状突变的概率。

04.177 渗漏突变体 leaky mutant
野生型细菌的部分功能而非全部功能失活而导致的突变。

04.178 扇形突变 sector mutation
又称“角变”。微生物由于突变而造成在培养基上生长形成扇形区。多发生在由转座子引发的突变体中。

04.179 回复突变 reverse mutation
突变体经过第二次突变又完全地或部分地恢复为原来的基因型和表型。

04.180 回复变株 reverse mutant, revertant
发生回复突变的菌株。

04.181 正变株 positive mutant
菌株发生基因突变后，代谢产物产量提高率大于20%左右的突变体。

04.182 负变株 negative mutant
在诱变育种过程中，生物性状向降低产量或负效应方向改变的菌株。

04.183 诱变剂 mutagen
能提高生物体突变率的理化因子。

04.184 物理诱变剂 physical mutagen
通过物理作用使菌种发生遗传信息改变的物质。

04.185 化学诱变剂 chemical mutagen
通过化学作用使菌种发生遗传信息改变的物质。

04.186 紫外线照射 ultraviolet irradiation
物理诱变剂的一种。用紫外线进行照射使菌种发生遗传信息改变。

04.187 光复活[作用] photoreactivation
经紫外线照射后的微生物立即暴露于可见光下时，可明显降低其死亡率的现象。

04.188 烷化剂 alkylation agent
能使细胞中脱氧核糖核酸(DNA)或蛋白质分子的氨基、巯基、羟基和磷酸基等起烷化作用的物质。

04.189 亚硝基胍 nitrosoguanidine
全称“1-甲基-3-硝基-1-亚硝基胍”。一种具有较强诱变作用的诱变剂。

04.190 杂交 hybridization
将两个基因型不同的亲株的某些遗传信息，通过杂交重新组合于同一重组体中，形成新的遗传型个体的过程。

04.191 接合[作用] conjugation
通过细胞和细胞间的直接接触将供体细胞的脱氧核糖核酸(DNA)转移到受体细胞的过程。

04.192 准性生殖循环 parasexual cycle
真菌中不通过有性生殖的基因重组过程。

04.193 原生质体 protoplast
微生物菌株通过酶解作用，脱除细胞壁，细胞在高渗溶液中释放出只含细胞膜的球状体。

04.194 球形体 spheroplast
细菌、酵母或其他微生物细胞丧失细胞壁中部分坚硬的肽聚糖时所形成的球状体。

04.195 原生质体再生 protoplast regeneration
在合适的再生培养基上，原生质体可重新生成细胞壁成为完整的细胞，并恢复其分裂繁殖的能力。

04.196 原生质体融合 protoplast fusion
双亲株的原生质体在高渗溶液下混合，在物理或化学或生物助融条件下，双亲的原生质体发生相互凝集，通过细胞质融合，细胞核融合，而后发生基因组间的交换、重组，进而可以在适宜的条件下再生出细胞壁，获得重组子的过程。

04.197 电融合 electrofusion
在电场作用下使细胞融合的技术。

04.198 电穿孔 electroporation
在细胞外施加短时强脉冲作用时，能在细胞膜上形成微孔，引起生物膜通透性改变的方法。

04.199 重组体 recombinant
经脱氧核糖核酸(DNA)重组技术(基因工程技术)产生的新细胞或新个体。

04.200 融合体 fusant
两个体细胞通过融合过程形成的融合细胞，或两个基因片段融合而成的融合基因。

04.201 异核体 heterokaryon
具有不同性状的两个细胞或两条菌丝相互联结吻合时，导致在一个细胞或一条菌丝中并存两种或两种以上不同遗传型的核。

04.202 遗传标记 genetic marker
能表达生物的变异性，且能稳定遗传，可被检测的性状或物质。一般包括形态学标记、细胞学标记、生化标记、免疫学标记和分子标记等。

04.203 生化变株 biochemical mutant
生物化学过程发生改变的突变菌株。

04.204 营养缺陷型 auxotroph
某一野生型菌株由于发生基因突变而丧失合成一种或几种生长因子的能力，无法在基本培养基上正常生长繁殖的变异类型。

04.205 原养型 prototroph
一般指营养缺陷型突变体经回变或重组后产生的菌株，其营养要求在表型上与野生型相同。

04.206 抗噬菌体变株 antiphage mutant
能在加有噬菌体的培养基中存活下来的突变菌株。

04.207 溶原性变株 lysogenic strain
带有温和噬菌体的菌株。

04.208 原噬菌体 prophage
在溶原性细菌内存在的整合的或非整合的噬菌体 DNA。

04.209 温和噬菌体 temperate phage
吸附并侵入细胞后，噬菌体 DNA 只整合在宿主的染色体上，并可长期随宿主 DNA 的复制而进行同步复制，不进行增殖和引起宿主细胞裂解的噬菌体。

04.210 烈性噬菌体 virulent phage
能够完成增殖周期，引起宿主细胞裂解的噬菌体。

04.211 放线菌噬菌体 actinophage
能感染放线菌的噬菌体。

04.212 完全培养基 complete medium
可满足一切营养缺陷型菌株营养需要的天然或人工配制的培养基。

04.213 基本培养基 minimal medium
仅能满足某微生物的野生型菌株生长需要的最低成分组合的培养基。

04.214 选择性培养基 selected medium
针对某种微生物的特殊营养要求或其对某化学、物理因素的抗性而设计的培养基。其功能是使混合菌样中的劣势菌变成优势菌，从而提高该菌的筛选效率。

04.215 影印平板培养 replica plating

能达到在一系列培养皿的相同位置上出现相同遗传型菌落的接种培养方法。

04.216　梯度培养法　gradient plating
利用培养皿的一侧至另一侧铺有药物浓度呈梯度分布的琼脂培养基，以定向筛选相应抗药性突变体的方法。

04.217　随机筛选　random screening
用一种或多种生物试验手段大量筛选化合物或微生物菌种的方法。

04.218　理性筛选　rational screening
以某种理论为依据而设计的定向筛选方法。

04.219　生物合成基因克隆　biosynthesis gene cloning
利用突变互补、抗性基因探针以及同源基因探针等基因工程手段寻找特异的生物合成基因的方法。

04.220　基因簇　gene cluster
位于同一染色体上彼此相邻近的一组相关基因。

04.221　正调节基因　positive regulator gene
调节基因的一种，其表达产物能使生物性状向提高产量或正效应方向改变。

04.222　负调节基因　negative regulator gene
调节基因的一种，其表达产物能使生物性状向降低产量或负效应方向改变。

04.223　基因工程抗生素　gene engineered antibiotic
利用基因工程技术构建的基因工程菌所产生的新的次级代谢产物。

04.224　杂合抗生素　hybrid antibiotic
由遗传改造的菌株产生的新抗生素。

04.225　深层通气发酵　submerged aerobic fermentation
在微生物发酵过程中强制通入无菌空气到发酵罐中进行培养的方法。

04.226　无菌状态　aseptic condition
用化学或物理学方法杀灭或除掉物料或设备中所有有生命的有机体后的状态。

04.227　分批发酵　batch fermentation
在培养过程中，除了不断进行通气，调节培养液的 pH 值、系统排出废气外，与外界没有其他交换的发酵方式。

04.228　补料分批发酵　fed-batch fermentation
在微生物分批发酵过程中，以某种方式向发酵系统中补加一定物料，但并不连续地向外放出发酵液，是介于分批发酵和连续发酵之间的一种发酵技术。

04.229　连续发酵　continuous fermentation
在培养过程中，连续地向发酵罐中加入培养基，同时以相同的流量从发酵罐中流出培养液的发酵方式。

04.230　抗菌剂　antibacterial agent
防治细菌感染的药物。包括抗生素、磺胺药及其他合成药物。

04.231　接种量　inoculum size
接入到发酵罐内的种子液的体积与罐内发酵培养基的体积之比。

04.232　发酵培养基　fermentation medium
用来合成预定发酵产物的培养基。

04.233　发芽阶段　germination stage
将在固体培养基上培养出的孢子或菌体转入到液体培养基中培养，使其繁殖成大量菌丝或菌体的时期。

04.234　菌丝生长阶段　vegetative stage
产生菌接种至发酵培养基后，在合适的培养条件下，开始生长和繁殖的时期。

04.235　发酵阶段　fermentation stage

微生物生长过程中合成代谢产物的量逐渐增多，直至产物合成能力衰退的阶段。

04.236 斜面培养 slant cultivation
将需要培养的微生物接种在培养基斜面上，在适合的条件下培养微生物的一种方法。

04.237 孢子悬浮液 spore suspension
将孢子转入无菌液体中振摇，使孢子分散后形成的悬浮液。

04.238 生物量 biomass
在发酵过程中产生菌丝体的总量。

04.239 氨氮 ammonia nitrogen
培养基中以氨与铵离子形式存在的氮。

04.240 补料 feeding
在发酵培养过程中连续或间断性地添加的营养物质。

04.241 连续补料 continuous feeding
在发酵过程中一边补入新鲜料液，一边以相近的流速放料。

04.242 补料速率 feed rate
每小时在发酵培养过程中连续或间断性地添加营养物质的量。

04.243 效价 titer
单位重量或容积的供试品中所含有效成分的量。

04.244 干菌量 dry cell weight
菌体去除水分后的净重量。

04.245 菌丝体 mycelium
微生物生长至某阶段的形态，一般菌丝末端伸长和分支，交错成网状的结构。

04.246 发酵液 fermentation broth
微生物接种到液体培养基培养一段时间后，经微生物代谢合成菌体及分泌产物的液体。

04.247 菌体浓度 cell concentration
单位体积培养液中菌体的含量。

04.248 发酵周期 fermentation period
从发酵起始到发酵结束所经历的时间。

04.249 发酵单位 fermentation titer
每毫升发酵液中所含有的活性发酵产物的量。

04.250 呼吸商 respiratory quotient
单位时间内二氧化碳(CO_2)产生量与耗氧量之比值。

04.251 总转化产量 overall conversion yield
微生物细胞的一种或多种酶将一种化合物转变为另一种化合物的总量。

04.252 菌体生长监测 cell growth monitor
检测微生物发酵过程中菌体的生长情况。

04.253 菌体生长控制 cell growth control
在发酵过程中，通过调节培养基的浓度或中间补料，控制菌体生长在最适范围，促进产物的合成。

04.254 氧消耗率 oxygen consumption rate
发酵过程中单位体积发酵液每小时消耗氧的量。

04.255 发酵动力学 fermentation kinetics
研究各种发酵过程变量在活细胞作用下变化规律的学科。

04.256 发酵参数 fermentation parameter
反映生物体发酵过程中生理生化代谢变化的检测数据。

04.257 发酵工艺 fermentation technology
发酵制备微生物菌体及其代谢产物的流程。

04.258 发酵罐 fermentor
用于培养微生物菌体和/或代谢产物的罐。

04.259 种子罐 seed tank
制备发酵用种子的罐。

04.260　空气过滤器　air filter

用于发酵过程中空气无菌过滤的气体净化设备。

04.261　通气量　air flow

每分钟内通过单位体积培养液的空气体积比。

04.262　搅拌轴转速　agitator shaft speed

机械搅拌发酵罐中搅拌轴每分钟旋转的次数。

04.263　溶解氧　dissolved oxygen

溶解在发酵液中的分子氧。

04.264　放大试验　scale-up

将实验室和中间试验取得的结果，应用到工业性大规模生产中的过程。

04.265　计算机辅助发酵　computer-aided fermentation

应用计算机技术调控发酵参数以提高产物合成速率的发酵方法。

04.266　计算机控制发酵罐　computer controlled fermenter

连接有计算机等自动化控制设备的发酵罐。

04.267　逆流萃取倾析机　countercurrent extraction decanter

利用逆流萃取原理萃取目的物的圆锥形转鼓高速离心设备。

04.268　溶剂萃取　solvent extraction

利用物质在两种互不相溶的液相中分配特性不同而进行的分离过程。

04.269　鼓型过滤机　drum filter

用于悬浮液分离的鼓型过滤设备。

04.270　板框压滤机　filter press

悬浮液经加压并通过滤布过滤使固液分离的板框型过滤设备。

04.271　大孔树脂　macroporous resin

由聚合单体和交联剂、致孔剂、分散剂等添加剂经聚合反应制备的具有较大孔径的树脂。

04.272　沉淀　precipitation

在处理液中加入某种试剂使某种物质从液体中析出。

04.273　氧化铝柱色谱法　alumina column chromatography

以氧化铝作为固定相，在柱中进行液-固吸附分离的色谱法。

04.274　硅胶柱色谱法　silica gel column chromatography

以硅胶作为固定相，在柱中进行液-固吸附分离的色谱法。

04.275　反相色谱法　reverse-phase chromatography

流动相的极性大于固定相极性的色谱方法。

04.276　膜过滤　membrane filtration

以压力为推动力，依靠膜的选择性将液体中的组分进行分离的方法。

04.277　微过滤　microfiltration

利用微孔膜孔径的大小，使溶液中大于膜孔径的微粒截留达到溶液澄清或分离的过程。

04.278　超滤膜　ultrafiltration membrane

孔径比微滤膜更小，只能透过小分子量的溶剂及溶质的膜。

04.279　微生物效价测定　microbiological assay

通过比较标准品与供试品两者对接种的试验菌产生抑菌圈的大小测定供试品效价的一种方法。

04.280　牛津单位　Oxford unit

能抑制标准培养基上直径为26mm葡萄球菌生长所需的最小青霉素量。一个牛津单位相当于0.6μg结晶青霉素钠。

04.281　管碟法　cap-plate method
利用抗生素在培养基内的扩散渗透作用，将已知浓度的标准品溶液与未知含量的供试品溶液在同样条件下分别加入放置在含有试验菌的小钢管内，通过比较抑菌圈大小，测定供试品效价的方法。

04.282　抑菌圈　inhibition zone
浸有抗菌药的纸片或加入抗菌药的管碟在含有检定菌的平板培养基上出现的无菌生长的圆圈。

04.283　标准曲线　standard curve
将已知浓度的标准品按一定比例稀释成不同浓度试样后，测定吸光度值或抑菌圈大小等，绘制出的曲线。

04.284　稀释法　dilution method
将抗生素稀释成不同浓度抑制试验菌生长，测定其抗菌效果的方法。

04.285　β-内酰胺聚合物　β-lactam polymer
β-内酰胺类抗生素在生产或储存过程中形成的自身聚合产物。

05. 生 物 药 学

05.001　生化药学　biochemical pharmacy
以生物化学技术和分子生物学技术如 DNA 重组技术、分子克隆技术等为基础研究生化药物的一门学科。研究内容主要包括生化药物的制备、分析、生物学活性、药理学作用等。

05.002　分子生物学　molecular biology
生物学的一个分支，主要研究对生命重要的生物大分子的生成、结构和功能，如核酸、蛋白质及其在细胞复制和遗传信息传递中的作用。

05.003　生物大分子　biomacromolecule
生物体内主要活性成分的各种分子量达到上万道尔顿或更大的有机分子。包括蛋白质、核酸、脂质、糖类。

05.004　生化药物　biochemical drug
从生物体分离纯化所得，用于预防、治疗和诊断疾病的生化基本物质，以及用化学合成、微生物合成或现代生物技术制得的这类物质。主要是氨基酸、肽、蛋白质、酶及辅酶、多糖、脂质、核酸及其降解产物，以及它们的衍生物。

05.005　生物技术药物　biotechnological drug
以 DNA 重组技术生产的活性蛋白、多肽、酶、单克隆抗体、疫苗及细胞因子类药物。如重组人生长激素等。

05.006　生物活性　biological activity
某物质能引起活体、活组织、活细胞或活性分子发生改变的能力。

05.007　生物无机化学　bioinorganic chemistry
无机化学与生物化学的交叉学科，主要研究含金属的生物分子(如金属酶)、金属与生物分子的相互作用(如金属离子通道、金属药物)等。

05.008　生物有机化学　bioorganic chemistry
以现代有机合成、结构分析、物理有机化学、分子生物学、细胞生物学、分子药理学为手段，发现具有重要生物活性的有机小分子并研究其与生物大分子相互作用的学科。

05.009　生物效价测定　estimation of biological potency
利用药物对生物体(动物，离体培养的组织、细胞，或微生物等）的药理作用，在周密的实验设计下比较样品与标准品或对照品所引起的生物反应，以测定样品的生物效价。

05.010 新陈代谢 metabolism

简称“代谢”。生物体内全部有序化学变化的总称，包括物质代谢和能量代谢两个方面。

05.011 脏器制剂疗法 organotherapy

应用某些动物的内脏或组织器官提取物制成的制剂来防治人体疾病的方法。

05.012 供体 donor

提供基因 DNA 片段、器官、组织或其他细胞输送给另一个个体的生物。

05.013 疏水作用 hydrophobic interaction

非极性分子之间的一种弱的、非共价的相互作用。这些非极性分子在水相环境中具有避开水而相互聚集的倾向。

05.014 序列 sequence

构成生物大分子结构单元的排列次序。如 DNA 分子是由 4 种核苷酸（A，T，G，C）排列组成，DNA 序列就是组成某一 DNA 分子的核苷酸的排列次序。

05.015 基因工程 genetic engineering

在分子水平上对基因进行操作，以达到改变物种遗传特征的技术总称。如将外源基因通过体外重组后导入受体细胞内，使这个基因能在受体细胞内复制、转录、翻译表达的操作。

05.016 蛋白质工程 protein engineering

从改变基因入手，制造新型蛋白质的技术。其过程是：先找到与这种拟生产新型蛋白质的基因接近的基因；然后，用定位突变技术修改这个基因的核酸顺序；再把修饰好的基因植入细菌或生物的细胞里，让细菌或生物细胞产生出人们想要的新型蛋白质。

05.017 生化工程 biochemical engineering

生物工程的重要组成部分，包括底物或营养液的准备、预处理、转化以及产品的分离、精制等工程和工艺。一般把发酵工程、动植物细胞的大规模培养、酶工程、生化反应工程、生物分离工程（下游工程）、生物功能元件（如酶电极等）以及生物过程中的控制和优化都包括在生化工程之内。

05.018 同源性 homology

进化过程中源于同一祖先的分支之间的关系。

05.019 微观不均一性 microheterogeneity

本质上相同的分子之间在结构上的微小差别。如某一个糖蛋白样品会含有不同比例的糖分子，但这微小的差别并不影响该糖蛋白的活性。

05.020 变性 denaturation

蛋白质、核酸等大分子，在加热或某些化学药品作用下引起的结构改变。

05.021 变性剂 denaturant

能引起变性作用的物质或试剂。

05.022 复性 renaturation

变性后的蛋白质或核酸重新组装恢复其原来的空间结构和性质的现象。

05.023 修饰 modification

对于生物指受其活动和环境的影响而产生的非遗传性的改变；常指用化学或酶的手段对蛋白质、核酸这样的大分子进行有限的改变，被修饰的分子常产生性质和生理学作用的改变。

05.024 配体 ligand

（1）与大分子物质结合的原子、离子或分子。如在抗原与抗体的结合，激素与受体的结合以及底物与酶的结合中，抗原、激素及底物为特异的配体。（2）与金属原子或离子配位结合的原子、离子或分子。常见者有 H_2O、NH_3、CO、CN^-、Cl^-、OH^-、NO^+等。

05.025　氨基酸　amino acid

同时含有一个或多个氨基和羧基的脂肪族有机酸。根据氨基和羧基的位置，有α氨基酸和β氨基酸等类型。参与蛋白质合成的常见的是20种L-α-氨基酸。

05.026　必需氨基酸　essential amino acid

人体(或其他脊椎动物)不能合成或合成量太少远不满足机体的需要，必需由食物蛋白供给的氨基酸。

05.027　蛋白质　protein

生物体中广泛存在的一类生物大分子，由核酸编码的α氨基酸之间通过α氨基和α羧基形成的肽键连接而成的肽链，经翻译后加工而生成的具有特定立体结构的、有活性的大分子。

05.028　类蛋白质　proteinoid

氨基酸在人工条件下加热聚合而成的类似蛋白质的分子。为了有别于生物合成的蛋白质，命名此聚合物为类蛋白质。

05.029　肽　peptide

任何由两个或两个以上的氨基酸通过一个氨基酸的羧基与另一个氨基酸的氨基连接而成的自然界存在的或合成的化合物。一般将含50个氨基酸残基以下的这类化合物称为肽。

05.030　活性肽　bioactive peptide

生物体中具有特定生物活性的各种肽。包括各种多肽类激素、激肽、神经多肽和与行为有关的肽。

05.031　寡肽　oligopeptide

2~20个氨基酸残基通过肽键连接形成的肽。

05.032　多肽　polypeptide

由20个以上的氨基酸残基组成的肽。

05.033　胨　peptone

全称“蛋白胨”。由蛋白部分水解生成的各种衍生物之一。

05.034　肽键　peptide bond

一分子氨基酸的α-羧基和一分子氨基酸的α-氨基脱水缩合形成的酰胺键，即—CO—NH—。

05.035　残基　residue

在肽或蛋白质的序列中，氨基酸之间的氨基和羧基脱水成键，因此肽或蛋白质分子中的氨基酸已不是完整的氨基酸，被称为残基。

05.036　肽链　peptide chain

由多个氨基酸借肽键线性连接而成。肽键就是氨基酸的α-羧基与相邻的另一氨基酸的α-氨基脱水缩合的共价键。

05.037　羧基末端　C-terminal

肽或蛋白质的具有游离的α-羧基末端。在表示氨基酸序列时习惯上把羧基末端置于右侧。

05.038　氨基末端　N-terminal

肽或蛋白质的具有游离的α-氨基末端。在表示氨基酸序列时，通常将氨基末端置于左侧。

05.039　主链　backbone

有机物分子中最长的碳链。即含有碳原子数目最多的链。

05.040　侧链　side chain

有分支结构的开链烃分子中较短的链。

05.041　二硫键　disulfide bond

—SH—SH—被氧化而形成的—S—S—形式的硫原子间的键。在生物化学的领域中，通常指在肽或蛋白质分子中的两个半胱氨酸残基中的键。

05.042　α螺旋　α-helix

蛋白质中常见的二级结构，肽链主链绕假想的中心轴盘绕成螺旋状，一般都是右手螺旋结构。螺旋是靠链内氢键维持的，每个氨基酸残基(第n个)的羰基与多肽链C—的第4个残基(第$4+n$个)的酰胺氮形成氢键。

05.043　β 折叠　β-pleated sheet
蛋白质中常见的二级结构，是由伸展的多肽链组成的。折叠片的构象是通过一个肽键的羰基氧和位于同一个肽链的另一个酰胺氢之间形成的氢键维持的。氢键几乎都垂直伸展的肽链，这些肽链可以是平行排列(由 N 到 C 方向)或者是反平行排列(肽链反向排列)。

05.044　折叠　folding
新合成的(或变性的)多肽链构象的整体转变成独特三维构象的天然蛋白质的过程。

05.045　解折叠　unfolding
又称“伸展”。蛋白质解折叠，三维构象的天然蛋白质伸展成多肽链构象的过程。

05.046　末端分析　terminal analysis
测定蛋白质的多肽链的两端氨基酸排列顺序的分析法。

05.047　缀合蛋白质　conjugated protein
由非蛋白质基团的辅基结合于氨基酸序列上组成的蛋白质类化合物。其非蛋白质部分是核酸的称为核蛋白，是类脂化合物的称为脂蛋白，是多糖的称为糖蛋白，是黄素核苷酸的称为黄素蛋白。

05.048　单纯蛋白质　simple protein
完全由氨基酸构成的蛋白质。

05.049　脱辅蛋白质　apoprotein
缀合蛋白质中的蛋白质组分。如脱铁铁蛋白、载脂蛋白等。

05.050　胰蛋白酶抑制剂　trypsin inhibitor
又称“抑肽酶”。从牛腮腺、牛胰或肺等脏器中提取而得的一种能抑制多种蛋白酶活性的碱性多肽。

05.051　补体　complement
原指血清中引起免疫性细胞溶解的不耐热因子；现指至少由 20 种截然不同的血清蛋白组成的完整功能相关系统，该系统不仅是细胞性溶解的效应物，而且也是生物功能的效应物。

05.052　凝血因子　blood coagulation factor
参与血液凝固过程的各种蛋白质组分。按其被发现的先后次序用罗马数字编号，如凝血因子 X。

05.053　蛋白质类药物　protein drug
以蛋白质为主要活性成分的药物。如血清白蛋白、胰岛素等。这些活性分子在治疗包括肿瘤、艾滋病、心血管疾病、传染性疾病、自身免疫性疾病、糖尿病、遗传性疾病等重大疾病方面具有无可比拟的优点。

05.054　蛋白质沉降分析　sedimentation analysis of protein
使用超速离心的方法来分离纯化蛋白质或者测定其分子量(相对分子质量)的方法。蛋白质在高达 50 万 g 的重力作用下，在溶液中逐渐沉降，直至其浮力与离心产生的力相等，此时沉降停止。不同蛋白质其密度与形态各不相同，因此可以用上述方法将它们分离。

05.055　多肽类药物　polypeptide drug
以人体和动物体内的活性多肽类物质为主要活性成分的药物。

05.056　活性肽药物　active peptide drug
活性肽是蛋白质中 20 个天然氨基酸以不同组成和排列方式构成的从二肽到复杂的线性、环形结构的不同肽类的总称，是源于蛋白质的多功能化合物。它们在神经传导、代谢调节方面起着重要的作用，因此可作为药物治疗相关疾病，被用作药物的称之为活性肽药物。

05.057　氨基酸类药物　amino acids drug
人为地从体外补充机体所需氨基酸以治疗因缺乏氨基酸而产生疾病的制剂。

05.058　要素膳　elemental diet
以人体营养素需要量为标准，并参照优质蛋

白如人乳、鸡蛋等氨基酸模式和糖、脂肪、维生素、无机盐等营养素配制而成的膳食。

05.059　氮平衡　nitrogen equilibrium
氮的摄入量与排出量之间的平衡状态。

05.060　完全蛋白质　complete protein
含有的必需氨基酸种类齐全、含量充足、比例适当因而能够维持生命和促进生长发育的一类蛋白质。

05.061　氨基氮　amino nitrogen
血清中氨基酸的氮。

05.062　非蛋白质氮　non-protein nitrogen
尿素、缩二脲、磷酸铵、碳酸铵、氯化铵、硝酸铵、氨基酸等一类非蛋白态的含氮化合物的总称。最常用的非蛋白质氮为尿素。

05.063　促细胞分裂剂　mitogen
促使细胞分裂和增殖的物质。有丝分裂的刺激物。

05.064　抑素　chalone
由动物的器官、组织所产生的一种具有可逆抑制细胞分裂作用的特异性物质。为激素或多肽，如下丘脑激素。

05.065　激肽原　kininogen, prokinin
体内激肽的前体物质。产生于肝脏，是一种血浆α_2-球蛋白。

05.066　胰激肽原　kallidinogen
在肝中合成并存在于绝大多数体液的一类无活性内源性肽类。经酶解作用转变成活性的激肽，后者与炎症、血液凝固、补体反应等有关。

05.067　胶原　collagen
由三条肽链拧成的螺旋形纤维状蛋白质。存在于结缔组织、骨、肌腱及某些动物的皮肤中。

05.068　载脂蛋白　apolipoprotein
缀合蛋白质–脂蛋白(特别是血浆脂蛋白)中的蛋白质组分。分为若干类型，如 ApoA、ApoB 等。

05.069　凝集素　lectin
非免疫来源的蛋白质或糖蛋白。能与含糖大分子特异性结合，使细胞凝集和/或含糖缀合物沉淀。广泛地分布于多种生物体中，可能与多种重要的生理识别反应有关。

05.070　植物凝集素　phytohemagglutinin
植物提取物中含有的一种能够使高等动物红细胞发生凝聚作用的蛋白质。能选择性地与特异单糖或寡糖进行可逆结合。

05.071　细胞因子　cytokine
由免疫细胞或非免疫细胞合成和分泌的小分子多肽。

05.072　生长因子　growth factor
通过与特异的、高亲和性细胞膜受体结合，在体内和体外调控细胞或组织的增殖和分化的一类类似激素的生物活性多肽物质。对许多细胞发育过程具有重要作用。

05.073　激肽　kinin
一类能够引起血管舒张和平滑肌收缩从而具有降低血压作用的活性肽。某些腺体活动产生激肽酶，激肽酶被激活后作用于淋巴液或血浆中的激肽原从而产生各种激肽。

05.074　缓激肽　bradykinin
一种具有心脏保护作用的九肽物质。是激肽的一种。

05.075　糖蛋白　glycoprotein
由蛋白质的肽链和寡糖链通过共价键结合而形成的结合蛋白。

05.076　糖肽　glycopeptide
与糖以共价键相连接的一种肽。

05.077　激素　hormone
由内分泌腺或内分泌细胞分泌的高效生物

活性物质。在体内作为信使传递信息，对机体生理过程起调节作用。

05.078 前列腺素 prostaglandin
存在于动物和人体中的一类由结构为一个五环和两条侧链构成的二十碳不饱和脂肪酸组成的具有多种生理作用的活性物质。由于最初在人的精液和绵羊的精囊中发现而得名。

05.079 维生素 vitamin
一类在体内含量极微的维持人体生命所必需的有机物质。是保持人体健康的重要活性物质。

05.080 酶 enzyme
由活细胞合成的、对其特异底物起高效催化作用的蛋白质或结合蛋白。

05.081 酶类药物 enzyme drug
用于某些疾病的预防、治疗和诊断的酶。

05.082 生物催化剂 biocatalyst
在生物细胞中形成的可以加速机体内的化学反应速度的物质。包括酶、核酶及固定化细胞等。

05.083 酶自杀底物 suicide substrate of enzyme
一种特殊类型的酶的不可逆抑制剂。与酶活性中心结合前无活性，经过几步正常的酶促反应后转变为反应性极强的化合物，能与催化其反应的酶发生不可逆共价结合而抑制酶活性。

05.084 凝血酶原时间 prothrombin time
在缺乏血小板的血浆中加入过量的组织因子后，凝血酶原转化为凝血酶导致血浆凝固所需的时间。

05.085 修饰酶 modification enzyme
能催化稀有碱基参入 RNA 或 DNA，或对原有碱基进行修饰的酶。以防止限制性内切酶的破坏。

05.086 活性 activity
处于活动或活性状态；具有产生某种效能的作用；具有某种功能或作用的程度。

05.087 比活 specific activity
每分钟每毫克酶蛋白在 25℃下转化的底物的微摩尔数。每毫克酶蛋白所具有的酶活力单位数。是表征酶制品质量的重要指标。

05.088 底物 substrate
酶催化作用中的反应物。

05.089 专一性 specificity
具有某种作用，并只影响特定组织或器官，或只与特定物质作用的性质。如一种酶只能作用于某一类或某一种特定的物质。

05.090 活性部位 active site
酶分子与底物结合并参与催化反应的部位。

05.091 活性中心 active center
酶分子与底物相互作用并由此结合形成酶-底物复合物的部位，或抗体与抗原相互作用并结合形成抗原抗体复合物的部位。

05.092 催化部位 catalytic site
酶分子中促使底物发生化学变化的部位。

05.093 结合部位 binding site
大分子中直接参于与一配体特异结合的部位。酶分子中与底物结合的部位或区域。

05.094 辅因子 cofactor
一种酶的活性所需要的一种非蛋白质成分。能促进酶及反应物进入活化状态，分辅基和辅酶。

05.095 辅酶 coenzyme
某些为催化活性所必需的、与酶蛋白疏松结合的小分子量的有机物质。

05.096 全酶 holoenzyme
酶蛋白和辅因子结合之后形成的复合物。

05.097 [胞]内酶 endoenzyme

在细胞内起催化作用的酶。这些酶在细胞内常与颗粒体结合并有着一定的分布。

05.098　[胞]外酶　ectoenzyme
分泌到细胞外发挥作用的酶。这种酶在细胞质中以游离状态存在，能用蛋白质分级分离的方法从细胞中提取出来。

05.099　同工酶　isozyme
催化作用的化学反应相同而分子结构、理化性质乃至免疫学性质不同的一组酶。

05.100　激活　activation
某一物质从其无活性状态转变为具有活性状态的过程。粒子(如原子或离子)，从外界获得足够能量后，其电子由较低的基态能级跃迁到较高能级的过程。

05.101　激活剂　activator
使酶从无活性变为有活性或使酶活性增加的物质。

05.102　失活　inactivation
蛋白质、酶在加热、强酸、强碱或高浓度尿素等环境中空间结构破坏，生物学活性丧失的现象。

05.103　抑制剂　inhibitor
(1)降低或阻碍某一化学反应的物质。(2)降低或抑制另一种物质(如酶)活性的物质。

05.104　酶原　proenzyme, zymogen
酶的无活性前体。通过有限蛋白水解能够由无活性变成具有催化活性的酶前体。

05.105　酶解作用　enzymolysis, zymolysis
用酶进行的水解作用。

05.106　蛋白酶解　proteolysis
由蛋白水解酶的作用引起的蛋白质的水解。

05.107　外切核酸酶　exonuclease
催化从多核苷酸链的末端相继水解掉核苷酸的酶。

05.108　外肽酶　exopeptidase
催化从肽链一个末端相继水解掉氨基酸的酶。

05.109　内切核酸酶　endonuclease
催化多核苷酸链在链内部位而非在末端处水解的酶。

05.110　内肽酶　endopeptidase
催化多肽链在肽链内部而不在末端处水解的酶。

05.111　酶活性　enzymatic activity
酶催化能力的表示方法。

05.112　酶促反应　enzymatic reaction
借特定的经一定程度纯化的酶(必要时需加特定的辅酶或辅因子)在一定的条件下将底物(作用物)催化转化为产物的各种化学反应。

05.113　降解　degradation
有机化合物分子中的碳原子数目减少，分子量降低，或高分子化合物的大分子分解成较小的分子的过程。

05.114　生物氧化　biological oxidation
物质在生物体内的氧化过程。物质经生物氧化最终生成水和二氧化碳，并逐步释放能量，以维持生命活动。

05.115　血液凝固　blood coagulation
血液由流动状的液体变为胶冻状血块的过程。

05.116　血纤蛋白溶解　fibrinolysis
由纤溶酶水解作用所致的血块中血纤蛋白的溶解。

05.117　血纤蛋白溶解系统　fibrinolytic system
血液凝固过程中与纤维蛋白溶解有关的物质的统称。包括纤维蛋白溶解酶(简称纤溶酶)、纤溶酶的激活物与抑制物 3 个组成部分。

05.118　血纤蛋白溶解酶原　plasminogen
简称“纤溶酶原”。纤维蛋白溶酶的无活性的前体。尿激酶、组织型纤溶酶原激活物(tPA)等的蛋白分解作用可将它转化为纤维蛋白溶酶。

05.119　核酸　nucleic acid
由核苷酸聚合而成的生物大分子。包括脱氧核糖核酸(DNA)和核糖核酸(RNA)。

05.120　核酸类药物　nucleic acid drug
具有药用价值的核酸、核苷酸、核苷或者碱基的统称。包括其类似物、衍生物或这些类似物、衍生物的聚合物。

05.121　核苷酸　nucleotide
一类由嘌呤碱或嘧啶碱、核糖或脱氧核糖以及磷酸三种物质组成的化合物。

05.122　核苷　nucleoside
核糖的C-1′与嘧啶的N-1或嘌呤的N-9相连接构成的化合物。

05.123　脱氧核苷　deoxynucleoside
脱氧核糖的C-1′与嘧啶的N-1或嘌呤的N-9相连接构成的化合物。

05.124　双螺旋模型　double helix model
1953年美国的沃森(J. D. Watson)和英国克里克(F. H. C. Crick)提出的双链DNA结构模型。根据此模型，DNA由两条反平行的右手螺旋式多核苷酸链围绕同一根轴缠绕成双螺旋结构。其中脱氧核糖磷酸骨架位于双螺旋的外侧，嘌呤和嘧啶则位于双螺旋的内侧，与纤维轴垂直排列成垛。碱基之间以氢键维系，形成特殊的配对关系，腺嘌呤与胸腺嘧啶之间有两个氢键，鸟嘌呤与胞嘧啶之间有三个氢键，因此，这两条链是互补的。

05.125　核糖核酸　ribonucleic acid, RNA
由至少几十个核糖核苷酸通过磷酸二酯键连接而成的一类核酸。因含核糖而得名。

05.126　脱氧核糖核酸　deoxyribonucleic acid, DNA
由至少几十个脱氧核糖核苷酸通过磷酸二酯键连接而成的一类核酸。是染色体的主要化学成分。

05.127　核酶　ribozyme
具有催化功能的RNA分子。

05.128　核糖体　ribosome
由核糖体核酸与蛋白质结合而成的细胞器。广泛存在于各种细胞，是合成蛋白质的重要场所。

05.129　多核糖体　polysome
多个核糖体在一个信使核糖核酸(mRNA)分子上串成的颗粒体。每个核糖体可以独立完成一条肽链的合成。

05.130　核糖基化　ribosylation
一个或多个核糖基共价结合于一个分子(通常为生物大分子)上。

05.131　糖胺聚糖类药物　mucopolysaccharide drug
用于预防、治疗和诊断疾病的糖胺聚糖。

05.132　酸性糖胺聚糖　acidic mucopolysaccharide
含糖醛酸和氨基糖残基的多糖。

05.133　氨基糖　amino sugar
糖的羟基为氨基所取代的化合物的总称。

05.134　糖类　carbohydrate
又称“碳水化合物”。多羟基醛、多羟基酮以及能水解而生成多羟基醛或多羟基酮的有机化合物。由碳、氢、氧三种元素组成的一类化合物，其中氢和氧的比例与水分子中氢和氧的比例相同。

05.135　醛糖　aldose
一类单糖，该单糖中氧化数最高的C原子(指定为C-1)是一个醛基。

05.136　酮糖　ketose

一类单糖，该单糖中氧化数最高的 C 原子(指定为 C-2)是一个酮基。

05.137　戊聚糖　pentosan

水解后生成戊糖的多糖之总称。

05.138　杂多糖　heteropolysaccharide

多种单糖组成的多糖。如半纤维素、琼脂、果胶等。

05.139　同多糖　homopolysaccharide

由同一种单糖组成的多糖。

05.140　糖醛酸　alduronic acid, uronic acid

醛糖的伯醇基被氧化为羧基的产物。

05.141　糖胺聚糖　mucopolysaccharide

曾称“黏多糖”。蛋白聚糖大分子中聚糖部分的总称。由糖胺的二糖重复单位组成，二糖单位中通常有一个是含氨基的糖，另一个常常是糖醛酸，并且糖基的羟基常常被硫酸酯化。糖胺聚糖可分为硫酸软骨素、硫酸皮肤素、硫酸角质素、透明质酸、肝素及硫酸乙酰肝素等类别。

05.142　核糖　ribose

自然界中最重要的一种戊糖。主要以 D 型形式存在，是核糖核酸的糖类组分，并出现在许多核苷和核苷酸以及其衍生物中。

05.143　脱氧核糖　deoxyribose

核糖中一些羟基被氢取代后的衍生物。通常在核糖的 C-2 位脱氧，2-脱氧核糖是 DNA 的组成成分。

05.144　类肝素　heparinoid

任何具有与肝素有相似抗凝血活性的硫酸化多糖。

05.145　脂多糖　lipopolysaccharide

一类由多糖和脂质相结合的结合多糖。

05.146　脂类药物　lipid drug

用于预防、治疗和诊断疾病的脂质。脂质系脂肪、类脂及其衍生物的总称。

05.147　海洋药物　marine drug

以海洋生物活性物质作为资源制成的药物。

05.148　脂质　lipid

一类不溶于水而高溶于非极性溶液的生物有机分子。

05.149　蛋白脂质　proteolipid

肽或蛋白质与脂的结合物。具有脂质的溶解特性。

05.150　必需脂肪酸　essential fatty acid

一类维持生命活动所必需的体内不能合成或合成速度不能满足需要而必需从外界摄取的脂肪酸。

05.151　多不饱和脂肪酸　polyunsaturated fatty acid

含有两个或两个以上双键且碳链长度为 18~22 个碳原子的直链脂肪酸。

05.152　中性脂肪　neutral fat

甘油的 3 个羟基和 3 个脂肪酸分子脱水缩合后形成的酯。即甘油三酯。

05.153　磷脂　phospholipid

含有磷酸的脂质。细胞膜中脂质的主要存在形式。机体中主要含有两大类磷脂，由甘油构成的磷脂称为甘油磷脂和由神经鞘氨醇构成的磷脂称为鞘磷脂。

05.154　糖脂　glycolipid

糖和脂质结合所形成的物质的总称。

05.155　甾族化合物　steroid

又称“类固醇”。环戊烷多氢菲类化合物的总称。

05.156　甾醇　sterol

又称“固醇”。一类由 3 个己烷环及一个环戊烷稠合而成的环戊烷多氢菲衍生物。

05.157　聚阴离子　polyanion
一种具有大量负电荷的分子。

05.158　聚阳离子　polycation
一种具有大量正电荷的分子。

05.159　国际单位　international unit, IU
用生物活性来表示某些生物活性物质，如抗生素、激素、疫苗、血液制品、维生素及酶的量值，以国际公认的单位表示。

05.160　甲醛滴定　formol titration
一种用于氨基酸氨基的定量方法。在氨基酸的中性溶液中加入甲醛，甲醛与氨基反应生成等量的H^+，后者可用氢氧化钠溶液滴定，测定出氨基的量。

05.161　生物反应器　bioreactor
在体外模拟生物体的功能进行生物反应，用于生产或检测各种化学品的反应装置。

05.162　透析器　dialyzer
由一个或多个用膜分开的分隔区室组成的透析仪器。

05.163　透析液　dialyzate
在透析过程中通过半透膜的物质。常含有在溶液中容易扩散的物质。

05.164　单离　isolation
从混合物中分离出某一组分。

05.165　分级[分离]　fractionation
将一定量的混合物(固体、液体或混悬液)分成其组分按梯度而改变的若干小部分的分离过程。

05.166　部分　fraction
分级分离法所得组分的各个个别部分。

05.167　细胞融合　cell fusion
在自然条件下或用人工方法(物理的、化学的、生物的)使两个或两个以上的细胞合并形成一个细胞的过程。

05.168　细胞杂交　cell hybridization
两个或两个以上的细胞融合成一个合子的现象，在多细胞生物中，它是一种基本的发育与生理活动。

05.169　人造沸石　permutite
由碳酸钠、苛性钾、长石、高岭石等混合并熔融后制得的具有不规则结构的产物。其功能与天然沸石相似，是一种人工合成的无机离子交换剂，用于水的软化、海水脱盐和纯水制造等。

05.170　匀浆　homogenate
均匀化的物质，尤指粉碎得很细(如用研磨器)并经过充分混匀的生物组织。

05.171　分级沉淀　fractional precipitation
从溶液中分步分离物质，特别是大分子物质的方法。原理为：改变溶液的离子强度、pH值或介电常数等，各种物质将按着溶解度增加的顺序，逐步地沉淀出来。

05.172　等电沉淀　isoelectric precipitation
一种分级沉淀蛋白质的方法。调节蛋白质混合液使其 pH 等于其中某一种蛋白质的等电点，使该蛋白质的全部或大部分沉淀出来。

05.173　连接酶　ligase
能催化两个分子连接成一个分子或把一个分子的首尾相连接的酶。

05.174　溶胞[作用]　lysis
造成细胞破裂与溶解的作用。

05.175　信息　message
在生物学领域指由信息分子传递的信息。

05.176　中和　neutralization
相当量的酸和碱互相作用生成盐和水。抗毒素或抗毒血清与毒素起作用，使毒素的毒性消失。

05.177　最适温度　optimum temperature
使酶促反应速度最快的温度。

05.178　盐分级分离　salt fractionation
用无机盐来分级沉淀蛋白质等生物大分子的方法。

05.179　盐溶　salting in
在蛋白质水溶液中，加入少量的中性盐如硫酸铵、硫酸钠、氯化钠等，会增加蛋白质分子表面的电荷，增强蛋白质分子与水分子的作用，从而使蛋白质在水溶液中的溶解度增大的现象。

05.180　沉降系数　sedimentation coefficient
颗粒在单位离心力场中粒子移动的速度。

05.181　沉降平衡　sedimentation equilibrium
在分析超速离心机中进行的沉降作用，离心转子以较低速度转动较长时间，使溶液中的沉降和扩散达到平衡。常利用沉降平衡来测定大分子物质的分子量。

05.182　沉降速度　sedimentation velocity
在离心过程中，单位时间内大分子物质下沉的距离。

05.183　分离　separation
根据物质的分子大小、溶解度、电荷、吸附性质、对配体分子的生物学亲和力等不同，将其彼此分开的过程。

05.184　特异反应　specific reaction
抗原与抗体、配体与受体等分子之间的结合是一对一的关系，这种一对一的反应称特异性反应。

05.185　特异反应比速　specific reaction rate
又称“*反应速率常数*”。化学反应进行的快慢，用单位时间内反应物浓度的减少或生成物浓度的增加量来表示。一般来说，当温度一定时，特异反应比速为常数。

05.186　沉淀法　precipitation method
将一种物质通过一定的物理或化学方法使其从溶液中沉淀析出的方法。

05.187　同位素示踪　isotopic tracing
利用放射性核素作为示踪剂对研究对象进行标记追踪的微量分析方法。

05.188　微孔过滤　millipore filtration
以压力为推动力，过滤含有微粒的溶液的固体膜分离过程。当溶液通过微孔膜后，悬浮物(胶体、细菌)和粒径较大的微球被截留而被除去。

05.189　生物传感器　biosensor
对生物物质敏感并将其浓度转换为电信号进行检测的仪器。是由固定化的生物敏感材料做识别元件(包括酶、抗体、抗原、微生物、细胞、组织、核酸等生物活性物质)与适当的理化换能器(如氧电极、光敏管、场效应管、压电晶体等)及信号放大装置构成的分析工具或系统。生物传感器具有接受器与转换器的功能。

05.190　免疫测定　immunoassay
利用抗原抗体反应检测生物化学物质的一种测定法。

05.191　免疫电泳　immunoelectrophoresis
将电泳的分离能力和免疫扩散两种技术组合在一起的一种分析方法。用电泳法将含抗原的混合蛋白质初步分离，再借免疫双扩散法利用抗原与抗体间的特异免疫沉淀反应检测有关信息。

05.192　放射免疫测定　radioimmunoassay
利用同位素标记的与未标记的抗原或抗体与抗体或抗原发生竞争性抑制反应来测定抗体或抗原含量的方法。

05.193　免疫印迹　immunoblotting, Western blot
蛋白质经单向电泳分离后被转移到硝酸纤维素膜上，然后用放射性或酶标记的特异抗体来检测相应抗原的存在。

05.194　RNA 印迹　Northern blot

DNA 印迹杂交技术的一种改变的方法，其中 RNA 片段经电泳分离后转移至一特殊的纸上，并共价结合其上，然后同与之互补的放射性 RNA 或单链 DNA 探针进行杂交定位。

05.195　DNA 印迹　Southern blot

将被检测的 DNA 进行琼脂糖凝胶电泳，将含 DNA 区带的凝胶在变性溶液中变性后转移到硝酸纤维素膜上，再以放射性标记的 DNA 或 RNA 探针杂交而定位。

05.196　放射自显影　autoradiography

利用放射性同位素所发射出来的粒子(α或β粒子)作用于感光材料的卤化银晶体，从而产生潜影，这种潜影可用显影液显示，成为可见的“像”，因此，放射自显影是利用卤化银乳胶显像检查和测量放射性的一种方法。

05.197　酶联免疫吸附测定　enzyme-linked immunosorbent assay

利用已吸附在固相表面的抗原和标记有某种酶的抗体进行结合，然后利用酶与底物的反应测定抗原–抗体复合物的方法。

05.198　匀浆器　homogenizer

用于均化作用的一种装置。

05.199　氨基酸组成分析仪　amino acid composition analyzer

自动测定氨基酸混合物、多肽或蛋白质样品中氨基酸组成的一种仪器。

05.200　序列分析仪　sequencer

又称“测序仪”。自动测定多肽链中氨基酸序列的一种仪器。其工作原理是基于埃德曼降解法的重复应用。

05.201　色谱法　chromatography

基于不同物质在流动相和固定相之间的分配系数不同而将混合组分分离的技术。当流动相(液体或气体)流经固定相(多孔的固体或覆盖在固体支持物上的液体)时，各组分沿固定相移动的速度不同而分离。能用于微量样品的分析和大量样品的纯化制备。

05.202　色谱图　chromatogram

样品流经色谱柱和检测器，所得到的信号-时间曲线图。色谱图是被分离组分的检测信号随时间分布的图像。色谱图的纵坐标为检测器的响应信号，横坐标为时间、体积或距离。

05.203　离子交换色谱法　ion exchange chromatography

利用被分离组分与固定相之间发生离子交换能力的差异来实现分离的方法。离子交换色谱的固定相一般为离子交换树脂，树脂分子结构中存在许多可以电离的基团，待分离组分中的离子会与这些基团发生离子交换，形成离子交换平衡，从而在流动相与固定相之间形成分配。固定相的固有离子与待分离组分中的离子之间相互争夺固定相中的离子交换基团，并随着流动相的运动而运动，最终实现分离。

05.204　亲和色谱法　affinity chromatography

将相互间具有高度特异亲和性的两种物质之一作为固定相，利用与固定相不同程度的亲和性，使成分与杂质分离的色谱法。

05.205　凝胶色谱法　gel chromatography

根据分子大小进行分离的一种液相色谱技术。分离原理为凝胶色谱柱的分子筛机制。色谱柱多以亲水硅胶、凝胶或经修饰的凝胶等为填充剂，这些填充剂表面分布着不同尺寸的孔径，药物分子进入色谱柱后，它们中的不同组分按其大小进入相应的孔径内，大于所有孔径的分子不能进入填充剂颗粒内部，在色谱过程中不被保留，最早被流动相洗脱至柱外，表现为保留时间较短；小于所有孔径的分子能自由进入填充剂表面的所有孔径，在柱子中滞留时间较长，表现为保留时间较长；其余分子则按分子大小依次被洗脱。

05.206　洗脱物　eluate

洗脱层析柱所收集的液体。

05.207　梯度洗脱　gradient elution

在柱层析洗脱过程中，通过改变 pH 或离子强度来达到分离物质的洗脱方式。

05.208　高速离心　high speed centrifugation

以离心机为主要设备，通过离心机的高速运转，使离心加速度超过重力加速度的成百上千倍，而使沉降速度增加，以实现离心液中粒子沉降去除或不同密度粒子分离的方法。

05.209　超速离心　ultracentrifugation

在超速离心机中，应用强大的离心力分离、制备、分析物质的方法。

05.210　梯度离心　gradient centrifugation

被离心样品置于成梯度分布的介质中进行水平或垂直离心。常用的介质有蔗糖及氯化铯，前者需事先在离心管中配制好连续或不连续梯度，后者配成一定浓度溶液，在离心过程中会形成连续梯度。

05.211　离子交换树脂　ion exchange resin

一种高分子量、不溶性、分支的离子化多聚物。用来作为离子交换层析的载体，有天然的、也有人工合成的。

05.212　电泳图　electrophoretogram

区带电泳图形的记录。其形式或电泳载体本身或为对它的扫描图。

05.213　凝胶电泳　gel electrophoresis

在外加电场的作用下，以凝胶为支持物，使带电颗粒(如不处于等电状态的蛋白质分子)向着与其电性相反的电极方向移动的技术。

05.214　区带电泳　zone electrophoresis

电泳过程中，不同的离子成分在均一的缓冲液体系中分离成独立的区带，是目前应用最广泛的电泳技术。

05.215　聚丙烯酰胺凝胶电泳　polyacrylamide gel electrophoresis

以聚丙烯酰胺凝胶作为支持物的区带电泳。

05.216　圆盘电泳　disc electrophoresis

一种聚丙烯酰胺凝胶电泳技术，在其凝胶系统中使用了不连续的 pH、离子强度、缓冲液成分和凝胶浓度。在电泳一开始被分离的物质就在凝胶中形成了圆盘状，随着电泳的进行被分离的区带继续保持圆盘状。

05.217　等速电泳　isotachophoresis

在样品中加有领先离子(其迁移率比所有被分离离子的大)和终末离子(其迁移率比所有被分离离子的小)，样品加在领先离子和终末离子之间，在外电场作用下，各离子进行移动，经过一段时间电泳后，达到完全分离。

05.218　等电聚焦电泳　isoelectrofocusing

具有不同等电点的两性电解质在电场中自动形成 pH 梯度，使被分离物移至在各自等电点的 pH 处聚集成很窄的区带的电泳。

05.219　圆二色性　circular dichroism

由不对称分子组成的物质是光学各向异性的，即 L 与 R 两束圆偏振光在这类物质中的传播速度不相等的现象。假如光学各向异性物质在某一波长有吸收，那将在该时对 L 光和 R 光有不同的吸收，如该物质的吸光率是 A，而对 L 光和 R 光的吸光率是 A_L 和 A_R，A_L 和 A_R 的差$\Delta A = A_L - A_R$，称为圆二色性。

05.220　膜电位　membrane potential

膜两侧因电解质种类(或浓度)不同而导致离子迁移时所产生的电位差。

05.221　膜流动性　membrane fluidity

膜脂和膜蛋白两类分子的运动状态。是生物膜的基本特征之一。

05.222　膜通透性　membrane permeability

通透性是膜的一种基本性质。它反映分子、离子可以通过膜的能力。它可以用每种物质在每秒内通过每平方厘米膜的物质的量即跨膜通量 mol/(s·cm^2)表示。

05.223 血液流变学 hemorheology
研究在循环系统中血流物理性质的一门学科，研究内容包括人和动物体内血液流动和细胞变形、血液与血管和心脏之间相互作用、血细胞流动性质及生物化学成分等。

05.224 血液黏度 blood viscosity
血液流动时邻近两层平行流体层互相位移时的摩擦而形成的阻力。

05.225 仿生学 bionics
一门通过研究和探索生物系统的结构、能量转换、信息控制过程的特性、机制等，以用来改造和创造新的机械、仪器、建筑构型、工艺过程、自动装置等工程技术系统的综合性学科。

05.226 分子筛 molecular sieve
具网状结构的天然或人工合成的化学物质。如交联葡聚糖、沸石等，当作为层析介质时，可按分子大小对混合物进行分级分离。

05.227 歧化反应 dismutation reaction
一个化合物起着氧化和还原两种作用的反应。同一物质中同一价态的同一元素间发生的氧化还原反应(发生歧化的元素会部分升价、部分降价)。

05.228 水解 hydrolysis
物质与水发生的复分解反应。

05.229 去溶剂化 desolvation
溶胶胶粒的溶剂化层在受热或加入其他溶剂(它和原失溶剂有较强的结合力)的条件下，溶剂化层被削弱，导致胶体聚沉的现象。

05.230 缔合 association reaction
相同或不同分子间不引起化学性质的改变，而依靠较弱的键力(如配位共价键、氢键)结合的现象。

05.231 配位化合物 coordination compound
一类由中心原子(包括原子或离子)和围绕它的配位体(包括离子或分子)通过配位键相结合的化合物。

05.232 螯合作用 chelation
具有两个或两个以上配位原子的配体与同一个金属离子形成螯合环的化学反应。

05.233 络合剂 complexant
能与金属离子形成络合离子的化合物。

05.234 水合 hydration
表示水与包括细胞物质在内的亲水物质缔结的一般倾向。

05.235 胶凝作用 gelation
溶胶受改变温度或加入电解质的影响，失去流动性而成凝胶的过程。

05.236 迁移 migration
在场的作用下，物质的分子、离子或其他粒子等沿一定方向的运动。场可以是电场、磁场、重力场或离心力场、浓度场等。

05.237 消化 digestion
机体通过消化管的运动和消化腺分泌物的酶解作用，使大块的、分子结构复杂的食物，分解为能被吸收的、分子结构简单的小分子化学物质的过程。

05.238 陈化 aging
沉淀生成后，将沉淀与母液一起放置一段时间，沉淀内部将发生不可逆的再结晶过程。通过陈化作用，可以获得晶形完整、粒大而纯净的沉淀。

05.239 酶电极 enzyme electrode
一种酶的电极，酶常被放在电极周围的凝胶基质中或电极周围玻璃纸膜中的液膜内。这类电极可特异性地测定该酶所催化反应中反应物或反应产物的浓度。

05.240 渗透[作用] osmosis

当溶液与纯溶剂(或两种浓度不同的溶液)在半透膜隔开的情况下，溶剂(或较稀溶液中的溶剂)通过半透膜向溶液(或较浓溶液)扩散的现象。

05.241　悬浮液　suspensoid
以固体为分散相的液溶胶，即由不溶性的固体分散在液体中所形成的分散物系。固体粒子的线性大小在 0.1μm 以上。

05.242　胶体　colloid
分散质粒子在 1~100nm 的分散系，是一种分散质粒子直径介于粗分散体系和溶液之间的一类高度分散的多相不均匀体系。

05.243　胶粒　colloidal particle
形成胶体溶液的分子或分子聚集体，其平均直径在 1~100nm 之间。

05.244　聚集　aggregation
悬浮在气体或液体中的固体或液体微粒，由于布朗运动、涡流、热效应或声波等的作用，相互碰撞而团聚成较大颗粒的过程。

05.245　光散射　light scattering
由物质所引起的光的分散，其方向与入射光不同。常指大分子溶液所散射的光，可用于大分子溶液中溶质分子量的测定。

05.246　表面能　surface energy
物质的表面具有表面张力σ，在恒温恒压下可逆地增大表面积 dA，则需功σdA，因为所需的功等于物系自由能的增加，且这一增加是由于物系的表面积增大所致，故称为表面能。

05.247　表面张力　surface tension
单位长度上沿着表面切线方向垂直作用于边界的收缩力。单位是 N/m。

05.248　界面张力　interfacial tension
两个液相之间界面处的表面张力。

05.249　表面活性　surface activity
溶质使溶剂表面张力降低的性质。

05.250　凝固作用　coagulation
经过一系列化学反应，物质由液态变为凝胶或者固态的过程。比如血块形成的过程。

05.251　凝集　agglutination
微生物或细胞(如红细胞)，由于抗体和细胞表面的抗原相互反应，与抗原决定簇间成桥式连接而结团或形成絮状物的过程。

05.252　黏度计　viscometer
用于测定流体(液体和气体)黏度的仪器。主要有毛细管黏度计、旋转黏度计和落球黏度计三类。

05.253　大网络树脂　macroreticular resin
一种非离子型、大孔结构的球形聚合物。具有表面积大、易解吸、机械强度高、流体阻力小、可重复使用等特点。

05.254　聚电解质　polyelectrolyte
线型或歧化的合成和天然水溶性高分子，其结构单元上含有能电离的基团。

05.255　黏均分子量　viscosity-average molecular weight
由黏度法测定的聚合物的平均分子量。

05.256　相对黏度　relative viscosity
表示高分子溶液黏度的一种方式。如果溶液的黏度为 η，其溶剂的黏度为 η_0，则该溶液的相对黏度 $\eta_{rel}=\eta/\eta_0$。

05.257　牛顿流体　Newtonian fluid
切应力(τ)与切变速度(D)成正比的流体。其流动性质可用公式表示：$\tau=\eta D$，式中的比例系数 η 称为黏滞系数。对于牛顿流体，黏度在一定温度下是常数，不随切变速度而变。

05.258　非牛顿流体　non-Newtonian fluid
不符合牛顿公式的流体，主要有高分子溶液及胶体溶液等。非牛顿流体的切应力与切变速度的比值(τ/D)称为表观黏度，常用 η_a 表示。表观黏度不仅是温度的函数，而且与切变速度有关。

05.259 自溶[作用] autolysis
生物体内部组织或细胞由于自身产生的酶的作用而发生破坏的过程。

05.260 百分饱和度 percent saturation
一种溶液的盐浓度与同一种盐的饱和溶液浓度之比并乘以100。

05.261 被吸附物 adsorbate
从溶液或气相中被吸附至另一物质表面的物质。

05.262 提取 extraction
将某种物质溶解在一溶剂中，使该物质从一种固体或一种液体混合物中分离出来。

05.263 提取物 extract
从某一生物原材料经一定的工艺制得的多组分的、未经纯化的制品。

05.264 粗提物 crude extract
由生物原材料得到的未经纯化的制品，尤指匀浆过的组织或破碎细胞的制品。通常用离心法除去未破细胞和细胞残渣后的部分。

05.265 纯化 purification
从一样品中除掉杂质，得到只含一种类型分子的过程。

05.266 纯度 purity
制品中含有单一型分子的程度。

05.267 捣碎器 blender
系由电动机、盛器和刀具等组成的一种小型器具。刀具能高速转动，所产生的剪切力对生物材料具有混合、匀浆、分散液体和/或固体的功能。

05.268 固定化酶 immobilized enzyme
用物理的或化学的方法使酶与水不溶性大分子载体结合或把酶包埋在水不溶性凝胶或半透膜的微囊体中制成的酶。酶固定化后一般稳定性增加，易从反应系统中分离，且易于控制，能反复多次使用。

05.269 细胞色素 cytochrome
一类以铁卟啉(或血红素)作为辅基的电子传递蛋白。广泛参与动、植物，酵母以及好氧菌、厌氧光合菌等的氧化还原反应。

05.270 生物膜 biomembrane
起着划分和分隔细胞和细胞器作用、镶嵌有蛋白质的脂双层膜，也是与许多能量转化和细胞内通信有关的重要部位。

05.271 载体 vector
在基因工程重组 DNA 技术中将 DNA 片段(目的基因)转移至受体细胞的一种能自我复制的 DNA 分子。

05.272 微粒体 microsome
在细胞匀浆和差速离心过程中获得的由破碎的内质网自我融合形成的近似球形的膜囊泡状结构。包含内质网膜和核糖体两种基本成分。

05.273 烷基三甲基季铵化合物 alkyl trimethyl ammonium compound
烷基三甲基季铵，分子式：$(CH_3)_3N—R·X$；在水中溶解度依 R 基的大小而异，R 基较小时，在水中溶解度大，随 R 基增大，在水中溶解度降低，而在非极性溶剂中的溶解度增大。如氯化四甲基铵易溶于水而不溶于非极性溶剂，氯化三甲基十八烷基铵在水中的溶解度较小。

05.274 高碘酸裂解 periodate cleavage
具有邻二醇的化合物与高碘酸反应，发生邻二醇的C—C 键断裂，生成两分子羰基化合物。在反应混合物中加入 $AgNO_3$ 溶液，有白色沉淀生成。可用于邻二醇的鉴别。此外，还可根据邻二醇与 HIO_4 反应生成的产物来推测邻二醇的结构，如果在分子中有多个相邻羟基，则可以在多处发生断裂。该反应是定量的，每断裂一组邻二醇结构，消耗一分子 HIO_4，根据 HIO_4 的用量可推知反应物分子中有多少组邻二醇结构。

05.275　高能磷酸化合物　high-energy phosphate compound

机体内有许多磷酸化合物如腺苷三磷酸、3-磷酸甘油酸、氨甲酰磷酸、磷酸烯醇式丙酮酸、磷酸肌酸、磷酸精氨酸等，它们的磷酸基团水解时可释放出大量的自由能，这类化合物称为高能磷酸化合物。

05.276　离子强度　ionic strength

溶液中每种离子的质量摩尔浓度乘以该离子的价数的平方所得诸项之和的一半，通常以 I 表示。表达了溶液中离子的电性强弱的程度。

05.277　脱色　decolorization

用化学方法去掉物质原来色素的过程。

05.278　梯度　gradient

设体系中某处的物理参数(如温度、速度、浓度等)为 W，在与其垂直距离的 dy 处该参数为 W+dW，则称为该物理参数的梯度，也即该物理参数的变化率。

05.279　匀浆化　homogenization

使组织、细胞或细胞组分破裂并使它们成为均匀的小颗粒悬浮液的过程。

05.280　渗出　transudation

炎症局部组织血管内的液体和细胞成分，通过血管壁进入组织间质、体腔、黏膜表面的过程。渗出是炎症最具特征性变化。

05.281　渗出液　transudate

由于渗出作用而渗出的液体。

05.282　蒸发　evaporation

只发生在液体表面的汽化过程。

05.283　解聚　depolymerization

采用化学方法(如酸解或碱解)或酶学方法使由共价键结合的高聚物(如核酸、蛋白质、多糖等)降解成低聚物和/或单体的反应。

05.284　沉积　deposition

悬浮在液体中的固体颗粒的连续沉降的行为。

05.285　去蛋白作用　deproteinization

从生物样品中除去蛋白质。

05.286　回收　recovery

从废物中分离出来的有用物质经过物理或机械加工成为再利用的制品。

05.287　冷冻　refrigeration

应用热力学原理，用人工制造低温的方法。

05.288　再生　regeneration

生物体的整体或器官受外力作用发生创伤而部分丢失，在剩余部分的基础上又生长出与丢失部分在形态与功能上相同结构的过程。化学上指通过各种处理，使失活催化剂恢复活性或选择性的过程。

05.289　孵化　incubation

将生物体、反应混合物及其他材料样品保持在恒温箱或其他恒温环境中的过程。

05.290　发酵　fermentation

细菌和酵母等微生物在无氧条件下，酶促降解糖分子产生能量的过程。

05.291　滤器　filter

过滤用的装置。一种多孔性物品或物质(如布、纸或砂)，作为一种介质用来从所通过的液体或气体中分离出悬浮物质或不溶解杂质或色素物质。

05.292　滤液　filtrate

透过过滤介质的澄清液体。

05.293　过滤　filtration

借助粒状材料或多孔介质截除液体中悬浮固体的过程。分离悬浮在气体或液体中的固体物质颗粒的一种单元操作，用一种多孔的材料(过滤介质)使悬浮液(滤浆)中的气体或液体通过(滤液)，截留下来的固体颗粒(滤渣)存留在过滤介质上形成滤饼。

05.294　上清液　supernatant

离心或自然沉降后的上层清液。

05.295　电渗析　electrodialysis

又称“电透析”。利用半透膜的选择透过性来分离不同的溶质粒子(如离子)的方法。在电场作用下进行渗析时，溶液中的带电的溶质粒子(如离子)通过膜而迁移到膜的另一边。

05.296　母液　mother liquor

化学沉淀或结晶过程中分离出沉淀或晶体后残余的饱和溶液。

05.297　活性物质　active substance

体内广泛存在、具有生理、药理活性的内源性物质。作用于机体的多种靶器官，产生特定的生理或病理反应。

05.298　变态反应　allergy

机体对某些抗原初次应答后，再次接受相同抗原刺激时，发生的一种以机体生理功能紊乱或组织细胞损伤为主的特异性免疫应答。

05.299　氨基酸组成　amino acid composition

一种肽或蛋白质的组成，用构成它的氨基酸的相对量和种类来表示。通常以摩尔百分数表示。

05.300　硫酸铵分级分离　ammonium sulfate fractionation

根据不同的蛋白质在硫酸铵溶液中具有不同的溶解度而进行的蛋白质分离技术。用于酶、蛋白质的分离纯化。

05.301　扩增　amplification

在一定条件下，把特定的基因(群)加以大量复制的现象。

05.302　杂交瘤细胞　hybridoma

在制备单克隆抗体过程中，用骨髓瘤细胞和效应B细胞融合而成的细胞。

05.303　过敏反应　anaphylactic response

已免疫的机体在再次接受相同物质的刺激时所发生的反应。反应的特点是发作迅速、反应强烈、消退较快；一般不会破坏组织细胞，也不会引起组织损伤，有明显的遗传倾向和个体差异。

05.304　过敏症　anaphylaxis

人体接触或注射了并未超量、平时能够承受的特种抗原时，突然发生迅猛异常的生理性反应的症状。

05.305　抗体　antibody

机体在抗原物质刺激下，由B细胞分化成的浆细胞所产生的、可与相应抗原发生特异性结合反应的免疫球蛋白。

05.306　单克隆抗体　monoclonal antibody

将抗体产生细胞与具有无限增殖能力的骨髓瘤细胞相融合，通过有限稀释法及克隆化使杂交瘤细胞成为纯一的单克隆细胞系而产生的抗体。由于这种抗体只针对一个抗原决定簇，又是单一的B细胞克隆产生的，故名。是结构和特异性完全相同的高纯度抗体。

05.307　无菌　asepsis

系统中无活的微生物存在。

05.308　自溶产物　autolysate

因自溶作用而得到的破碎细胞的悬浮体。

05.309　集落　colony

从单一的细胞在固体培养基内或表面生长出一群相接触的细胞。

05.310　相容性　compatibility

两种或两种以上物质混合时，不产生相斥分离的现象。

05.311　竞争性抑制　competitive inhibition

通过增加底物浓度可以逆转的一种酶抑制类型。一个竞争性抑制剂通常与正常的底物或配体竞争同一个蛋白质的结合部位。这种抑制使得酶促反应速度达到最大反应速度一半时所对应的底物浓度(K_m)增大，而最大酶促反应速度(V_{max})不变。

05.312 组分 component, constituent
混合物(包括溶液)中的各个成分。

05.313 互补性 complementarity
两个相互作用的大分子表面彼此匹配和互相适应。互补性在底物对酶的结合、抗原对抗体的结合、一股核酸链结合于另一股链等过程中起一定作用。

05.314 逆流 countercurrent
又称“*反流*”。一种物质逆着自己的浓度梯度从膜的A侧移动到B侧的现象。这是由于在膜两侧间平衡建立后，加入结构上与B侧有关的一种物质而引起的。逆流的发生是两种物质在单一载体中以相反方向移动的结果。

05.315 逆流分布法 countercurrent distribution
又称“*反流分布法*”。以化合物在两个不互混的液相中溶解度的差异为依据的一种多步骤分离技术。这些化合物沿着很多分配管移动时在两个互不混合的液相间被反复地再分配。

05.316 降压物质检查法 test of depressor substance
将一定量的组胺对照品与一定量的供试品，按一定顺序和间隔，分别注入麻醉猫(或狗)静脉，比较二者引起血压下降的程度，以判定试品中降压物质的限度是否符合规定的一种方法。在一些抗生素和生化药品中常常含有组胺或其他导致血压下降的物质。

05.317 乳光 opalescence
又称“*乳色*”。乳白色或像珍珠光泽那样柔和的辉光。是胶态集合体或超显微晶质(如蛋白石、珍珠质或玉髓等的光色)，其起因类似丁达尔效应，即胶体分散相或超显微粒子的漫反射效应。

05.318 制备色谱法 preparative chromatography
利用能处理较大量试样的色谱系统，进行分离、切割和收集，以获得一种或多种色谱纯物质的色谱技术。

05.319 制备薄层色谱法 preparative thin layer chromatography
以提纯化合物为目的，在载板上增加薄层的厚度，使其能处理较大量试样的薄层色谱法。除厚层板薄层色谱法外，还有多层板薄层色谱、离心薄层色谱、棒型薄层色谱等。

05.320 效应物 effector
通过增加或降低通道反应速率的调节通道的分子、化学物质或结构。

05.321 效应物部位 effector site
细胞表面与效应物(通常是酶，如腺苷酸环化酶、磷酸酯酶等)相结合的区域。

05.322 自由基负离子 radical anion
带有一个不成对电子的负离子。通常由一个电中性的有机分子得到一个电子而生成，是还原反应的中间体。

05.323 自由基正离子 radical cation
带有一个不成对电子的正离子。通常由一个电中性的有机分子失去一个电子生成，是氧化反应的中间体。

05.324 食品添加剂 food additive
为改善食品品质和色、香、味以及为防腐和加工工艺的需要而加入食品中的化学合成物质或天然物质。

05.325 发酵工程 fermentation engineering
采用工程技术手段，利用生物(主要是微生

物)和有活性的离体酶的某些功能，为人类生产有用的生物产品，或直接用微生物参与控制某些工业生产过程的一种技术。

05.326 原核生物 prokaryote
由原核细胞构成的生物。细胞中无膜围的核和其他细胞器。包括古核生物和细菌。染色体分散在细胞质中，不具有完全的细胞器官并主要通过二分分裂繁殖。如细菌、蓝藻、支原体和衣原体。与古核生物、真核生物并列构成现今生物三大进化谱系。

05.327 真核生物 eukaryote
由真核细胞构成的生物。具有细胞核和其他细胞器。所有的真核生物都是由一个类似于细胞核的细胞(胚、孢子等)发育出来，包括除病毒和原核生物之外的所有生物。与古核生物、原核生物并列构成现今生物三大进化谱系。

05.328 基因 gene
含特定遗传信息的核苷酸序列，是遗传信息的最小功能单位。

05.329 遗传信息 genetic information
编码于DNA或RNA(一些病毒)核苷酸序列中的可遗传的生物信息。

05.330 顺反子 cistron
即结构基因，为决定一条多肽链合成的功能单位，约1000bp。

05.331 基因定位 gene mapping
利用杂交、侧交和自交，分别求出基因间的交换率和相对距离，然后在染色体上确定基因间的排列顺序的过程。是对基因于染色体上或其他载体上所在位置、线形排列顺序及距离的测定，并绘制出遗传图。

05.332 突变 mutation
基因的结构发生改变而导致细胞、病毒或微生物的基因型发生稳定的、可遗传的变化的过程。

05.333 调节基因 regulatory gene
控制一个或多个其他基因表达的基因。能编码蛋白质。在基因编码微小 RNA 情况下，也可作用在RNA水平上。

05.334 复制 replication
用亲代分子作为合成的模板，由一个亲代DNA或一个亲代RNA合成一个新的子代分子的过程。

05.335 复制体 replisome
参与 DNA 复制的蛋白质复合物。其中至少含有 DNA 聚合酶及引发体(引发酶与其他分子的复合物)、单链结合蛋白、解旋体等。复制体位于每个复制叉处进行染色体 DNA 复制的聚合反应。

05.336 复制子 replicon
能够进行独立复制的单位，如质粒DNA等。

05.337 半保留复制 semiconservative replication
一种双链脱氧核糖核酸(DNA)的复制模型，其中亲代双链分离后，每条单链均作为新链合成的模板。因此，复制完成时将有两个子代 DNA 分子，每个分子的核苷酸序列均与亲代分子相同。

05.338 引物 primer
含游离3′-羟基并引发聚合反应的寡核苷酸序列。

05.339 复制型 replicating form
病毒核酸在细胞复制过程中形成的中间产物。如单链DNA或RNA病毒在复制期间形成的双链中间物。

05.340 修复 repair
损伤造成机体部分细胞和组织丧失后，机体对所形成缺损进行修补恢复的过程。也指由各种酶(如 DNA 聚合酶、连接酶等)协同作用，修复DNA突变损伤，以保持DNA分子中信息完整的分子生物学过程。

05.341 置换 replacement

一种元素把某种化合物中的其他元素替换出来。

05.342 限制[性内切核酸]酶 restriction endonuclease

一种在特殊核苷酸序列处水解双链 DNA 的内切酶。I 型限制性内切核酸酶既催化宿主 DNA 的甲基化，又催化非甲基化的 DNA 的水解；而II型限制性内切核酸酶只催化非甲基化的 DNA 的水解。

05.343 逆转录酶 reverse transcriptase

一种催化以 RNA 为模板合成 DNA 的 DNA 聚合酶。具有催化 RNA 指导的 DNA 合成、水解 RNA 和 DNA 指导的 DNA 合成的酶活性。

05.344 转录酶 transcriptase

一种能够催化 DNA 转录的酶。即以 DNA 为模板，催化从核苷-5′-三磷酸合成 RNA 的酶。

05.345 转录子 transcripton

一段可被 RNA 聚合酶转录成一条连续的 mRNA 链的 DNA，包括转录的起始和终止信号。一个简单的转录单位只携带合成一种蛋白质的信息，复合转录单位则可携带不只一种蛋白质分子的信息。

05.346 识别 recognition

大分子间特异结合的相互作用。

05.347 错配 mispairing, mismatching

双链核酸分子的一链中的一碱基与另一链中相应位置的碱基不能互补，结果造成不完全的碱基配对。

05.348 质粒 plasmid

染色体外能够进行自主复制的遗传单位。包括真核生物的细胞器和细菌细胞中染色体以外的 DNA 分子。现在习惯上用来专指细菌、酵母菌和放线菌等生物中染色体以外的 DNA 分子。

05.349 超螺旋 superhelix

DNA 双螺旋本身进一步盘绕形成的结构。有正超螺旋和负超螺旋两种，负超螺旋的存在对于转录和复制都是必要的。

05.350 重组 recombination

产生出部分基因来自一个亲本、部分基因来自遗传性不同的另一个亲本的后代的现象。重组后代的基因组合不同于双亲中的任何一个。高等生物可以用自由结合或者交换的方法进行重组。低等生物可以用转化、接合或者转导的方法进行重组。

05.351 克隆 clone, cloning

(1)来自同一个祖先、经过无性繁殖所产生相同的分子(DNA、RNA)、细胞的群体或遗传学上相同生物个体。(2)又称“无性繁殖系”。遗传组成完全相同的分子、细胞或个体及其组成的一个群体。(3)利用体外重组技术将某特定的基因或 DNA 序列插入载体分子的操作过程。

05.352 聚合酶链反应 polymerase chain reaction

通过模拟天然基因的复制过程，快速扩增 DNA 基因的一种体外方法。

05.353 印迹 blotting

通过接触吸附的方式，将 DNA、RNA 或蛋白质等大分子从一种介质转移至另一种介质的过程。

05.354 插入 insertion

(1)DNA 或 RNA 的一种突变形式，在多核苷酸链内插入了一个或多个额外核苷酸的过程。(2)在 DNA 或 RNA 链中增加一个或多个额外核苷酸的过程。

05.355 转化 transformation

细菌接纳外源 DNA 而引入新的基因标记。

05.356 转染 transfection

通过病毒核酸进入细胞而实现的遗传转化。

05.357　转导　transduction

通过噬菌体感染将 DNA 转入宿主细胞并产生新性状的过程。

05.358　转录　transcription

DNA 的遗传信息被拷贝成 RNA 的遗传信息的过程。

05.359　逆转录　reverse transcription

又称"反转录"。以 RNA 为模板，在逆转录酶催化下转录为双链 DNA 的过程。

05.360　互补 DNA　complementary DNA

通过逆转录酶由 mRNA 模板合成的双链 DNA。

05.361　正链　plus strand

双链 DNA 分子中，碱基序列与转录产物一致的那条单链。

05.362　负链　minus strand

与正链相应的互补的反平行链。

05.363　有义链　sense strand

DNA 双链中，用于转录 mRNA 的那条链。

05.364　反义链　antisense strand

DNA 双链中，不用于转录 mRNA 的那条链。

05.365　互补链　complementary strand

若一条核酸链的碱基序列与另一条核酸链的碱基序列反平行配对，则二者互称互补链。

05.366　剪接　splicing

除去并连接 DNA、RNA 或多肽链片段，形成新的遗传重组体或改变原有的遗传结构的过程。如 DNA 重组时的剪接过程。

05.367　启动子　promoter

决定 RNA 聚合酶转录起始位点的 DNA 序列。

05.368　增强子　enhancer

远离转录起始点（1~30kb）、决定基因的时间、空间特异性表达、增强启动子转录活性的 DNA 序列。

05.369　终止　termination

mRNA 合成（也就是转录）在终止子部位的停止，蛋白质合成（也就是翻译）在终止密码子处的停止。

05.370　操纵子　operon

启动基因、终止基因和一系列紧密连锁的结构基因的总称。

05.371　翻译　translation

以 mRNA 为直接模板，tRNA 为氨基酸运载体，核蛋白体为装配场所，共同协调完成蛋白质生物合成的过程。

05.372　编码　coding

按照指令编排特定蛋白质的氨基酸残基序列的过程。

05.373　密码子　codon

mRNA（或 DNA）上的三联体核苷酸残基序列。该序列编码着一个指定的氨基酸，tRNA 的反密码子与 mRNA 的密码子互补。密码子具有连续性、简并性、方向性和通用性的特点。

05.374　反密码子　anticodon

tRNA 分子的反密码子环上的三联体核苷酸残基序列。在翻译期间，反密码子与 mRNA 中的互补密码子结合。

05.375　转化子　transformant

接受了外源遗传物质（如质粒 DNA 等）使遗传特性发生了改变的细菌。可以通过选择培养液等方法鉴定获得。

05.376　转导子　transductant

借助病毒、噬菌体或其他方法将外源 DNA 导入细胞并整合到基因组上的细胞克隆。

05.377　基因操作　genetic manipulation

对生物体的遗传物质进行人为的操作，使之发生修饰和改变的过程。

05.378 基因组 genome
个体或细胞所含的全套基因的总和。

05.379 基因库 gene pool
一个种群全部个体所带有的全部基因的总和。

05.380 基因文库 gene library
单个基因组的 DNA 片段克隆集合体。

05.381 遗传密码 genetic code
核苷酸序列所携带的遗传信息。编码 20 种氨基酸和多肽链起始及终止的一套 64 个三联体密码子。

05.382 操纵基因 operator gene
(1)操纵子中与阻遏物结合的一段特定核苷酸序列。对相邻的结构基因的转录活动有控制作用。(2)操纵子中与一个或一组结构基因相邻并控制它们转录的基因。

05.383 片段 fragment
由整体破裂成的小段。如由于限制性核酸内切酶切割所产生的 DNA 的一个片段。

05.384 起始密码子 initiation codon
蛋白质翻译过程中被核糖体识别并与起始 tRNA(原核生物为甲酰甲硫氨酸 tRNA，真核生物是甲硫氨酸 tRNA)结合而作为肽链起始合成的信使核糖核酸(mRNA)三联体碱基序列。大部分情况下为 AUG，原核生物中有时为 GUG 等。

05.385 外显子 exon
真核生物基因中与成熟 mRNA、rRNA 或 tRNA 分子相对应的 DNA 序列。为编码序列。

05.386 碱基对 base pair
核酸中两条链间的配对碱基。如腺嘌呤–胸腺嘧啶(A-T)对、腺嘌呤–尿嘧啶(A-U)对、鸟嘌呤–胞嘧啶(G-C)对、鸟嘌呤–尿嘧啶(G-U)对等。碱基对数目是表征 DNA 或双链 RNA 的链长单位。

05.387 碱基配对 base pairing
核酸中两条单链的碱基间主要通过氢键形成的一种特定的联系。主要配对方式有：腺嘌呤–胸腺嘧啶(A-T)配对、腺嘌呤–尿嘧啶(A-U)配对、鸟嘌呤–胞嘧啶(G-C)配对、鸟嘌呤–尿嘧啶(G-U)配对等。

05.388 互补碱基 complementary base
在核酸分子中，可以通过氢键相互配对的碱基。

05.389 碱基置换 base substitution
在核酸分子中，一个或一种碱基被另一个或一种碱基所替换。结果使其性质和功能发生改变，如可改变密码子的序列。

05.390 探针 probe
在分子杂交中用来检测互补序列的带有标记的单链 DNA 或 RNA 片段。

05.391 基因表达 gene expression
细胞在生命过程中，把储存在 DNA 顺序中的遗传信息经过转录和翻译，转变成具有生物活性蛋白质分子的过程。生物体内的各种功能蛋白质和酶都是同相应的结构基因编码的。

05.392 表达载体 expression vector
携带外源 DNA 并使之在宿主细胞中表达的载体。

05.393 基因疗法 gene therapy
将缺陷基因的野生型拷贝引入患者细胞内以治疗疾病的方法。

05.394 DNA 标记 DNA marker
用于 DNA 电泳时的一组已知分子量的 DNA 片段参比物质。

05.395 DNA 测序 DNA sequencing
对 DNA 分子的核苷酸排列顺序的测定，也就是测定组成 DNA 分子的 A、T、G、C 的排列顺序。常用的方法有桑格–库森法和马克萨姆-吉尔伯特法等。

05.396　Taq DNA 聚合酶　Taq DNA polymerase

来自水生栖热菌的耐热性 DNA 聚合酶。是一种连续作用的酶，能在体外合成长的靠引物延伸的 DNA 产物。当升温时活性最高，能增强引物延伸反应的特异性。

05.397　白蛋白　albumin

又称“清蛋白”。由肝实质细胞合成，为含585个氨基酸残基的单链多肽，分子量为66 458，分子中含17个二硫键，不含有糖的组分。在体液pH7.4的环境中，白蛋白为负离子，每分子可以带有200个以上负电荷。它是血浆中很主要的载体，是血浆中含量最多的蛋白质，占血浆总蛋白的 40%~60%。许多水溶性差的物质可以通过与白蛋白的结合而被运输。

05.398　包含体　inclusion body

重组蛋白在原核细胞内聚集成的不溶性固体颗粒，大小为0.5~1μm。

05.399　补体受体　complement receptor

可与相应的补体活性片段或调解蛋白结合，介导补体生物学效应的受体。包括CR1-CR5、C3aR、C2aR、C4aR等。

05.400　插入失活　insertional inactivation

因外源 DNA 的插入而导致基因失活的现象。常被用于检测含有外源DNA的重组体。

05.401　沉默基因　silent gene

在特定条件下，因不能表达其产物而无法显示其表型特征的一类基因。

05.402　同义突变　synonymous mutation

又称“沉默突变(silent mutation)”。突变虽然替换了碱基，但氨基酸顺序未变，保持野生型的功能。

05.403　澄清裂解液　cleared lysate

由于溶胞作用所得到的澄清的破裂细胞悬浮液。

05.404　醇沉　ethanol precipitation

在含有糖类、蛋白质或 DNA 的水溶液中，加入乙醇，通过改变溶剂的极性而改变混合组分溶液中上述组分的溶解度，使其从溶液中析出的过程。

05.405　大分子　macromolecule

分子量在 10 000 Da 以上甚至达数百万的高分子量的天然产物或合成高聚物。蛋白质、核酸、多糖、合成纤维等为大分子化合物。它们由结构单元(相当于一个共价小分子)以共价键结合而成。结构为线形、网状或三维体形。

05.406　代谢工程　metabolic engineering

通过基因工程方法改变细胞的代谢途径。

05.407　单链抗体　single chain antibody

由免疫球蛋白的重链可变区(V_H)和轻链可变区(V_L)通过一段连接肽连接而成的重组蛋白。具有完全抗原结合位点的最小抗体片段，大小为完整抗体的六分之一，分子量约为27kDa，是由基因工程方法获得。

05.408　蛋白酶　proteinase

催化多肽或蛋白质分子内肽键裂解的酶的统称。分子量一般在20~30kDa，广泛分布于动物、植物以及细菌中，种类繁多，对机体的新陈代谢以及生物调控起重要作用。

05.409　蛋白质剪接　protein splicing

从前体蛋白内切除内含肽，并将外显肽以肽键连接，产生成熟蛋白质的过程。切除内含肽和连接外显肽二者缺一不可。

05.410　蛋白质芯片　protein chip

高密度的蛋白质阵列，是蛋白质阵列的发展。在几平方厘米的面积中可以包含几万个不同的蛋白质点，可用于大规模的分析。

05.411　蛋白质组　proteome

由一个基因组，或一个细胞、组织表达的所有蛋白质。

05.412　寡糖　oligosaccharide
由 2~10 个单糖通过糖苷键连接形成直链或支链的低度聚合糖。

05.413　多拷贝质粒　multicopy plasmid
存在于细菌中的其数量多于每个染色体一个拷贝的质粒。

05.414　多克隆抗体　polyclonal antibody
多种抗原表位刺激机体免疫系统后，机体产生的针对不同抗原表位的混合抗体。

05.415　多肽类抗生素　polypeptide antibiotics
具有多肽结构特征的一类抗生素。如多黏菌素类(多黏菌素 B、多黏菌素 E)、杆菌肽类(杆菌肽、短杆菌肽)、万古霉素等。

05.416　肽脱甲酰基酶　peptide deformylase
作用于 N—C 键的重要水解酶，它促进甲酰化甲硫胺基肽的水解产生甲硫胺基肽。是细菌蛋白质合成过程中的关键酶之一，也是新抗菌药物筛选的一个可选择的靶位。

05.417　反义技术　antisense technology
根据碱基互补原理，用人工合成的或生物体中自然存在的寡核苷酸片段或其化学修饰物，结合于目标基因或 mRNA 上的特定序列，抑制或封闭基因表达的技术。

05.418　反义肽　antisense peptide
由反义 RNA 编码和翻译的肽。可与其正义肽分子发生专一性相互作用。

05.419　反义药物　antisense drug
利用反义核酸技术开发的药物。

05.420　非必需氨基酸　non-essential amino acid
可在动物体内合成，作为营养源不需要从外部补充的氨基酸。

05.421　分批培养　batch culture
将微生物或动植物的细胞和培养液一次性装入反应器中，进行培养，细胞不断增加，产物液不断形成，经过一段时间反应后，将整个反应体系取出的培养方法。

05.422　分子伴侣　molecular chaperone
细胞中能够识别正在合成的多肽或部分折叠的多肽并与多肽的某些部位相结合，从而帮助这些多肽转运、折叠或装配的蛋白质分子。它本身并成为被帮助折叠的蛋白质的组成部分。目前有 HSP60、HSP70、HSP90、小分子 HSP 和泛素等。

05.423　浮力密度　buoyant density
通过用氯化铯等密度梯度离心法(平衡密度梯度法)所求的高分子物质的密度。由于在浓盐溶液中产生溶媒混合，所以与在稀盐溶液中的密度不一定相同。碱基组成不同的(GC 含量不同)DNA，其浮力密度不同。

05.424　附加体　episome
又称“游离基因”。在细胞中或以游离态、或以与染色体相结合的状态存在着的遗传结构。其存在给细胞带来一定的遗传性状，但它们的缺失并不会造成细胞的死亡。

05.425　干扰素诱导剂　interferon inducer
一种分子量较大的生化制剂。具有诱导机体产生干扰素的作用，同时具有广谱抗病毒、增加机体免疫功能和抑制核酸代谢作用。

05.426　高密度发酵　high density fermentation
应用一定的培养技术和装置提高菌体的发酵密度，使菌体密度较普通培养有显著的提高，最终提高特定产物的比生产率。

05.427　功能性免疫　functional immunity
抗体与相应蛋白质抗原的活性部位或与其他分子的结合部位特异性结合，从而影响抗原作用的发挥。

05.428　固定化培养　immobilized culture
把菌体活细胞固定在固体支持介质上的一

种发酵培养。是把固体培养和液体深层培养特点相结合的一种方法。

05.429　寡核苷酸　oligonucleotide
一类20个以下碱基对的短链核苷酸的总称。寡核苷酸极易与它们的互补对链接，所以常用来作为探针确定DNA或RNA的结构，用于基因芯片、电泳、荧光原位杂交等过程中。

05.430　候选基因　candidate gene
对主基因进行检测中作为候选者的并具有已知生物学功能的基因。

05.431　基因打靶　gene targeting
通过DNA定点同源重组，改变基因组中的某一特定基因，从而在生物活体内研究此基因功能的实验技术。它建立在胚胎干细胞技术和同源重组技术成就的基础上，并促进了相关技术的进一步发展。广泛应用于基因功能研究、人类疾病动物模型的研制以及经济动物遗传物质的改良等方面。

05.432　基因嵌入　gene intercalation
利用内源基因序列两侧或外面的断裂点，用同源序列的目的基因整个置换内源基因的方法。

05.433　基因枪法　biolistics
又称“微弹轰击法”。用微米级金粒包被质粒DNA，以极高速度向细胞或组织冲击而转染细胞的方法。

05.434　基因敲除　gene knockout
在基因组水平上改变或破坏靶基因的结构，使其功能完全丧失的实验技术。

05.435　基因删减　gene subtraction
将生物细胞内一个或一个以上的基因活性予以破坏，使其丧失原有特性。

05.436　基因添加　gene addition
将目的基因导入病变细胞或其他细胞，不去除异常基因，而是通过基因的非定点整合，使其表达产物补偿缺陷基因的功能或使原有的功能得以加强。目前基因治疗多采用此种方式。

05.437　基因芯片　gene chip
固定有寡核苷酸、基因组DNA或互补DNA等的生物芯片。利用这类芯片与标记的生物样品进行杂交，可对样品的基因表达谱生物信息进行快速定性和定量分析。

05.438　基因重组　gene recombination
由于不同DNA链的断裂和连接而产生DNA片段的交换和重新组合，形成新DNA分子的过程。

05.439　结构基因　structural gene
能通过转录、翻译使细胞产生一定的酶系统和结构蛋白，是与生物性状的发育和表型直接相关的基因。

05.440　可读框　open reading frame
自起始密码子到终止密码子之间的核苷酸三联体序列。一般情况下，可读框即指某个基因的编码序列。

05.441　开环DNA　open-circular DNA
如果质粒DNA两条链中有一条链发生一处或多处断裂，分子就能旋转而消除链的张力，形成松弛型的环状分子。

05.442　持家基因　housekeeping gene
维持细胞最低限度功能所不可少的基因。如编码组蛋白基因、编码核糖体蛋白基因、线粒体蛋白基因、糖酵解酶的基因等。这类基因在所有类型的细胞中都进行表达，因为这些基因的产物对于维持细胞的基本结构和代谢功能是必不可少的。

05.443　冷藏　cold storage
某些制剂为保持其活性或其他性质稳定，可短时间存放于2~8℃的环境下保存。若需长时间保存则置于–20℃或更低温度下存放。

05.444　连续培养　continuous culture
与分批培养相对应。当微生物以分批式培养

方式培养到指数期(对数期)的后期时，一方面以一定速度连续流进新鲜培养基；另一方面经搅拌均匀后的培养物又经溢流方式不断流出培养器，从而使其能长时期进行连续生长和产生代谢产物的培养技术。

05.445　两步培养法　two-step culture
第一步使用适合细胞生长的培养基，营养丰富；第二步使用适于次级代谢产物合成的培养基，这种培养基含有较低含量的硝酸盐和磷酸盐，和较低的糖分或少量的碳源。

05.446　密度梯度离心　density gradient centrifugation
用一定的介质在离心管内形成一连续或不连续的密度梯度，将细胞混悬液或匀浆置于介质的顶部，通过重力或离心力场的作用使细胞分层、分离的方法。这类分离又可分为速率区带离心和等密度离心两种。常用的介质为氯化铯、蔗糖和多聚蔗糖。

05.447　内含肽　intein
存在于某些蛋白质前体肽链内部的一些肽段。在转变为成熟蛋白质时，通过非酶促的转肽反应被切除，与其对应的是保留于成熟蛋白质中的外显肽。这些肽段具有核酸酶活性。

05.448　外显肽　extein
某些蛋白质前体中经自我剪接后保存下来的一些肽段。其重新连接成为成熟蛋白质，与被切除的内含肽相对应。

05.449　鸟枪法克隆　shotgun cloning
通过对任意 DNA 片段的克隆建立基因文库的方法。

05.450　嵌入　intercalation
化学上指在两个分子或基团之间加入一个分子，过程可逆。DNA 嵌入时有许多分子可与生物体内的 DNA 发生交互作用，以配体为例，嵌入是配体分子与 DNA 的一种结合方式，当配体大小符合碱基对之间的空隙时，就有可能插入其中，从而造成 DNA 分子结构的扭曲变形。通常嵌入 DNA 的配体是多环类、芳香类，或是平面分子。

05.451　人工抗原　artificial antigen
用化学方法将活化氨基酸聚合，使之成为含有已知化学结构决定簇的合成多肽。

05.452　人工免疫　artificial immunization
根据自然免疫的原理，用人工的方法，使人体获得的特异性免疫。包括自动免疫和被动免疫两种，广泛应用于预防传染病，也用于治疗某些传染病。

05.453　人工自动免疫　artificial active immunity
用人工接种的方法向机体输入抗原性物质，使机体自己产生特异性免疫力。具有免疫力维持时间长的特点。

05.454　溶菌酶　lysozyme
一种能水解致病菌中黏多糖的碱性酶。主要通过破坏细胞壁中的 *N*-乙酰胞壁酸和 *N*-乙酰氨基葡糖之间的β-1，4 糖苷键，使细胞壁分解成可溶性糖肽，导致细胞壁破裂内容物逸出而使细菌溶解。溶菌酶还可与带负电荷的病毒蛋白直接结合，与 DNA、RNA、脱辅基蛋白形成复盐，使病毒失活。

05.455　融合蛋白　fusion protein
(1)通过 DNA 重组技术得到的两个基因重组后的表达产物；(2)介导两个细胞质膜融合的一组蛋白。

05.456　生物芯片　biochip
通过微加工技术和微电子技术在固格体芯片表面构建的微型生物化学分析系统。以实现对细胞、蛋白质、DNA 以及其他生物组分的准确、快速、大信息量的检测。

05.457　噬菌体　bacteriophage

感染细菌、真菌、放线菌或螺旋体等微生物的细菌病毒的总称。

05.458　肽酶　peptidase

食物在消化过程中的一种重要的酶。它们只作用于多肽链的末端，可在多肽的 N 端或 C 端水解氨基酸，主要有氨肽酶、羟肽酶、二肽酶三种。

05.459　脱氧核糖核酸酶　deoxyribonuclease

一类催化 DNA 水解的内切核酸酶。

05.460　微 RNA　microRNA

一类长度为 21~23 个核苷酸，进化上比较保守的非编码蛋白质的单链小 RNA 分子。一般通过 Dicer 酶从具有发夹二级结构的前体 RNA 加工而来。在真核生物的发育、基因表达等一系列过程中发挥了重要作用。

05.461　无细胞系统　cell free system

保留蛋白质生物合成能力的亚细胞器。由于其缺乏许多细胞成分的交互影响，可作为研究细胞内各种生物反应的工具。

05.462　细胞程序性死亡　programmed cell death

一种多细胞按照预定的程序集体自杀的行为，是主动由基因决定的结束生命的过程，细胞内由于受到某种基因调控时所采取的一种主动的有序的死亡方式。包括细胞凋亡和细胞自噬两类。

05.463　细胞凋亡　apoptosis

细胞在一定的生理或病理条件下，受内在遗传机制的控制自动结束生命的过程。多细胞生物在发生、发展过程中，为了保持正常的生理机能，一部分的细胞发生自发性细胞死亡，这种细胞死亡被细胞内一系列相关的分子所调控，并伴随有典型的形态学改变。

05.464　干扰小 RNA　small interfering RNA

受内源或外源(如病毒)双链 RNA 诱导后，细胞内产生的一种长 22~24 个核苷酸的双链小 RNA 分子。能引起特异的靶信使核糖核酸降解，以维持基因组稳定，保护基因组免受外源核酸入侵和调控基因表达。

05.465　药学细胞生物学　pharmaceutical cell biology

以细胞生物学理论、原理和技术为基础，研究其在新药研发、药学研究以及药品生产等方面应用的学科。

05.466　异构酶　isomerase

催化生成异构体反应的酶之总称。是酶分类上的主要类别之一。根据反应方式可分为:差相异构酶、消旋酶、顺反异构酶等。

05.467　异头物　anomer

单糖形成环状结构时，原来的羰基转变成羟基时形成的两种不同构型(α或β)的同分异构体。

05.468　杂交探针　hybridization probe

一小段单链DNA片段(十几到几百个碱基)。用于检测与其互补的核酸序列。双链 DNA 加热变性成为单链，随后用放射性同位素(通常用磷–32)、荧光染料或者酶(如辣根过氧化物酶)标记成为探针。磷–32 通常被掺入组成 DNA 的四种核苷酸之一的磷酸基团中，而荧光染料和酶与核酸序列以共价键相连。

05.469　直接基因转移技术　direct gene transfer

将外源基因通过聚乙二醇(PEG)法、电击法、基因枪法、微注射法、脂质体法、生殖细胞转化法等方法直接导入生物细胞的方法。.

05.470　自身免疫　autoimmunity

机体对自身抗原产生免疫应答的现象。

05.471　组合筛选　combinatorial screening

从多种物质中按预定目标就某几种具有特定性质的物质进行精选的操作过程。

06. 药 物 分 析

06.001　药品标准　drug standard
国家对药品的质量、规格和检验方法所做的技术规定。药品标准是保证药品质量，进行药品生产、经营、使用、管理及监督检验的法定依据。药品的国家标准指《中华人民共和国药典》和国务院药品监督管理部门颁布的药品标准。

06.002　纯化水　purified water
采用蒸馏法、离子交换法、反渗透法或其他适宜的方法制得供药用的水，不含任何添加剂。

06.003　检验报告书　certificate of analysis
对用于药品生产的起始物料、中间体、活性物质、辅料、标准物质及其成品的检测报告的通称。

06.004　多中心临床研究　multiple center clinical trial
由多位研究者按同一试验方案在不同地点和单位同时进行的临床试验。各中心同期开始与结束试验。多中心试验由一位主要研究者总负责，并作为临床试验各中心间的协调研究者。

06.005　复核　technical verification
对药品注册标准的合理性和可控性进行的技术评价。比如进口药品复核。

06.006　进口药品　import drug
国外生产的药品，在中国注册、并经国家主管部门批准，进入中国销售和使用的药品。

06.007　药典附录　general chapter, appendix
药典的组成部分之一，是与药品标准相关的章节或参考资料。包括制剂通则、通用检测方法和指导原则等。

06.008　凡例　general notice
药典的组成部分之一，解释和使用药典正确进行质量检定的基本指导原则。把与正文、附录及质量检定有关的共性问题加以规定，避免在全书中重复说明。

06.009　原研药品　innovator drug
通过了药品管理机构的质量、安全性与有效性评价，第一个获得上市许可的药品。

06.010　多来源药品　multisource pharmaceutical product
药品管理部门用来表述与原研产品治疗等效，具有可互换性的药品的统称。

06.011　标准物质　reference material
供药品标准中物理和化学测试及生物方法试验用，具有确定特性量值，用于校准设备、评价测量方法或者给供试药品赋值的物质。包括标准品、对照品、对照药材、参考品。

06.012　一级标准物质　primary reference material
具有适当的计量学特性，满足使用要求的标准物质。不必参考现有其他标准物质证实其适用性。

06.013　二级标准物质　secondary reference material
采用准确、可靠的方法或直接与一级标准物质相比较的方法，测量标准物质的特性量值，测量准确度满足需要的标准物质。在实验室中通常是指与一级标准物质比对后作为对照使用的工作对照品(标准品)。

06.014　对照品　reference substance
用于物理或化学方法进行药品鉴别、检查、含量测定对照的标准物质。

06.015　标准样品　reference material

一种或多种规定特性足够均匀和稳定的材料。已被确定其符合测量过程的预期用途。

06.016　生物标准物质　biological reference material

生物对照物质的总称。包括生物标准品、生物对照物质和生物对照试剂。

06.017　有证标准样品　certified reference material

采用计量学上有效程序测定了一个或多个规定特性的标准样品，并附有证书提供规定特性值及其不确定度和计量溯源性的陈述。

06.018　国际标准品　international standard

世界卫生组织经过国际协作标定后，对生物或合成来源的物质用国际单位表示生物活性的生物标准物质。

06.019　抗生素国际标准品　international standard for antibiotics

由世界卫生组织批准分发的国际标准物质。主要用于建立地区或国家级抗生素标准品时标化和对照使用。

06.020　化学对照品　chemical reference substancum

用于特定化学和物理检测的经过检定、性质均匀的物质。在检测中需要化学对照品的一个或多个性质与待测样品进行比较，化学对照品应具有满足其用途的适当纯度。

06.021　红外参考图谱　infra-red reference spectrum

供红外分光光度法测定化合物结构时作为对照化合物的红外光谱图。在我国系指《药品红外光谱集》中的药品标准光谱。

06.022　对照溶液　reference solution

用标准物质或供试品制备的溶液。用于药品的鉴别、检查和含量测定的对照。

06.023　供试品溶液　test solution

直接分析测定用的样品溶液的通称。

06.024　对照药材　reference crude drug

一般用于中药材或成药鉴别对照的药材标准物质。

06.025　工作对照品　working reference substance

由生产企业按照二级化学对照品程序制备的二级标准物质。

06.026　权威物质　authentic substance

由药品标准物质研制机构提供的高纯度非标准物质。

06.027　标准比色液　standard color solution

用比色用重铬酸钾液、氯化钴液和硫酸铜液，按一定比例配成黄绿、黄、橙黄、橙红和棕红 5 种不同色谱储备液，再加不同量水稀释制成的溶液。

06.028　分析质量控制　analytical quality control

利用现代科学管理技术和统计方法，对分析实验室的数据进行控制。目的是减少误差、提高数据的准确性和可靠性，保证实验室间结果的可比性。

06.029　结构确证　structure elucidation

对于化学全合成或半合成、微生物发酵以及从动、植物中提取的原料药，使用紫外可见吸收光谱、红外吸收光谱、核磁共振谱、质谱、比旋度、X 射线单晶衍射或 X 射线粉末衍射、差示扫描量热法、热重等物理和化学方法，确证目标化合物结构的过程。

06.030　合成工艺路线　synthetic process

从起始物料(试剂或中间体)开始，经过一步或多步化学反应制备目标化合物(原料药)的过程。

06.031　色谱纯度　chromatographic purity

药品质量标准中采用色谱分析方法检测后

对药物纯度的一种表述方法。常用于未知杂质的分析。

06.032 稳定性试验 stability study

研究原料药或药物制剂在温度、湿度、光线的影响下随时间变化规律的试验。通过该试验为药品的生产、包装、贮存、运输条件提供科学依据，并建立药品的有效期。

06.033 长期稳定性试验 long-term stability test

为确立标签上建议(或批准)的再试验期和货架寿命、在推荐的贮藏条件下进行的稳定性试验。一般指在温度 25℃±2℃，相对湿度 60%±5%放置条件下的稳定性试验。

06.034 稳定性加速试验 accelerated stability test

通过使用超常的贮存条件来加速活性原料药或制剂的化学降解或物理变化的一类稳定性试验。

06.035 强光照射试验 photostability test

药品稳定性研究中影响因素试验的一部分。供试品开口放在装有日光灯的光照箱或其他适宜的装置内，于照度为 4500lx±500lx 条件下进行的稳定性考察试验。

06.036 留样 retention sample

选取原始样本中的部分样品进行保存，供将来检测使用的样品。留样的数量应该满足至少两次分析的需要，每份留样应该有独立的标识、包装和签封。

06.037 货架期 shelf-life

在正确的贮存条件下，预期药品将符合经多批产品稳定性研究制定的质量标准的时间。用来确定每一批产品的有效期。

06.038 气候带 climatic zone

根据气候要素的纬向分布特性而划分的带状气候区。

06.039 起始物料 starting material

除包装材料外用于药品生产的，具有规定质量的所有物料。在原料药的生产中，起始物料是指原料、中间体或用来生产某一原料药的某一活性原料(活性原料的关键结构将进入原料药中)。

06.040 杂质 impurity

药品中除了原料药和辅料以外的任何其他成分。

06.041 未知杂质 unknown impurity

仅通过定性手段，如液相色谱相对保留时间，确定的结构尚未知的杂质。

06.042 有色杂质 foreign pigment

药物中所含的有色的其他物质。按药典附录溶液检查法项下的规定，对有色杂质应当采用比色法进行限量检查。

06.043 有关物质 related substance

药品中与活性药物成分相关的杂质。包括起始物料、中间体、副产物和降解产物。

06.044 指定杂质 specified impurity

在药品质量标准中单独列出并有明确限度规定的杂质或降解产物。

06.045 有机杂质 organic impurity

药物杂质的一类，指药物生产或贮存过程引入的杂质。包括残留溶剂、起始物料、中间体和降解产物等。

06.046 无机杂质 inorganic impurity

重金属、硫酸盐、氯化物等药物中的无机化合物杂质。

06.047 允许日接触量 permitted daily exposure

人体对药物中的残留溶剂或基因毒性杂质的每日允许摄入量(暴露量)。

06.048 检测限 detectability

试样中被测物能被检测出的最低量。常用百

分数、ppm 或 ppb 表示。

06.049　灵敏度　sensitivity
测定样品中符合准确度和精密度要求的最低药物浓度。

06.050　线性　linearity
在设计的范围内，测试结果(响应值)与试样中被测物的浓度或量直接呈正比关系的程度，或说供试物浓度的变化与试验结果成线性关系。数据要求应列出回归方程、相关系数和线性图。

06.051　范围　range
能达到一定精密度、准确度和线性，测试方法适用的高低限浓度或量的区间。

06.052　定量限　limit of quantitation
样品中被测物能被定量测定的最低量。其测定结果应具一定准确度和精密度。

06.053　系统适用性　system suitability
按各品种项下要求对仪器进行适用性试验，即用规定的对照品对仪器进行试验和调整，应达到规定的要求。

06.054　再现性　reproducibility
在不同的实验室，由不同的操作员，使用不同设备，按相同的测试方法，对同一被测对象相互独立进行的测试条件下，测定结果的精密度。

06.055　重复性　repeatability
同一实验室，由同一操作员使用相同的设备，按相同的测试方法，在短时间内对同一被测对象进行的独立测试，测定结果间的一致程度(精密度)。

06.056　粗放度　ruggedness
不同实验室、不同的人员在不同的时间采用不同的仪器设备对同一样品测定结果再现性的评价。

06.057　耐用性　robustness
在测定条件有小的变动时，测定结果不受影响的承受程度。为常规检验提供依据。

06.058　再验证　revalidation
对经过验证的工艺、组分、系统或分析测定方法的可能影响最终结果的变更，再次进行的验证。

06.059　确认　qualification
用于证明和记录设备或辅助系统的正确安装，正确运行并得到预期结果的措施。是验证的一部分。但单个的确认步骤不能构成工艺验证。

06.060　准确性　accuracy
测试结果与接受参照值间的一致程度。

06.061　中间精密度　intermediate precision
实验室内的精密度。即不同时间、不同分析人员、不同仪器设备等变动因素对测定结果的影响。

06.062　正确度　trueness
由大量测试结果得到的平均数与接受参照值间的一致程度。通常用测试结果的期望与接受参照值之差，即偏倚来度量。

06.063　偏倚　bias
由于某种确定的原因引起的误差。一般有固定的方向和大小，重复测量时重复出现。

06.064　中位值　median
随机变量或其概率分布的 0.5 分位数。

06.065　离群值　outlier
样本中的一个或几个观测值，它们离其他观测值较远，暗示它们可能来自不同的总体。

06.066　内标法　internal standard method
进行色谱分析时，在供试品与对照品溶液中添加一定量参比物的定量方法。

06.067　外标法　external standard method
在色谱分析中，一种通过对照品和供试品色

谱峰面积或峰高的比较进行定量的方法。

06.068　归一化法　normalization method
一种利用多组分样品中各组分的色谱峰面积占总峰面积的百分比进行色谱定量的方法。通常仅用于有关物质检查。

06.069　出厂检验　batch release
又称“批放行”。生产企业对正式生产的药品在出厂(入库)前所进行的常规检验。

06.070　恒重　constant weight
除另有规定外，指供试品连续两次干燥或炽灼后的重量差异在 0.3mg 以下(样品 1g)的重量。

06.071　性状　characteristics
对药品的色泽和外表感观的规定。是对药品质量主要特征规定的各项内容的表述，包括药品的聚集状态、形味、色泽、澄清度、溶解行为及稳定性等的描述。药品的性状是由药品的性质和特点及生产实际所决定的。

06.072　颜色与澄清度　color and clarity
药品溶液的浑浊程度。药品溶液中存在分散的微细颗粒，光穿过供试品时，有引致光散射及吸收的光学特性。

06.073　无臭　odorlessness
使人嗅觉感觉不到的气味。

06.074　异臭　foreign odor
药物杂质产生的异常气味。对于一些药物，药典规定必须检查有无异臭，如有异臭则视为不合格。

06.075　熔点　melting point
一种物质按照规定的方法测定，由固相融化成液相时的温度。是物质的一项物理常数。

06.076　熔距　melting range
一种物质初熔至终熔时的温度范围。

06.077　毛细管熔点测定　capillary melting point determination
将待测样品置毛细管中，用于测定固体药品熔点的测定方法之一。测定易粉碎样品的熔点时，毛细管的一端是封闭的，当样品不易粉碎时，使用两端开口的毛细管。

06.078　热台熔点测定　hot stage melting point determination
使用热台显微镜，把待测物放在载玻片上，盖上盖玻片，并用硅油密封，以免样品升华，观察洁净的形状，然后加热，直至完全熔化的熔点测定方法。即可测定待测物熔点。

06.079　沸程　boiling range
一种液体从开始气化到完全气化的实验室蒸馏温度范围。

06.080　凝点　congealing point
一种物质按照凝点测定法测定时，由液体凝结为固体，在短时间内停留不变的最高温度。

06.081　不溶性微粒　particulate matter
输液和注射液在可见异物检查符合规定后，其中仍存在直径一般在 50μm 以下，肉眼看不见的不溶性微小物质。

06.082　颗粒细度　powder fineness
一种采用药筛对原料药或药物制剂粒子的大小或粒度分布进行评价的实用方法。通常将粒度分为最粗粉、粗粉、中粉、细粉、最细粉等。

06.083　膨胀度　swelling degree
物料膨胀性质的指标，是按干燥品计算，每1g 药品在水或其他规定的溶剂中，在一定时间、温度条件下膨胀后所占有的体积(ml)。

06.084　微晶　microcrystal
单晶大小为 1~10nm 的晶体。

06.085　结晶性　crystallinity
物质在固体状态下有序排列的程度。在结晶

时原子和分子是处于周期的、有规则的排列状态。可以通过偏光显微镜法或X射线粉末衍射法测定样品是否是结晶质。

06.086 X射线单晶衍射 X-ray diffraction of single crystal

当晶体被X射线照射时，晶体中各原子的散射X射线会叠加起来。当X射线为单色时，各原子的散射X射线发生干涉，在特定的方向上产生强的X射线衍射线，利用单晶体的X射线的衍射效应可测定晶体的结构。

06.087 X射线粉末衍射 X-ray diffraction of powder

采用粉末状晶体或多晶体为试样的X射线衍射法。

06.088 无定形物 amorphism

固体药物内部结构中质点无规则排列的固态物质。

06.089 一般鉴别试验 general identification test

药典附录中对药典品种质量标准鉴别项下对金属离子(比如铁盐)、无机阴离子(比如氯化物)或水杨酸盐等有机酸盐进行鉴别试验的通用方法。

06.090 鉴别 identification

未知物通过比较试验或用其他方法试验后，确认某种特定物质的操作；药品标准中通过化学或物理方法对待测物质进行真伪鉴定的试验。

06.091 旋光度 optical rotation

平面偏振光通过含有某些光学活性的化合物液体或溶液时，能引起旋光现象，使偏振光的平面向左或向右旋转，旋转的度数，称为旋光度。

06.092 旋光计 polarimeter

又称“偏振计”。测量光学活性物质旋光性大小的仪器。主要由2个尼科尔棱镜构成，第一个棱镜为起偏振器，第二个棱镜为检偏振器。

06.093 阿贝折射计 Abbe refractometer

用德国物理学家阿贝(E. Ernst Abbe)的名字命名的一种可测定光线在液体中的折光率的光学仪器。

06.094 浸入折射计 immersion refractometer

使用单个棱镜，无恒温夹套的一种测定液体折光度的仪器。测定时仪器的棱镜需浸入待测溶液中。

06.095 吸光度 absorbance

吸光度$=-\lg\tau$，τ为透射光强与入射光强的比值。

06.096 吸光系数 specific absorbance

当溶液浓度为1%(g/ml)，液层厚度为1cm时的吸光度。

06.097 吸光度比值 absorbance ratio

样品溶液在不同波长条件下的吸光度的比值。一般用于鉴别或导数光谱法进行含量测定。

06.098 澄清度 clarity

对药品溶液的浑浊程度的检测项目。在一定程度上可反映药品的质量和生产工艺水平。

06.099 限度检查 limit test

药品标准中对影响药品稳定性或对人体有毒的微量杂质限定要求所进行的检查项目的总称。

06.100 微生物限度检查 microbial limit test

检查非无菌制剂及其原料、辅料受微生物污染程度的方法。

06.101 氯化物 chloride

含有氯离子的有机和无机化合物。药品标准中通过对外来阴离子的限度检查——氯化物检查法，可以表征药品的纯度。

06.102　硫酸盐　sulfate
含有硫酸根离子的有机和无机化合物。

06.103　重金属　heavy metal
在实验条件下能与硫代乙酰胺或硫化钠作用显色的金属杂质。如银、铅、汞、铜、镉、铋、锑、锡、砷、锌、钴与镍等。

06.104　砷盐　arsenic salt
一般指药物中存在的微量的砷化物。其中砷可以三价、五价或有机状态的形式存在。

06.105　碘化物　iodide
碘与电负性比它小的元素所组成的化合物。

06.106　氰化物　cyanide
与氰基(—CN)结合的一类化合物。

06.107　钡盐　barium salt
在水或稀盐酸中可溶解的含有钡离子的化合物。药品检验中对可溶性钡盐进行控制。

06.108　钙盐　calcium salt
含有钙离子的有机和无机化合物。

06.109　易炭化物　readily carbonizable substance
遇硫酸易炭化或易氧化而呈色的微量有机杂质。

06.110　易氧化物　readily oxidizable substance
遇到氧气易发生化学反应的物质。

06.111　热原　pyrogen
微量即能引起恒温动物体温升高的物质的总称。

06.112　衰变　decay
放射性核素自发地放射出一种或几种粒子或γ射线，转变成为另一种核素或另一种能态的核转变过程。

06.113　放射性核纯度　radionuclide purity
某一指定放射性核素的放射活度占供试品放射性总活度的百分比例。

06.114　放射性浓度　radioactive concentration
溶液中某一放射性核素单位体积的放射性活度。

06.115　索氏抽提器　Soxhlet extractor
1879年由德国化学家弗朗茨·冯·索克斯莱特(Franz von Soxhlet)发明的连续提取装置。用于从固体样品中提取脂质等半挥发性物质。由浸提管、烧瓶及冷凝管三部分组成。

06.116　丹氏浓缩器　Danish concentrator
一种高效浓缩仪器。早期的仪器在常压下浓缩，近些年加上了毛细管，可进行减压浓缩，提高了浓缩速度。生物样品中的农药、苯并(a)芘等极毒、致癌性有机污染物含量都很低，其提取液经净化分离后，都可以用这种方法浓缩。

06.117　不皂化物　non-saponifiable matter
不发生皂化反应的物质。皂化是碱金属化合物与脂肪酸酯之间的反应，生成碱金属脂肪酸盐和高级脂肪醇(不皂化物)。

06.118　酸值　acid value
表示有机物质酸度的一种指标，主要用于油脂和蜡的测定。

06.119　羟值　hydroxyl value
1g 样品中的羟基所相当的氢氧化钾的毫克数。

06.120　烷氧基测定　alkyloxy determination
在药物结构分析、有机磷农药及聚硅酮生产控制分析中对烷氧基进行的测定。常用氢碘酸裂解法或气相色谱法进行。

06.121　砷斑　arsenic stain
在药品杂质检查中，用古蔡氏检砷法(Gutzeit's arsenic test method)时，金属锌与盐酸作用产生新生态的氢，与试品中的微量砷盐反应生成具有挥发性的砷化氢，遇溴化汞试纸所产生的黄色至棕色的斑点。

06.122 炽灼残渣 residue on ignition
有机药品经炭化或挥发性无机药品加热分解后，高温炽灼，所产生的非挥发性无机杂质的硫酸盐。

06.123 蒸发残渣 residue on evaporation
取一定量的液体、固体或半固体提取物，在水浴中蒸发至干并干燥后的残留物。检测该残留物的重量是美国药典对植物提取物的一项质控指标。

06.124 不挥发物 non-volatile matter
在一定温度下不易蒸发的、具有较小蒸气压的物质。

06.125 总固体 total solid
在规定条件下，水样蒸发烘干至恒重时残留的物质。折算为每升水所含残留物的毫克数计量。

06.126 过氧化值 peroxide value
表示油脂和脂肪酸等被氧化程度的一种指标。

06.127 干燥失重 loss on drying
药品在规定的条件下，经干燥后所减失的量。以百分率表示。

06.128 装量 deliverable volume
注射剂、酊剂、软膏、胶囊剂等液体、半固体、固体等制剂的一项检查指标。通常按照最低装量检查法进行检查。

06.129 装量差异 content uniformity
最小单位药品的重量均匀度。用于评价制剂单位包装装量与平均装量偏离的程度。

06.130 含量测定 assay
用于测定原料和制剂中有效成分的定量方法。

06.131 含量均匀度 uniformity of dosage unit
小剂量或单剂量固体制剂、半固体制剂和非均相液体制剂中的每片(个)含量偏离标示量的程度。

06.132 最低装量 minimum fill
除制剂通则中规定检查装量差异的制剂及放射性药品外，对固体、半固体和液体制剂采用重量法或容量法进行装量检测的一项药典法定规定。

06.133 相对密度 relative density
在相同温度条件下，某液体的密度与水的密度比值。

06.134 表观黏度 apparent viscosity
不同的剪切速率下有不同的黏度。

06.135 特性黏度 intrinsic viscosity
高分子溶液浓度趋于零时的比浓黏度。其值不随浓度而变，常用毛细管黏度计测得。

06.136 运动黏度 kinematic viscosity
液体的动力黏度与同温度下该流体密度之比。

06.137 锥入度 cone penetration
标准圆锥在规定的时间、温度和负荷条件下自由垂落沉入试样所达到的深度值。其单位以 0.1mm 表示。

06.138 比重 specific gravity
相同的温度、压力条件下，某物质的密度与水的密度之比。

06.139 除另有规定外 unless otherwise stated
表示存在与药典凡例或附录有关规定不一致的情况时，则在正文品种中另作规定，并按此规定执行。药典凡例和附录中采用“除另有规定外”这一用语。

06.140 微量水分测定法 micro determination of water
又称“库仑法(coulometric method)”。以卡

尔·费歇尔反应为基础，应用永停滴定法进行微量水分测定的方法。

06.141　半微量水分测定法　semi-micro determination of water, Karl Fischer method

一种测定药物中水分的方法。采用的滴定液(费歇尔试液)，由碘、二氧化硫、吡啶和无水甲醇组成。

06.142　永停滴定法　dead-stop titration

容量分析中用以确定终点或选择核对指示剂变色域的方法。在滴定终点时，其中一个电极从极化转为不极化，或从不极化转为极化，流过滴定池的电流相应地从有到无或从无到有，以此确定滴定终点。

06.143　滴定液　volumetric solution

在容量分析中，用于样品测定的已知准确浓度的标准溶液。

06.144　两相滴定　diphasic titration

向滴定液中加入一种与水不相溶的有机溶剂，使滴定反应生成的某一物质不断萃取到有机相中，保证滴定进行完全的一种方法。

06.145　剩余滴定法　residual titration

先准确的加入过量标准溶液，使与试液中的待测物质或固体试样进行反应，再用另一种标准溶液滴定剩余的标准溶液的方法。

06.146　剩余碱水解法　residual basic hydrolysis method

容量分析中和法的一种，为酯类药物的一般含量测定方法。

06.147　催化热滴定　catalytic thermometric titration

在非水溶液中进行有机酸或有机碱的滴定。当中和反应达到等当点后，利用稍过量的酸碱标准溶液作为催化剂使事先加入的一种叫做单体的烯烃发生离子聚合作用，同时放出热量，使被测定溶液的温度骤然升高，从而指示终点。

06.148　提取重量法　extraction gravimetry

重量分析法的一种，用不相混溶的有机溶剂，将待测组分从供试品中萃取，然后将溶剂蒸去，干燥至恒重，根据萃取物重量计算待测物的含量。

06.149　相溶解度分析　phase solubility analysis

利用相溶解度来精确测量测定物质纯度的方法。

06.150　比重瓶法　pycnometric method

采用比重瓶通过对比重瓶中待测液体与纯水质量的比较，进行液体药品相对密度测定的方法。可用于检查药品的纯杂程度。

06.151　韦氏比重秤法　Westphal balance method, hydrostatic method

根据一定体积的物质(比重秤的玻璃沉锤)在各种液体中所受的浮力与该液体的密度成正比，进行相对密度测定的一种方法。

06.152　抽针试验　consistence test

中国药典中检查悬浮物的一种方法。取一定量样品加一定水，摇匀，用装有 5 号针头的注射器抽取，应能顺利通过，不得阻塞。

06.153　共沸法　azeotropic method

以蒸馏法分离纯化液体物质的方法之一，药典中以甲苯为溶剂，利用水与甲苯形成共沸物，进行药物水分测定的方法。

06.154　甲苯蒸馏法　toluene distillation method

一种水分测定方法。利用水与甲苯在 69.3℃ 共沸蒸出，收集蒸馏液，待蒸馏液分层后由水分测定管中测定出所含水量。

06.155　挥发油测定器　volatile oil determination apparatus

对药物、植物组织中含有挥发性成分的精油含量进行测定的玻璃仪器。

06.156　模式　pattern

对某些感兴趣的客体的定量或结构的描述。

06.157　收敛　convergence

与某个实数 a 无限接近的数列$\{a_n\}$，即当 $a_n=a$ 时，就说数列$\{a_n\}$是收敛的。

06.158　特征选择　feature selection

在模式识别中根据一定的原则，选取反映识别模式本质的那些特征的方法或过程。

06.159　训练集　training set

用于学习的一系列样品，这些样品的特征参数都符合分类的要求。作为一种间接测定方法，近红外光谱分析首先需要通过训练集得到校正模型，然后预测未知样品的性质或组成。

06.160　岭回归　ridge regression

一种修正最小二乘法。通过引入一个偏倚常数，找到一个有偏估计量，使其精度优于最小二乘的估计量。可以证明，在自变量高度相关时，岭回归的估计量是稳定而且有效的。

06.161　响应面　response surface

在多因素数量处理试验的分析中，将分析试验指标(因变量)与多个试验因素(自变量)间的关系绘图，绘制成的三维曲面。

06.162　信号处理　signal processing

为了获得体系状态的特征，对声音、图像、探测器数据、与时间相关的测量值等信号的加工、分析、解释或处理的过程。

06.163　图像分析　image analysis

图像处理技术中，以识别图像中的对象物为目的的图像处理过程。其典型顺序是首先从图像中提取对象的特征，然后确定被提取的图像特征的属性或其之间的关系，最后利用获得的信息来决定图像特征与识别对象的归属关系。

06.164　库检索　library searching

对资料、数据等进行查寻检索的过程。

06.165　变量校正　variate calibration

利用某一物理或化学信号与分析体系中某一待测物质存在的某种对应数量关系，对该化学物质进行定性、定量分析。

06.166　最优化方法　optimization method

一种在一组可能方案中确定一个能满足要求的最佳方案的专门方法。

06.167　窗口图解技术　window diagram technique

色谱优化中并行优化法的一种，用于气相色谱中二元固定液组成的选择。最初由英国劳布(R. J. Laub)于 1975 年提出。

06.168　数值分类法　numerical taxonomy

1963 年由索卡尔(R. R. Sokal)和斯尼思(P. H. A. Sneath)首先创立的一种生物学分类系统，该分类法采用聚类分析等数值分类法对相似关系进行分组。

06.169　系数倍率法　K-ratio method, signal multiplier method

是为了实现特定成分的定量，通过倍增某个信号(K 倍数，可以是干扰成分，也可以是待测成分)的方式，来建立变量与响应之间的定量关系。

06.170　最小二乘法　least square method

在有 n 个测定值(X_1，X_2，…，X_n)时，一种使测定值与理论值差的平方最小的方法。

06.171　偏最小二乘法　partial least square method

由瑞典经济计量学家沃尔德(H. Wold)于 1966 年首次提出的一种新型多元统计数据分析方法，是多因变量对多自变量的回归建模方法。在计量学吸光光度法中，是一种用于多组分分析的数据处理方法。

06.172 P 矩阵法 P-matrix method
直接以校正矩阵的浓度阵为预测目标，求得回归系数矩阵 P 的方法。

06.173 正交函数法 orthogonal function method
一种通过数学处理以消除分光光度法定量分析中干扰吸收的方法。使用与复合剂中多种组分不经分离的直接测定。

06.174 卡尔曼滤波法 Kalman filtering method
一种滤波方法，可从受噪声干扰的观测信号中对被观测系统的状态进行统计估值。

06.175 线性学习机 linear learning machine
一种研究较为透彻的并在化学计量学中应用较广泛的有监督式识别方法。

06.176 主成分分析 principal component analysis
对给定的一组变量，通过数学变换生成新一组的变量，这些新变量是原来一组变量的线性函数，两个新变量之间却是互不关联的。这组新变量称为原来变量的主成分，对新变量的分析称为主成分分析。

06.177 主成分回归法 principal component regression method
在计量学吸光光度法中，对多组分分析时采用的一种数据处理方法。

06.178 遗忘因子法 forgetting factor method
在计量学吸光光度法分析检测多组分体系时，采用的一种化学计量学数据处理方法。

06.179 人工神经网络 artificial neural network
基于生物神经网络原理的数学模型或计算模型。是由人工建立的以有向图为拓扑结构的动态系统，通过对连续或断续地输入作状态响应而进行的信息处理。在计量学吸光光度法中，是一种用于多组分分析的数据处理方法。

06.180 节点 node
在化学中是指波信号方程中发现电子的概率为零的轨道区域。

06.181 线性规划法 linear programming method
20 世纪中期发展起来的学科，线性规划模式中的所有方程式及函数都是线性的，是解决多变量最优决策的方法，是在各种相互关联的多变量约束条件下，解决或规划一个对象的线性目标函数最优的问题。在计量学吸光光度法中，是用于多组分分析的一种数据处理方法。

06.182 专家系统 expert system
运用特定领域的专门知识，通过推理来模拟通常由人类专家才能解决的各种复杂的、具体的问题，达到与专家具有同等解决问题能力的计算机智能程序系统。它能对决策的过程做出解释，并有学习功能，即能自动增长解决问题所需的知识。

06.183 人工智能 artificial intelligence
计算机科学与心理学相结合而产生的研究用计算机实现人的智能行为和功能的一门学科。人工智能的智能范畴一般包括人的智能行为，如图像和声音识别、学习、计划、决策、解决问题、自然语言理解等。

06.184 模型化与参数估计 modeling and parameter estimation
利用机械、电子学以及电子计算机技术在体外模拟药物的体内过程，并求得药动学参数的技术。

06.185 *n* 维空间 *n*-dimensional space
用来研究复杂的现实空间的虚拟数学模型。如电场、磁场、宇宙空间及人类将来研究出的空间。

06.186 超平面 hyperplane
在数学中，超平面是 n 维欧氏空间中余维度等于一的线性子空间。这是平面中的直线、空间中的平面之推广。

06.187 相似性 similarity
不同的物质在理化性质上具有相近或相似的性质。就是“相似者相溶”原理的应用。

06.188 *k* 最近邻域法 *k*-nearest neighbor method
一种基于统计的分类方法。该方法的思路非常简单直观：如果一个样本在特征空间中的 *k* 个最相似(即特征空间中最邻近)的样本中的大多数属于某一个类别，则该样本也属于这个类别。

06.189 快速傅里叶变换 fast Fourier transform
1965 年由库利(J. W. Cooley)和图基(T. W. Tukey)提出的计算离散傅里叶变换的一种快速算法。采用这种算法能使计算机快速将时间域的振动信号变换为频率域信号。

06.190 误差修正反馈法 error correct feedback method
通过训练已知类别的样本集合，来调整权向量，直到在某一整个迭代周期中权向量不再修正为止，得到线性判别函数的方法。

06.191 负反馈 negative feedback
机体对激素的产生和分泌进行调节的基本方式之一，通过这种方式维持激素浓度相对稳定，保持对激素效应的控制。

06.192 过程分析 process analysis
利用计算机实现对过程的实时分析、数据处理、条件优化和过程反馈联合工作的在线分析处理。

06.193 输出层 output layer
人工神经网络中处理单元的类型之一，实现系统处理结果的输出的单元。

06.194 输入层 input layer
人工神经网络中处理单元的类型之一，接受外部世界的信号和数据的单元。

06.195 隐含层 hidden layer
人工神经网络通常具有多层结构，除了输入层和输出层之外的中间部分。

06.196 碘仿反应 iodoform reaction
含有α-甲基的醛酮在碱溶液中遇碘，生成不溶于水的碘仿的反应。用于鉴别醛酮与醇等化合物。

06.197 丙烯醛反应 acrolein reaction
检查邻二醇或邻二巯基的反应。如检查邻二醇，则与硫酸氢钾共热，如检查邻二巯基，则与碳酸钠共热，均产生刺激性臭气丙烯醛。

06.198 缩合反应 condensation reaction
两个或两个以上有机分子相互作用后以共价键结合成一个大分子，并常伴有失去小分子(如水、氯化氢、醇等)的反应。在多官能团化合物的分子内部发生的类似反应则称为分子内缩合反应。

06.199 异腈化苯 phenyl isocyanide
属于异腈化物中的一种，是苯基与异腈基(—NC)中的氮原子相连接的化合物。

06.200 蒸馏水 distilled water
用蒸馏法制得的水。

06.201 四苯硼钠 sodium tetraphenylborate
酯交换法制取碳酸酯的缩聚催化剂。白色结晶。易溶于水、乙醇、甲醇和丙酮，微溶于苯和氯仿，几乎不溶于石油醚。用于钾、铵、铷、铯等离子及生物碱的测定。

06.202 雷氏盐 Reinecke salt
硫氰酸铬铵一水合物 ($NH_4[Cr(NH_3)_2(SCN)_4]\cdot H_2O$)，是暗红色结晶或结晶性粉末，为生物碱沉淀试剂，用于定性定量分析。

06.203 马奎斯试验 Marquis test
甲醛硫酸试剂反应，是生物碱的显色反应之

一。反应中所用的试剂称为马奎斯试剂或甲醛硫酸试剂。

06.204　本内迪克特试剂　Benedict reagent
硫酸铜、碳酸钠和柠檬酸钠组成的混合液，是检验醛的试剂。该试剂中的铜离子可被醛还原而生成红色氧化亚铜，可以检验除蔗糖以外的一般糖类(醛糖)。

06.205　茚三酮试剂　ninhydrin reagent
检验α-氨基酸的一种试剂。茚三酮与α-氨基酸反应产生蓝、紫或紫红色产物，但脯氨酸、羟基脯氨酸不产生特征的蓝色反应，而产生黄色。

06.206　曼德林试剂　Mandelin reagent
生物碱的显色试剂，为0.5%或1%钒酸铵硫酸试液，用于生物碱的鉴别，反应灵敏度在0.05~0.5μg范围内。

06.207　磺胺酸　sulfanilic acid
又称“对氨基苯磺酸”。由苯胺和浓硫酸在180℃反应制得的化合物。

06.208　氨基蒽醌类染料　amino anthraquinonedyes
一种还原染料。蒽醌本身为淡黄色，引入氨基后构成给电子–受电子发色系，产生深色效应。

06.209　氯胺T滴定法　chloramine-T titration, CAT titration
以0.05mol/L的氯胺T作为滴定剂，在2 mol的硫酸溶液中及较高的温度下，以电位法(铂，甘汞电极)指示终点的一种滴定方法。一般用于含肼基药物的测定。

06.210　席夫碱　Schiff's base
用德国化学家席夫(H. Schiff)名字命名的分子中含有碳–氮双键的化合物，通常由醛、酮与伯胺加成缩合制得。通式$R_2C{=}NR'$，其中R和R′可以是烃基或氢。醛、酮与伯胺加成缩合产物*N*-取代亚胺。

06.211　氧瓶燃烧法　oxygen flask combustion
将有机药物在充满氧气的燃烧瓶中进行燃烧，当燃烧产物被吸收液吸入后，再采用适宜的分析方法来检查或测定卤素或硫等元素含量的方法。

06.212　溴酸盐滴定法　bromate titration
一种氧化还原滴定法，是以溴酸盐为标准溶液，在酸性介质中直接滴定还原性物质的方法。

06.213　不可逆指示剂　irreversible indicator
在滴定过程中发生不可逆反应的指示剂。

06.214　邻二氮菲　orthophenanthroline
一种中性络合剂。以中性分子与金属离子形成配合物。

06.215　本生阀　Bunsen valve
用于试验中减少空气与反应体系接触，减少反应物氧化的一种装置。

06.216　二苯甲酮　benzophenone
白色片状或斜方晶形结晶。不溶于水，溶于大多数香料。

06.217　杜瓦瓶　Dewar flask
利用真空作为绝热壁以防止热量进入或散失的容器。最常见的是两壁间抽成真空的玻璃容器，并在面向真空空间的玻璃表面镀以银层以减少辐射热传递。

06.218　费林反应　Fehling's reaction
用于区别脂肪醛与芳香醛、酮类，区别还原糖与非还原糖的一个典型试验方法。费林试剂是用硫酸铜溶液(费林溶液A)和酒石酸钾钠的氢氧化钠溶液(费林溶液B)混合配制成的。其中与酒石酸配位的二价铜离子能氧化脂肪醛和还原糖而产生黄色或红色氧化亚铜沉淀。

06.219　拓奎反应　Thalleoquin reaction

含氧喹啉衍生物的特征反应。

06.220　对萘酚苯甲醇　*p*-naphtholbenzein

为红色粉末，能溶于醇、醚、苯和冰乙酸，不溶于水，用作酸碱指示剂，pH8.5(黄)~9.8(绿)。应密封避光保存。

06.221　收敛酸锌　zinc styphnate

以2，4，6-三硝基间苯二酚锌为主要有效成分的收敛药物。此药物由2，4，6-三硝基间苯二酚与金属锌离子(Zn^{2+})合成而得。

06.222　收敛酸镉　cadmium styphnate

以2，4，6-三硝基间苯二酚镉为主要有效成分的收敛药物。此药物由2，4，6-三硝基间苯二酚与金属镉离子(Cd^{2+})合成而得。

06.223　固绿　fast green

用于植物组织学及细胞学的染色剂。易溶于水，呈蓝绿色。

06.224　热色效应　thermochromism effect

在特定温度下，由于结构变化发生颜色变化的现象。

06.225　呫吨　xanthene

又称“二苯并-γ-吡喃”。无色片状晶体，熔点99.5~100.5℃，沸点310~312℃。不溶于水，溶于乙醚、氯仿、苯和石油醚，溶于浓硫酸为黄色溶液，并显示黄绿色荧光。其许多衍生物为强荧光剂。

06.226　硫色素反应　thiochrome reaction

噻唑环在碱性介质中可开环，再与嘧啶环上的氨基环合，经铁氰化钾等氧化剂氧化成具有荧光的硫色素的反应。后者溶于正丁醇中呈蓝色荧光。

06.227　2, 6-氯靛酚滴定法　2, 6-dichlorindophenol titration

2，6-二氯靛酚为一染料，其氧化型在酸性溶液中显红色，在碱性溶液中则为蓝色。当本品与维生素C反应后，即转变为无色的酚亚胺(还原型)。维生素C在酸性溶液中，可用2，6-二氯靛酚标准溶液滴定至溶液显玫瑰红色为终点，无需另加指示剂。

06.228　坂口试验　Sakaguchi test

用于链霉素鉴别的一种试验。链霉素的水溶液加氢氧化钠试液，水解生成链霉胍，链霉胍与8-羟基喹啉(或α-萘酚)分别同次溴酸钠反应，各自产物再相互作用生成橙红色化合物。此反应为链霉素水解产物链霉胍的特征反应。

06.229　麦芽酚反应　maltol reaction

链霉素的特征反应。链霉素在碱性溶液中，链霉糖经分子重排步骤生成麦芽酚(α-甲基-β羟基-γ-吡喃酮)，麦芽酚与高铁离子在微酸性溶液中形成紫红色配位化合物。这一反应用于链霉素的鉴别。

06.230　莫利希试验　Molisch test

又称“α-萘酚试验”。适用于检验糖类，包括单糖、寡糖、多糖和苷类化合物的一种鉴别显色试验。供试品以稀乙醇或水溶解，加入α-萘酚乙醇液数滴，沿管壁滴加浓硫酸；界面呈现红色环，提示样品中含有糖类或苷类化合物。

06.231　缩合物　condensation substance

经缩合反应释放出小分子后生成的大分子。

06.232　光子　photon

基本粒子中的一种，是辐射能的最小单位。即光(电磁辐射)的能量量子，稳定，不带电，静止质量等于零。

06.233　能量外转换　external conversion of energy

受激分子与溶剂或其他溶质分子间相互作用和能量转移的过程。

06.234　电子构型　electronic configuration

电子在原子、分子或其他物理结构中的每一层电子层上的排序及排列形态。

06.235　末端吸收　end absorption

紫外吸收光谱中位于短波末端所出现的吸收增强的现象。是分子在紫外光激发下，分子轨道上的电子吸收了光子后由基态激发到激发态上而产生的，一般位于 180~220nm 之间。

06.236　拐点　deflection point

曲线上凹向改变的点，即由凹向上(下)变为凹向下(上)的点。若表示曲线的函数有二阶连续导数，则使二阶导数改变符号的点，就是拐点。

06.237　桑德尔灵敏度　Sandell's sensitivity

光学仪器能检出吸光物质的最低含量，指吸光度 A=0.001 时，单位截面积光程内所能检测出来的吸光物质的最低量。所以为了提高检测灵敏度，桑德尔灵敏度越小越好。

06.238　深色效应　hyperchromic effect

由于化合物结构改变，比如核酸分子受热、碱等处理时，解链变性或断链或其他原因，使吸收度增加的现象。

06.239　浅色效应　hypochromic effect

由于化合物结构改变，比如核酸复性或其他原因，使吸收度减弱的效应。

06.240　蓝移　blue shift

化合物的结构改变时或受溶剂影响使紫外吸收峰向短波方向移动的现象。

06.241　红移　red shift

由于化合物的结构改变，如发生共轭作用、引入助色团，以及溶剂改变等原因，使紫外吸收峰向长波方向移动的现象。

06.242　等吸光点法　isosbestic point method

用于同时测定多组分混合物的一种方法。当组分 A 和 B 的吸收曲线有一等吸收点时，利用此等吸收点所处的波长进行测定，可简化结果处理。

06.243　三波长分光光度法　three wavelength spectrophotometry

一种通过选择 3 个合适的波长，经过计算消除共存组分的分光光度法。

06.244　导数分光光度法　derivative spectrophotometry

利用吸收光谱进行一阶或多阶求导后，各阶导数始终与试液浓度的直线关系，进行定量测定的分光光度法。

06.245　pH 指示剂吸光度比值测定法　pH indicator absorbance ratio method

选择一种适当的酸碱指示剂，其酸碱二色的吸收光谱和吸收度差异显著，且其 pK_a 值在反应等当点 pH 值附近，通过在酸碱二色的最大吸收波长处测定吸收度，求出吸收度比值，以一系列浓度对吸收度比值做标准曲线，从而求出相应未知物的浓度。

06.246　多组分光谱分析　multicomponent spectrophotometry

两种以上组分共存时，根据各组分吸收光谱相互重叠的程度分别考虑建立的光谱分析方法。

06.247　电荷转移光谱　charge-transfer spectrum

某些分子同时具有电子给予体部分和电子接受体部分，它们在外来辐射激发下会强烈吸收紫外光和可见光，使电子从给予体外层轨道向接受体跃迁产生的光谱。

06.248　分子荧光分析法　molecular fluorescent method

某些物质的分子吸收光能后，能发出荧光，根据荧光光谱的特征和强度对物质进行定性和定量分析的方法。

06.249　流动吸收池　flow cell, flow cuvette

为研究药物在皮肤的渗透而设计的一种装置，药物皮肤渗透受皮肤血流的影响，渗透至真皮层即被毛细血管网中的血流带走，维持了表皮层与真皮层之间的药物浓度梯度，为模拟这种渗透吸收过程而设计的流通扩散装置。

06.250　微量吸收池　micro cell
容积小、光程/体积比远大于 0.2 的吸收池。

06.251　热谱带　hot bands
分子振动跃迁过程的一种状态描述；有时跃进也可能发生在激发态之间，低能级不是基态，此时产生的吸收谱带称为热谱带。此峰很弱，常被基频峰所掩盖。

06.252　迈克耳孙干涉仪　Michelson interferometer
一种利用分振幅法产生双光束以实现干涉的精密光学仪器。通过调整该干涉仪，可以产生等厚干涉条纹，也可以产生等倾干涉条纹。主要用于长度和折射率的测量。

06.253　荧胺　fluorescamine
能与脂肪族或芳香族伯胺类物质反应，形成高度荧光衍生物，而其本身及其水解产物不显荧光的化合物。用于荧光分析和色谱分析的衍生物反应。

06.254　丹酰氯　dansyl chloride
丹酰化反应试剂，以 1-二甲胺基萘-5-碳酰基(即丹酰基)取代有机化合物的氢原子。常用作确定酞类或蛋白质的 N-端基酸残基。以丹酰氯作用于 N-端氨基，再经酸水解，N-端残基以丹酰氨基酸的形式进行测定。丹酰氨基酸有强烈的黄色荧光。

06.255　猝灭荧光测定法　quenching fluorometry
荧光分析的一种。一种荧光物质在加入猝灭剂后，其荧光强度的减弱和荧光猝灭剂的浓度呈线性关系，药物分析中利用这一性质测定荧光物质的含量。

06.256　化学发光免疫分析法　chemiluminescence immunoassay
结合化学发光反应的高度灵敏度和免疫反应的高度专一性，用于测定超微量物质的一种检测技术。

06.257　荧光免疫分析　fluorescence immunoassay
将免疫反应的特异性与荧光技术的灵敏度相结合的一种免疫分析方法。

06.258　酶免疫分析　enzyme immunoassay
在放射性免疫分析的基础上发展起来的一种免疫分析方法。它以标记酶代替了放射性同位素标记物。

06.259　鲁米诺　luminol
用于化学发光分析的一种试剂。在碱性溶液中可以被强氧化剂氧化而处于激发态，激态发射蓝光同时回到基态。即氨基苯二酰肼。

06.260　胶束增敏荧光分析法　micellar enhanced spectrofluorometric method
一种利用胶束溶液对荧光物质有增溶、增敏和增温的作用，提高荧光分析灵敏度的荧光分析方法。

06.261　化学计量学　stoichiometry
由于化学反应而引起反应物系组成变化的计算方法，是对反应过程进行物料衡算和热量衡算的依据之一，是一门关于化学量测的理论基础和方法学的化学分支学科。

06.262　测量模型　measurement model
描述观测变量与潜变量之间的测量关系的模型。

06.263　近红外分光光度法　near-infrared spectrophotometry
通过测定被测物质在近红外谱区的特征光谱并利用适宜的化学计量学方法提取相关信息后，对被测物质进行定性、定量分析的一种分析技术。

06.264　电感耦合等离子体–发射光谱　inductively coupled plasma-optical emission spectroscopy
以电感耦合等离子体为激发光源的发射光

谱分析方法。

06.265　电感耦合等离子体–原子发射光谱　inductively coupled plasma-atomic emission spectroscopy

以电感耦合等离子体为激发光源的一类光谱分析方法。是由原子发射光谱法衍生而来。

06.266　电感耦合等离子体–质谱　inductively coupled plasma-mass spectroscopy

以电感耦合等离子体为离子化源的质谱分析方法。

06.267　等离子体光谱化学　plasma spectrochemistry

利用光谱学的原理和实验技术，并借助于等离子体的理论模型，测量分析等离子体光谱的学科。通过测量谱线强度、谱线轮廓以及谱线的分裂、位移等参数，可以得到等离子体的一些参量，如等离子体成分、温度、密度等。

06.268　指纹区　finger print region

在红外图谱中短波数范围内的振动区。每个化合物特有的指纹区，指纹区取决于分子中原子的种类、质量以及它们的空间排列方式等特性。

06.269　光谱检索　spectral search

通过查找化合物库中光谱标准图谱确定化合物结构的一种检索方法。

06.270　谱线检索　spec-finder

在光谱谱线检索中，通过查找和未知物谱最强吸收谱带具有相同吸收的所有光谱，而后逐个进行比较来确定未知物的标准图谱和名称的方法。

06.271　伸缩振动　stretching vibration

分子的一种振动形式。是化学键沿着键轴方向做规律性的伸与缩的运动。即键长有变化，键角无变化。

06.272　弯曲振动　bending vibration

分子的一种振动形式。原子沿垂直于它的键轴方向的运动。可能有键角的变化。弯曲振动又分为面内弯曲振动及面外弯曲振动两种。

06.273　变形振动　deformation vibration

键角发生规律性变化的分子振动形式。

06.274　对称伸缩振动　symmetrical stretching vibration

化学键沿着键轴方向做规律性的伸与缩的分子振动形式，即键长有变化，键角无变化，且几个化学键同时做伸长与缩短运动。

06.275　不对称伸缩振动　asymmetrical stretching vibration

化学键沿着键轴方向做规律性的伸与缩的分子振动形式，即键长有变化，键角无变化，且几个化学键交替做伸长与缩短运动。

06.276　剪式振动　scissoring vibration

分子的一种振动形式。指在振动过程中键角规律性的变化，似剪刀的“开”与“闭”。

06.277　平面摇摆振动　rocking vibration

分子的一种振动形式。振动过程中两键间键角无变化，但相对于分子的其余部分做面内摇摆。

06.278　非平面摇摆振动　wagging vibration

分子中两个化学键端的原子同时做同向垂直于平面方向上的运动。

06.279　扭曲振动　twisting vibration

分子的一种振动形式。分子中两个化学键端的原子同时做反向垂直于平面方向的运动。

06.280　振动弛豫　vibrational relaxation

处于较高振动能级的分子通过与其他一些分子(样品分子和溶剂分子)间的碰撞变成热能，失去过剩振动能量的现象。

06.281　振动偶合　vibrational coupling

在红外光谱中，当化合物分子中两个类同基团彼此靠得较近时，它们的振动频率发生干扰，蜕变为距离较大的两个吸收峰的现象。

06.282　倍频吸收带　multiple frequency absorption band

分子吸收一定波长的红外光后，从基态跃迁到第二激发态甚至第三激发态产生的红外吸收带。

06.283　镍铬线圈　nichrome coil

一种用来制作红外分光光度计的红外辐射源的材料，工作温度约 1100K。

06.284　硅碳棒　globar

红外分光光度计的红外辐射源的一种，是用碳化硅做成的圆棒。工作温度一般为 1200~1400K。

06.285　漫反射　diffuse reflection

光反射的一种。投射到粗糙表面上的光向各个方向反射的现象。

06.286　衰减全反射　attenuated total reflection

选择入射光的波长正好是光疏介质的吸收波长，则光在这种介质中传播时，就可能被吸收一部分后才回到光密介质中，穿透深度越大，能量衰减越大的现象。

06.287　聚苯乙烯薄膜　polystyrene film

聚苯乙烯是离子交换色谱中常用的一种离子交换剂。用机械方法或化学键和的方法涂在微球硅珠上的一层很薄的离子交换剂膜。用于检定红外分光光度计波数准确度和重复性以及仪器分辨率的标准样品，厚度约为 0.04mm。

06.288　波数　wave number

电磁波在单位距离内振动的次数。单位是 cm^{-1}。

06.289　石蜡糊法　nujol mull method

将固体样品研成细末，与液体石蜡油混合成糊状，然后夹在两窗片之间进行测定的红外样品处理方法。

06.290　膜法　film method

一种红外光谱制样技术，将能形成薄膜的液体样品铺展于适宜的盐片中，使形成薄膜后测定。若为高分子聚合物，可先制成适宜厚度的高分子薄膜，直接置于样品光路中测定。熔点较低的固体样品可采用熔融成膜的方法制样。

06.291　热电偶检测器　thermocouple detector

一种质量型气相色谱检测器。其结构与火焰电离检测器类似，不同点在于以热电偶代替火焰顶端的电极。组分从色谱柱流出后，在火焰中燃烧，热电偶即测量燃烧温度以获得相应的色谱信号。

06.292　氘化三甘氨硫酸酯检测器　deuterated triglycine sulfate detector

傅里叶变换红外光谱仪的一种检测器。是利用氘化三甘氨硫酸酯(DTGS)这类热电材料的单晶薄片做检测元件，这种红外检测器扫描速度快，响应值高。

06.293　碲化汞–碲化镉复合半导体检测器　mercury cadmium telluride detector

用碲化汞–碲化镉复合晶体制成的半导体检测器。是光敏型红外探测器。

06.294　光谱差减法　spectral subtraction method

一种通过对光谱的数学处理，消除干扰组分的谱带干扰的分光光度法含量测定方法。

06.295　光度滴定法　photometric titration

将滴定操作与吸光度相结合，利用分光光度计按次序测量试液在滴定过程中不断变化的吸光度，以获得滴定终点，并由此计算出待测物含量的方法。

06.296　酸性染料比色法　acid-dye colorimetry

利用碱性药物在一定 pH 条件下与某些酸性染料结合显色，进行分光光度法测定药物含量的方法。

06.297　氨基硫脲比色法　thiosemicarbazide colorimetry

采用尿素和氨基硫脲在强酸性条件下与二乙酰一肟共热，生成红色的二嗪衍生物进行比色的方法。

06.298　钯离子比色法　palladium ion colorimetry

吩噻嗪药物在 pH 2±0.1 的缓冲溶液中，可与钯离子(Pd^{2+})形成红色配合物，在 500nm 波长附近具有最大吸收，可采用比色准确测定未被氧化的吩噻嗪药物含量的方法。

06.299　四氮唑比色法　tetrazoline colorimetry

利用四氮唑盐在强碱性溶液中，可被还原性物质定量还原为有色物质的原理，通过测定四氮唑还原物溶液的吸光度，计算还原物质含量的方法。

06.300　甲臜　formazane

三苯基四氮唑有色结晶性还原产物，易溶于二甲基亚砜。

06.301　科伯试剂　Kober reagent

硫酸–乙醇溶液。科伯反应是甾体激素与硫酸–乙醇反应呈色，在 515nm 附近有最大吸收。此反应可用于甾体激素类药物的比色法测定。

06.302　高分辨气相色谱法　high resolution gas chromatography

早期对于毛细管气相色谱的称谓，指使用开管柱(包括涂壁开管柱和涂载体开管柱)的气相色谱法。开管柱的类型有涂壁开管柱、涂载体开管柱、多孔层开管柱和固定化相开管柱等。进样方式有分流进样、无分流进样和柱头进样等。

06.303　高效薄层色谱法　high performance thin-layer chromatography

参考高效液相色谱仪使用均一的微细颗粒固定相而得到高分离效率的基础上发展起来的一种薄层色谱技术。

06.304　高效液相色谱法　high performance liquid chromatography, HPLC

采用高压输液系统，将具有不同极性的单一溶剂或不同比例的混合溶剂、缓冲液等流动相泵入固定相的色谱柱，对供试品进行分离测定的方法。

06.305　超高效液相色谱法　ultra performance liquid chromatography

借助于高效液相色谱法的理论及原理，采用 2μm 以下的小颗粒填料、5cm 长色谱柱，耐受超高压力(100MPa)，能够快速分析样品的新型液相色谱技术。

06.306　超临界流体色谱法　supercritical fluid chromatography

用处于临界温度及临界压力以上的流体作为流动相的色谱法。

06.307　多柱色谱法　multiple column chromatography

利用多通路切换阀改变进样阀与色谱柱之间的连接关系，或改变色谱柱之间的连接关系，使用一台色谱仪，在一次完整的分析过程中，供试品经多个色谱条件获得分离的分析方法。

06.308　制备液相色谱仪　preparative liquid chromatograph

用于分离制备单(多)组分化合物的液相色谱。要求大的流量，一般为 10~50ml/min。压强要求不高，一般低于 50kg/cm。柱内径一般为 20~100mm，柱长 20~30cm。通常采用示差折光检测器或紫外检测器。

06.309 离子色谱法 ion chromatography

1975 年由美国陶氏化学公司(Dow Chemical)的斯莫尔(Small)，史蒂文斯(Stevens)和鲍曼(Bowman)发明的一种色谱技术。采用电导检测器的离子交换色谱，用于无机离子的分析，是一项新的液相色谱分析技术。已有多种分离方式和多种检测器可分为带有抑制柱的离子色谱(双柱离子色谱)和单柱离子色谱。

06.310 分子排阻色谱法 size exclusion chromatography

根据分子大小进行分离的一种液相色谱技术。

06.311 高速逆流色谱法 high speed couter-current chromatography

一种液–液分配色谱，将螺旋管的方向性与高速行星式运动相结合，产生一种独特的流体力学现象，使两相溶剂在螺旋管中实现高效接触、混合、分配和传递。与传统的液相色谱法比较，它具有分离效率高、溶剂用量少、无吸附、样品回收率高、重现性好和适用范围广等优点，避免了样品在固体载体上的不可逆吸附，特别适用于高黏度物质。

06.312 过压薄层色谱法 overpressure thin-layer chromatography

20 世纪 70 年代末发展起来的一种色谱分析技术，综合了常规薄层色谱和高效薄层色谱的优点，同时吸取了高效液相色谱的某些特点的一种特殊的平面液相色谱技术。采用了一个加压超微色谱室，吸附剂完全被具有一定外压的塑料膜所覆盖，展开剂通过泵以恒定的速度展开。

06.313 分流色谱法 split chromatography

柱切换高效液相色谱法。

06.314 胶束色谱法 micellar chromatography

用含有高于临界胶束浓度的表面活性剂溶液作为流动相的液相色谱技术。

06.315 毛细管电色谱法 capillary electro-chromatography

结合了毛细管电泳的高柱效和高效液相色谱法的高选择性，是以电渗流(或电渗流结合高压输液泵)为流动相驱动力的微柱色谱法。包括填充柱电色谱法和开管柱电色谱法。

06.316 电泳 electrophoresis

利用电解质中带电粒子在电场作用下向电荷相反方向迁移的现象，对物质进行分离分析的方法。

06.317 毛细管电泳 capillary electrophoresis

以弹性石英毛细管为分离通道，以高压直流电场为驱动力，依据样品中各组分之间淌度和分配行为上的差异而实现分离的电泳分离分析方法。

06.318 毛细管凝胶电泳 capillary gel electrophoresis

一种综合了毛细管电泳和平板凝胶电泳的优点，分离度极高的电泳分离技术。在毛细管凝胶电泳中，毛细管内充有凝胶或其他筛分介质，这些介质在结构上类似于分子筛。流经凝胶的物质，原则上按照分子的大小分离。

06.319 毛细管区带电泳 capillary zone electrophoresis

溶质在毛细管内的背景电解质溶液中，以不同速度迁移而形成独立溶质带的电泳模式，是毛细管电泳中最基本、应用最广泛的一种分离模式。

06.320 毛细管等速电泳 capillary isotachophoresis

一种毛细管电泳模式，采用前导电解质和尾随电解质，使溶质按其电泳淌度不同得以分离，常用于分离离子型物质。

06.321　胶束电动毛细管色谱法　micellar electrokinetic capillary chromatography

以胶束为假固定相的一种电动色谱法。是电泳技术与色谱技术的结合，在毛细管中进行。

06.322　微乳液电动色谱法　microemulsion electrokinetic chromatography

以水包油微乳液作为分离载体的胶束电动色谱法。微乳液由水、不溶于水的有机液体、表面活性剂和共表面活性剂组成。

06.323　多维色谱法　multidimensional chromatography

将不同类型的色谱分析技术组合构成联用系统，以实现复杂样品中多组分的分离和分析的方法。

06.324　峰不对称度　peak asymmetry

为衡量正常色谱峰与不正常色谱峰的指标。用 T 表示，$T=W_{0.05h}/zd_1$。T 在 0.95~1.05 之间为对称峰；小于 0.95 为前沿峰；大于 1.05 为拖尾峰。

06.325　肩峰　shoulder peak

较大色谱峰一侧未完全分离的小峰。

06.326　电渗流　electroosmotic flow

在高压电场下，一定 pH 值(大于 3.0)的缓冲溶液由正极向负极移动的过程。它产生于熔融石英毛细管内壁与水溶液所形成的电层。通常情况下电渗流淌度大于组分的电泳淌度。

06.327　迁移时间　migration time

溶质分子流经整个色谱柱的时间。即溶质分子流经与流动相同样长的路程所需的时间。

06.328　漂移　drift

基线朝一定方向缓慢连续变化的现象。

06.329　死体积　dead volume

色谱系统中从流动相混合点至柱头的系统体积。会对梯度洗脱造成影响。比如不同实验室采用不同仪器时，难以重复分离条件或导致色谱图的变形。

06.330　基线分离峰　baseline resolved peak

色谱图中在出峰前后均达到基线时的每一个色谱峰。

06.331　峰谷　peak valley

吸收光谱中两个极大吸收峰间的最小吸收波长。即物质在此经之间对光的吸收较小，一般不能作为定量的波长。

06.332　驼峰　rider peak

色谱分析图的拖尾峰上的小峰。一般色谱柱柱内填料床层产生裂缝和空隙，会使色谱峰出现“驼峰”或“对峰”。

06.333　填料　packing material

用于填充液相色谱柱的粒状固定相。

06.334　极性　polarity

分子中正、负电荷的分离，存在着正极和负极的性质。

06.335　正相　normal phase

采用极性固定相和相对非极性流动相，称为正相。

06.336　反相　reversed phase

采用相对非极性固定相和极性流动相，称为反相。

06.337　疏溶剂作用　solvophobic interaction

当水中存在非极性溶质时，溶质分子之间的相互作用、溶质分子与水分子之间的相互作用远小于水分子之间的相互作用，因此溶质分子从水中被“挤”了出去的现象。

06.338　亲硅羟基作用　silanophilic interaction

亲硅醇基效应，极性溶质在硅胶基质固定相上因静电作用或氢键作用而与硅胶表面残余硅醇基发生相互作用的现象。

06.339 硅胶 silica gel

由硅凝胶 $mSiO_2 \cdot nH_2O$ 适当脱水而成的颗粒大小不同的多孔物质。

06.340 氧化铝 alumina

又称“三氧化二铝”。无色六方晶体。不溶于水，微溶于碱、酸。

06.341 化学键合相 chemically bonded phase

简称“键合相”。用化学反应在载体表面键合上特点基团的固定相。

06.342 碱基去活性 base-deactivated

在碱性条件下对硅胶进行去活性处理,充分水解硅胶表面的硅醇基形成的硅氧桥.处理后的硅胶应用于碱性物质的色谱分析时,峰型会更对称，也会使拖尾因子降低.

06.343 苯基硅烷键合硅胶 phenyl groups chemically bonded silica

又称“苯基柱”。苯基键合在硅胶基质上的色谱键合硅胶填料。

06.344 辛烷基硅烷键合硅胶 octylsilane chemically bonded silica

又称“C_8 柱”。一种常用的高效液相色谱键合硅胶填料，是一种化学键合硅胶固定相。

06.345 氰基硅烷键合硅胶 nitrile groups chemically bonded silica

又称“氰基柱”。氰基键合在硅胶基质上的色谱键合硅胶填料。

06.346 十八烷基硅烷键合硅胶 octadecylsilane chemically bonded silica

又称“C_{18} 柱”。最常用的反相色谱键合硅胶填料。

06.347 β 环糊精键合硅胶 beta cyclodextrin bonded silica

用β环糊精及其衍生物制备的手性分离填充剂。

06.348 氨基硅烷键合硅胶 amino chemically bonded silica

又称“氨基柱”。胺丙基键合在硅胶基质上的色谱键合硅胶填料。

06.349 离子交换纤维素 ion-exchange cellulose

离子交换材料的一种，以纤维素为三维空间立体结构网络骨架，骨架上携带活性基团并在活性基团上带有可交换离子的一种不溶性高分子化合物，具有在水溶液中能与溶液中的离子进行交换的一类物质。

06.350 手性拆分 chiral separation

将外消旋体中的两个对应异构体分开，以得到光学活性产物的方法。

06.351 手性固定相 chiral stationary phase

具有光学活性立体化学结构的、能分离对映体的固定相。

06.352 纤维素水解酶手性固定相 cellobiohydrolase chiral stationary phase

又称“CBH 柱”。蛋白质手性固定相的一种，纤维素水解酶(纤维二糖水解酶)为真菌里氏木霉(*Trichoderma reesei*)产生的一种蛋白质。

06.353 环糊精手性固定相 cyclodextrin chiral stationary phase

一种由α，β或γ-环糊精及其衍生物制备的具有手性空穴的手性固定相。

06.354 胃蛋白酶手性固定相 pepsin chiral stationary phase

由*N*, *N'*-二琥珀酰亚胺酯将胃蛋白酶结合在胺丙基硅胶上制备的一种蛋白质手性固定相。

06.355 α_1 酸性糖蛋白手性固定相 α_1-acid glycoprotein chiral stationary phase

又称“AGP 固定相”。α_1 酸性糖蛋白是一种天然蛋白质，分子中具有一些特殊的结合位点，对药物对映体具有高度的立体选择性。

由181个氨基酸和5个杂多糖组成的单链多肽，包含14个唾液酸残基的一种蛋白质手性固定相。

06.356 牛血清白蛋白手性固定相 bovine serum albumin chiral stationary phase

蛋白质手性柱的一种，牛血清白蛋白是由17个双硫键起稳定作用的581个氨基酸组成的一种蛋白质手性固定相。用于手性药物的分离。

06.357 人血清白蛋白手性固定相 human serum albumin chiral stationary phase

以硅胶为载体，由人血清白蛋白与双醇激活硅胶担体共价键合的一种蛋白质手性固定相。用于蛋白质分析。

06.358 纤维素型手性固定相 cellulose-based chiral stationary phase

一种利用不同官能团衍生化的纤维素和直链淀粉作为固定相的多聚糖手性固定相。

06.359 配体交换型手性固定相 ligand exchange chiral stationary phase

以光活性氨基酸或哌可酸作为手性选择因子的涂渍相和键合相制备的，主要用于氨基酸及其衍生物分析的一种高聚物手性固定相。

06.360 卵黏蛋白手性固定相 ovomucoid chiral stationary phase

一种从鸡蛋清中提取的胰蛋白酶抑制剂的蛋白质手性固定相。

06.361 冠醚型手性固定相 crown ether chiral stationary phase

手性药物拆分固定相的一种，与金属离子、氨阳离子等形成主–客体包容络合物，主要用于一些含有能够质子化的胺基药物的拆分。

06.362 给体–受体手性柱 pirkle chiral column

以皮克尔(William Pirkle)教授命名的固定相中含有电子受体或给体的一种手性柱。在化学药品手性拆分中用途广泛。

06.363 微晶纤维素 microcrystalline cellulose

纤维素部分水解而制成的聚合度较小的结晶性纤维素。是片剂生产中常用的辅料之一，是良好的填充剂、干燥黏合剂和崩解剂。

06.364 聚苯乙烯凝胶 polystyrene gel

凝胶排阻色谱柱填料的一种，主要成分为聚苯乙烯单体经交联而形成三维网状结构的多聚体，粒度一般为10μm。

06.365 琼脂糖凝胶 agarose gel

从琼脂中除去带电荷的琼脂胶后，剩下的不含磺酸基团、羧酸基团等带电荷基团的中性部分。结构是链状的聚半乳糖，易溶于沸水，冷却后可依靠糖基间的氢键引力形成网状结构的凝胶。凝胶的网孔大小和凝胶的机械强度取决于琼脂糖浓度。可作为分子筛，常用于凝胶层析和电泳。

06.366 聚丙烯酰胺凝胶 polyacrylamide gel

聚丙烯酰胺凝胶电泳的支持介质，具有性质稳定、机械强度大、透明度高、染色后易观察结果等特点。

06.367 葡聚糖凝胶 polydextran gel

由右旋糖苷与1-氯-2，3-环氧丙烷(表氯醇)交联制备而成的具有网状结构、水不溶性珠状微粒。用于凝胶过滤。

06.368 分子印迹聚合物 molecular imprinted polymer

根据印迹分子定做的，具有特殊分子结构和官能团，能选择性地识别印迹分子的高聚物。基于分子识别理论而迅速发展起来的一个新的研究领域。

06.369 离子对试剂 ion-pair reagent

离子对色谱中用以分离离子或中性物质的试剂。含有与被分析离子带相反电荷的离子

(配对离子或反离子)，在流动相中将与溶质离子结合形成弱极性离子对，此离子对在流动相中不易离解而迅速转移到键合相中，进而在固定相和流动相间进行分配。

06.370　丁烷磺酸钠　sodium butanesulfonate
一种阴离子表面活性剂，由四个碳原子的丁烷基和一个分子的磺酸基结合而成的钠盐。

06.371　戊烷磺酸钠　sodium pentanesulfonate
一种阴离子表面活性剂，由五个碳原子的戊烷基和一个分子的磺酸基结合而成的钠盐。

06.372　己烷磺酸钠　sodium hexanesulfonate
一种阴离子表面活性剂，由六个碳原子的己烷基和一个分子的磺酸基结合而成的钠盐。

06.373　庚烷磺酸钠　sodium heptanesulfonate
一种阴离子表面活性剂，由七个碳原子的庚烷基和一个分子的磺酸基结合而成的钠盐。

06.374　辛烷磺酸钠　sodium octanesulfonate
一种阴离子表面活性剂，由八个碳原子的辛烷基和一个分子的磺酸基结合而成的钠盐。

06.375　癸烷磺酸钠　sodium decanesulfonate
一种阴离子表面活性剂，由十个碳原子的癸烷基和一个分子的磺酸基结合而成的钠盐。

06.376　十二烷基硫酸钠　sodium dodecylsulfate
一种阴离子型表面活性剂，以十二烷基硫酸钠($C_{12}H_{25}NaO_4S$)为主的烷基硫酸钠混合物。

06.377　氢氧化四丁基铵　tetrabutylammonium hydroxide
一种用于非水滴定中滴定酸的滴定剂，一般由碘化四丁基铵和氧化银反应制成。具有强碱性。

06.378　柱超载　column overload
色谱分析中，进样量超过色谱柱容量时产生不对称峰形的现象。

06.379　积分仪　integrator
色谱分析仪器中按时间累积检测系统所产生电信号的仪器。

06.380　色谱工作站　chromatographic work station
在色谱仪器中，完成了组分的色谱分离后，按照色谱定性、定量要求，对原始色谱信号和数据进行采集、处理，并控制色谱仪器的操作的计算机系统。

06.381　上行展开　ascending development
将溶剂放在容器底部，滤纸吊起，下端浸入溶剂内，由于毛细作用，滤纸将溶剂自下而上吸引，导致组分迁移而进行展开的方法。

06.382　下行展开　descending development
把展开剂置于待分离样品的顶端，借助重力的作用使展开剂由毛细管向下移行，使不同成分的样品完全分离的方法。

06.383　双向展开　two-dimensional development
在滤纸或薄层色谱板上用相同或不同溶剂两个方向展开的操作。这种方法适用于某些复杂混合物的分离。

06.384　多次展开　multiple development
平面色谱中溶剂展开的一种方法。在第一次展开并干燥后，再用相同或不同的展开剂同方向展开。

06.385　向心展开　centripetal development
薄层色谱技术中，展开方式的一种。样品点在薄层周围，展开剂自四周向圆心展开的展开方式。

06.386　环形展开　circular development
用圆形滤纸，平放在一个盛有溶剂盘上，样品点在靠近圆心处，在圆心中插一纸捻，纸捻向下浸入溶剂内，溶剂被纸捻吸上，自中心向外，沿滤纸向四周扩展，至溶剂达到边缘时，取出显色的展开方式。

06.387　连续展开　continuous development

薄层色谱或纸色谱展开方式之一。根据展开剂的走向可分为双向展开法和同向多次展开法等。

06.388　液固萃取　liquid-solid extraction

用提取溶剂直接从固体粉末样品中萃取被测组分的方法。

06.389　等度洗脱　isocratic elution

用恒定配比的溶剂系统洗脱是最常用的色谱洗脱方式。方法简便、色谱柱易再生等是其优点。

06.390　斑点再浓集　spot reconcentration

在一个薄层色谱板上，采用同样的展开剂，同一展开方向，同样展开距离，单向多次展开后样品斑点直径变小的现象。

06.391　背材　backing material

薄层色谱中支持吸附剂的材料。通常为玻璃板或铝板。

06.392　预制板　precoated plate

在薄层色谱法中，预先在固定相中加入一定量的黏合剂，铺展在玻璃板上，烘干制成的薄层色谱板。

06.393　硅胶 H　silica gel H

硅胶吸附剂中不加黏合剂的硅胶。

06.394　硅胶 G　silica gel G

硅胶吸附剂中加入一定比例煅石膏黏合剂的硅胶。

06.395　荧光剂　fluorescent agent

经紫外线(有时也可用可见光)照射后，能产生比所吸收紫外线波长更长的光的物质。

06.396　模板　template

用来指导定向合成另一互补化合物的大分子物质。在合成一个与模板互补的反模板大分子时所需的一个大分子模型；反模板然后又作为模型来合成模板。

06.397　紫外线灯　ultraviolet lamp

在分光光度法和色谱法中，可发射 10~400nm 波长范围内紫外线的灯具。包括热阴极式和冷阴极式两种。

06.398　线性扫描　linear scanning

用一束比斑点略长的光束做斑点单向扫描。适用于规则圆形斑点及条状薄层色谱斑点的测定。

06.399　锯齿扫描　zigzag scanning

双波长薄层扫描仪的一种扫描方式，展开后的薄层斑点经锯齿扫描能够消除斑点形状不规则引起的误差，从而获得满意的定量结果。

06.400　干装柱法　dry packing method

高效液相色谱柱的一种填充方法，一般使用粒径为 20μm 以上的硅胶和薄壳型填充剂。

06.401　湿装柱法　wet packing method

先加适量溶剂到柱内，然后把预先用溶剂浸泡好的吸附剂搅匀后，连续倾入柱中的一种装柱方法。

06.402　固定相涂布　stationary phase coating

分配色谱中采用机械涂布或物理涂布把固定液涂在载体表面上，利用被分离物质在两相分配使组分分离的操作。

06.403　内标物　internal standard substance

在定量分析时，加入到试样中能与所有组分完全分离的已知量的纯的化合物。

06.404　气体净化器　gas purifier

气相色谱中由高压载气瓶中出来的载气需要进行脱水和净化的一种特殊装置。气体净化器就是为了实现供给高纯度载气而安装的专门设备。

06.405　戈雷柱　Golay column

又称“开口管柱”。由瑞士科学家戈雷(Marcel Golay)发明的一种气相色谱柱。是将固定液均匀地涂敷在内径通常为 0.1~0.5mm 的金属、玻璃(少数用尼龙或塑料)管内壁，形成 1μm 以下的固定液膜进行色谱分析。

06.406　熔融二氧化硅空心柱　fused-silica open tubular column

又称“熔融石英开管柱”。以二氧化硅为原料经高温熔融拉制而成的一种空心柱。

06.407　无分流　splitless

全部样品在最短时间内完全汽化均匀混合后直接进入色谱柱的状态。

06.408　尾吹气　make-up gas

毛细管色谱分析中，在毛细管柱的出口端引入的一路气流。其作用是减少柱后的死体积，改善柱效，满足检测器的最佳气体流速，以提高检测器的灵敏度。

06.409　进样隔膜胶垫　injecting septum

液相色谱进样时隔膜进样器的部分。

06.410　鸭嘴阀　duckbill valve

鸭嘴形柔性止回阀，或鸭嘴形橡胶平嘴阀。

06.411　顶空浓缩进样器　head-space concentrating injector

将固体或液体中挥发性成分的蒸气用于气相色谱分析的装置。

06.412　冷柱头进样器　cold on-column injector

高分辨气相色谱(HRGC)柱上进样所用的进样装置。

06.413　聚氨酯卡套　polyurethane ferrule

由聚氨酯材料制成的用于紧固、加强管路连接的装置。

06.414　石墨卡套　graphite ferrule

原子吸收光谱分析中高温石墨管原子化器中的石墨管。

06.415　皂土-34　bentone-34

蒙脱土中的无机阳离子被二甲基双十八烷基铵离子取代后的物质。

06.416　蒙脱土　montmorillonite clay

聚合物添加剂的一种，主要成分是层状硅酸盐，具有独特的天然纳米级片层结构，具有良好的分散性能。

06.417　混合固定相　mixed stationary phase

在用柱色谱分析含有不同功能团的复杂组分样品时，往往单一组分的固定相不能达到全分离的目的，而必须采用多组分的固定相。

06.418　高分子多孔小球　porous polymer bead

又称“有机胶”。常用有机胶为苯乙烯与二乙烯苯交联而成，可用于做气相色谱固定相。

06.419　热能分析器　thermo-energy analyzer

用色谱方法分析亚硝胺样品的专用检测器。

06.420　脱气　degassing

液相色谱分析中除去流动相中溶解气体的操作。以免溶解的气体在泵或检测器的流通池中形成气泡。

06.421　在线脱气设备　on-line degasser

在输液泵前对流动相进行连续脱气的装置。多采用真空脱气技术，即流动相通过一段由多孔性合成树脂膜制造的输液管时，该输液管外有真空容器，真空泵工作时，膜外侧被减压，流动相中的残留气体从膜内进入膜外而被脱除。

06.422　低压梯度泵　low pressure gradient pump

用于低压梯度的液相色谱泵。将不同极性的溶剂按预先设定的比例在泵前混合后，再由高压泵输入色谱柱，与等度洗脱输液系统相比，实现梯度只需一个高压泵。

06.423　往复隔膜泵　reciprocating diaphragm pump

简称“隔膜泵”。一种特殊往复泵。专用于输送高磨蚀固–液两相介质的新一代往复泵。

06.424　齿轮泵　gear pump

依靠泵缸与啮合齿轮间所形成的工作容积变化和移动来输送液体或使之增压的回转泵。

06.425　注射泵　syringe pump

一种高效液相色谱高压输液泵。由液缸、活塞、螺杆传动机构和步进马达等组成。活塞由步进马达经螺杆传动机构带动，将液缸内的液体以高压形式排出本输出液恒流精度高，流量重复性好。

06.426　单向阀　check valve

流体只能沿一个方向流通，另一方向不能通过的阀。多指色谱进样装置。

06.427　进样阀　injection valve

将样品准确定量地导入色谱系统的多通阀。用于高效液相色谱的进样。

06.428　柱切换　column switching

由阀来改变流动相与流动相系统，从而使洗脱液在一特定时间内从预处理柱进入分析柱的技术。

06.429　质量分析检测器　mass analyzer detector

质谱仪主体组成部分，将离子源中形成的离子按质荷比的差异进行分离并将这些微弱的离子流信号接收并放大后送至显示单元及计算机数据处理系统，得到被分析样品的质谱图及数据。

06.430　程序波长检测器　programmable wavelength detector

波长可以由用户设定程序进行控制，一次分析可在不同的波长进行测定，以获得最佳灵敏度的检测器。

06.431　光电二极管阵列检测器　photodiode array detector

紫外检测器的一种，可用于化合物的紫外全波长扫描，确定化合物的最大吸收的检测器。

06.432　多维检测　multidimensional detection

将不同的检测技术组合构成联用系统，以实现复杂样品中多组分的检测的方法。

06.433　等高线色谱图　contour chromatogram

由吸收值相等的各点所连成闭合曲线的色谱图。能反映不同检测波长下物质吸收变化的特征，这是一种光电二极管陈列(DAD)检测器数据处理系统提供的色谱峰纯度判断方法。

06.434　三维色谱图　three-dimensional chromatogram

利用液相色谱系统的二极管阵列式紫外检测器，获得同时能表示被测组分信号强度、保留时间和吸收波长特征的色谱图。

06.435　二次化学平衡　second chemical equilibrium

液相色谱中，除了溶质在固定相与流动相之间分配平衡外的存在于流动相中的化学平衡。在反相色谱、离子对色谱和胶束色谱中有广泛的应用。

06.436　衰减　attenuation

在近代分析仪器的记录装置中都有信号衰减器，用此将检测器信号减弱的过程。

06.437　响应时间　response time

在光谱分析中当辐射中断时，检测器指示下

降 63.2%所需的时间。是检测器响应快慢的指标。

06.438　时间谱带展宽　band broading in time
在气相色谱不分流进样中，由于从气化室至柱口端的缓慢转移而引起的起始带展宽现象。

06.439　空间谱带展宽　band broading in space
在气相色谱不分流进样中，溶剂效应引起的起始带展宽现象。

06.440　保留隘口　retention gap
长约一米、内径较粗的不涂渍石英毛细管柱。事先进行脱活处理。

06.441　试样在线预处理　sample on-line pretreatment
试样的溶解、分离、氧化、还原、显色、蒸发等一系列间断性的手工操作工程。都可以根据分析目的的要求，实现分析试验前处理过程的自动化。

06.442　传送带接口　moving belt interface
最早研究的液相色谱–质谱联用(LC-MS)接口之一。其工作原理是液相流出物滴在不锈钢或聚酰亚胺丝(带)上，由加热器和真空泵除去溶剂，样品经瞬间气化进入离子源或直接由带送入离子源。

06.443　直接液体进样　direct liquid introduction
质谱仪导入方式之一。其过程是用直接进样杆尖端装上少许样品(几纳克)经减压后送入离子源，快速加热使之气化并被离子源离子化。

06.444　热喷雾接口　thermospray interface
一种与电离装置结合在一起的接口。以喷雾探针为进样渠道，色谱柱后流出物以1~2ml/min 流速，经过喷雾探针中心部位的不锈钢毛细管流入，形成气溶胶，并在毛细管出口前被加热管剧烈加热，其溶剂迅速蒸发，体积迅速膨胀后以超音速喷出毛细管，从而形成由微小液滴、粒子和蒸气组成的雾状混合物。

06.445　电喷雾接口　electrospray interface
一种高效液相色谱–质谱联用的仪器接口。属于大气压电离的范畴，包括电喷雾、离子的形成及离子的传递三个步骤。

06.446　单分散气雾形成接口　monodisperse aerosol generation interface
一种液相色谱–质谱联用的接口。

06.447　柱前衍生化　pre-column derivatization
在色谱分离前，预先将样品制成适当的衍生物，然后进行分离和检测的操作。

06.448　柱后衍生化　post-column derivatization
待测物经色谱柱分离后，在色谱系统中加入衍生试剂及辅助反应液，与色谱流出组分直接在系统中进行反应，然后测定衍生反应产物的操作。

06.449　重氮甲烷　diazomethane
为深黄色有毒气体。溶于乙醚、四氢呋喃等，加热至 100℃时爆炸；在水和乙醇中迅速分解，在乙醚中比较稳定。有剧毒，对眼睛和黏膜有强烈的刺激作用，为重要的甲基化试剂。

06.450　伏安法　voltammetry
通过测定电解过程中所得的电流–电位(或电位–时间)曲线来确定溶液中被测成分的浓度的电化学分析法。与其他同类电化学分析法的区别在于，电解池中使用一个极化电极和一个去极化电极。

06.451　极谱法　polarography
将使用滴汞电极或其他液体电极作为工作电极，并根据所得的电流–电压曲线进行定性和定量分析的方法。

06.452 示差脉冲极谱法 differential pulse polarography
通过测量期间通过的直流电流与加上脉冲前瞬间的电流之间的差值，来确定待测物含量的方法。广泛用于无机物的分析。

06.453 参比电极 reference electrode
一种电位无显著变化，作为测定其他电极电位的标准不极化电极。如常用的甘汞电极、氧化还原参比电极等。

06.454 饱和甘汞电极 saturated calomel electrode
一种常用的参比电极。一般由金属汞、甘汞和氯化钾溶液组成。

06.455 氯化银电极 silver chloride electrode
由涂镀一层氯化银的银丝插入一定浓度的氯化钾溶液中组成的电极。电极内填充溶液，用素烧瓷或其他适用的微孔材料隔层与待测溶液隔开，以阻止电极内外溶液互相混合。

06.456 指示电极 indicating electrode
在电化学电池中藉以反映离子或分子浓度、发生所需电化学反应或响应激励信号的电极。

06.457 银电极 silver electrode
以银为基体对银离子、氰离子和硫离子产生响应的电极。

06.458 盐桥 salt bridge
将饱和的 KCl或NH_4NO_3溶液装在倒置的U形管中，跨接于两电解质溶液之间，代替两溶液的直接接触就构成了盐桥。

06.459 电解电流 faradaic current
又称“法拉第电流”。在电解过程中，由电极上的氧化–还原反应而产生的电流。服从法拉第定律。

06.460 扩散电流 diffusion current
离子由本体溶液扩散到电极上进行电极反应而产生的电流。由电极表面附近不同区域的离子浓度的差异(浓度梯度)引起。

06.461 电导率 electrical conductivity
电阻率的倒数。是表示物质导电性能的物理指标。电导率越大则物质导电性能越强，电阻就越小，反之导电性能越差，电阻越大。

06.462 质谱图 mass spectrum
全扫描得到的分子离子($[M+H]^+$$[M-H]^-$、$[M+Na]^+$等)及所有碎片离子的质荷比与其对应的离子流的相对强度的坐标图。根据质谱图来决定解析化合物的结构、分子式。

06.463 相对强度 relative intensity
以质谱图中指定质核比范围内最强峰为100%，其他离子峰对其归一化所得的强度。现在标准质谱图均以离子相对丰度值为纵坐标。

06.464 离子–分子复合物 ion-molecule complex
金属卤化物与卤素单质加合，新生成的化合物。如碘–碘化钾。

06.465 双价离子 doubly charged ion
具有两种价态的离子。如铁离子和铈离子就是双价离子，其中低价态是还原态，高价态是氧化态。

06.466 棒图 bargraph
横坐标是质荷比(m/z)、纵坐标是离子的相对强度，以基峰为 100%、经过计算机处理的质谱棒状谱图。

06.467 扇形磁场质谱仪 magnetic sector mass spectrometer
质量分析器采用扇形均匀磁场进行聚焦的单聚焦或双聚焦型质谱仪。

06.468 磁阻 reluctance
表示磁路对磁通所起的阻碍作用。即磁路中的磁动势 NI 与它所激发的磁通量 Φ之比。

06.469　十倍程　decade

质谱法中频程两个声或其他信号间的频率间的距离。用高频与低频的频率比的对数来表示，此对数以 10 为底。

06.470　软离子化方法　soft ionization

质谱分析中化学电离、场致电离等低能量电离方式的总称。

06.471　大气压离子化　atmospheric pressure ionization

由霍宁(E. C. Horning)等人在1974年发明的一种离子化技术。样品的离子化在处于大气压下的离子化室中完成。

06.472　灯丝　filament

色谱检测器中多为细钨丝制成的通电发射电子的装置。也是质谱离子源中重要配件。

06.473　准分子离子　quasi-molecular ion

反应离子与样品分子进行离子–分子反应，使样品分子离子化生成的离子。

06.474　准确质量　exact mass

质谱分析中由丰度最高的核素组成的同位素峰。如氢原子的平均原子量为 1.00794，丰度最高的同位素 ^{1}H 的质量为 1.00783。

06.475　静电喷雾　electrostatic spray

电喷雾离子化技术的基本方式。只适用于低流速的样品稀溶液的喷雾操作。

06.476　次级离子质谱法　secondary ion mass spectrometry

利用初级离子轰击样品表面，使样品表面的部分原子离子化，形成次级离子，再利用质谱仪测量从靶上射出的次级离子质荷比的技术。

06.477　等离子体解吸质谱法　plasma desorption mass spectrometry

用锎放射性衰变过程产生的裂解碎片，使大分子离子化的质谱法。是麦克法兰(Macfarlane)首先采用的，成为 ^{252}Cf-PDMS。

06.478　激光解吸质谱法　laser desorption mass spectrometry

以激光轰击样品获得样品离子而作为激光解吸电离源的一种质谱法。常用于分析非挥发性化合物。

06.479　直接进样杆　direct inlet probe

质谱进样器之一。主要用于固体样品及高沸点液体样品的进样。将微克(μg)量样品置于末端封闭的毛细管底部，插入进样杆顶端。

06.480　加热贮槽进样器　heatable reservoir inlet

质谱进样器之一。由阀、贮槽和针孔漏组成。

06.481　粒子束　particle beam

用一定的方法使样品分子转变为离子，经加速电极加速后，在磁场中发生质量色散，通过狭缝分离形成具有一定质荷比的由粒子构成的能量束。

06.482　各向异性　anisotropic

物理性质随量度的方向而变化的特性。

06.483　软脉冲　soft pulse

核磁共振实验中用的低功率的长脉冲。

06.484　五重峰　quintet

核磁共振谱中出现的一类多重峰。其峰数为 5，峰高比为 1：4：6：4：1。

06.485　七重峰　septet

核磁共振氢谱中自旋分裂峰个数，表示某基团上六个相临的氢偶合时产生的分裂峰，显示的就为七重峰。

06.486　偕偶　geminal coupling

^{1}H 核磁共振光谱中，间隔 2 个单键的偶合，即同碳原子上的 H 之间的偶合。是按照偶和核之间间隔的数目的一种核自旋偶合系统的分类方法。

06.487　邻偶　vicinal coupling

在核磁共振谱中相邻两个碳原子上的氢核

相隔 3 个键的自旋偶合。

06.488　偏共振去偶　off resonance decoupling

核磁共振中碳谱质子去偶的一种方式，可保留谱线多重性，减少谱线，用来判断碳原子和几个氢原子相连。

06.489　选择去偶　selective decoupling

化合物 ^{1}H 谱为一级类型时，用很弱的能量选择性地照射特定氢核，消除 ^{1}H 对 ^{13}C 的偶合，使峰简化的一种核磁共振实验技术。

06.490　反磁性屏蔽　diamagnetic shielding

有机化合物中的各个氢原子(或碳原子)发生核磁共振时，核外电子对抗磁场的作用。

06.491　J 调制法　J-modulation method

一种确定碳原子级数(碳原子上相连氢原子的数目)的方法。

06.492　不灵敏核极化转移增益法　insensitive nucleus enhancement by polarization transfer

基于多脉冲实验的一种核磁共振新技术。通过极化传递实验将高灵敏度核的极化强度传递给低灵敏度核，以提高后者的观测灵敏度的方法。

06.493　电子跃迁　electron transition

原子或分子中的电子从一个原子轨道向另一轨道的跃迁。电子跃迁需要极大的能量，并可被可见光、紫外光和 X 射线诱发。

06.494　二波长分光光度法　dual wavelength spectrophotometry

在两个不同的波长处测定供试品溶液和对照品溶液的吸光度，以两波长处吸光度的差值(ΔA)作为定量的依据来测定含量的方法。

06.495　离线分析　offline analysis

分析仪器的应用(连接)方式之一，即供试品的分离或制备装置与分析装置是独立的，不能对两个系统同时进行直接的控制，如从溶出仪中取样后，在紫外分光光度仪或液相色谱仪上进行分析并获得结果的过程。

06.496　柱上检测器　on-column detector

在色谱柱上对获得分离的组分进行检测的仪器。如采用毛细管电泳法或毛细管电色谱法进行分析时，就是在毛细管出口端的某个位置，除去聚酰亚胺涂层后作为检测池进行检测。

06.497　电子轰击离子化　electron impact ionization

当组分分子受到能量较高的电子流(一般为 70eV)轰击时，组分分子被打掉一个电子，成为有一个不成对电子的正离子的过程。

06.498　指纹图谱　finger print

利用现代仪器分析技术和方法，对中药材及其制剂等，经过适当处理后，对其化学结构、组分等信息通过相应的图谱进行描述的特征谱。此种谱可较好地体现复杂体系的整体性和特征性。比较图谱时，强调高度相似，而不是相同。

06.499　点样器　sample applicator

薄层色谱分析中点样用的工具。一般采用微量吸管(总容量 10μl)或微量注射器来点样。

06.500　称量勺　spatula

药品检验中用于粉末样品或试剂的称量工具。

06.501　碱式滴定管　alkali burette

酸碱滴定分析中，盛放标准碱滴定液的定量玻璃滴管。下端为含有玻璃珠的乳胶管。

06.502　量杯　conical graduate

一种玻璃仪器，有规定的刻度和最大容量标记的上口大下部小的容器。具有不同的规格，用来量取一定体积的液体，但不是准确的计量器具。

06.503　研钵　mortar

和研杵用于压碎、研磨或混合物质的器具。

06.504　单标线吸管　one-mark pipette

一种准确移取一定体积溶液的容量器皿。是一根两头细长而中间有膨大部分的玻璃管。管的最下端呈尖嘴状，在上部有一环形标线，该标线标示在指定的温度下把液体充满到刻度后，任其自然流出时流出液体的体积。常用的移液管有 50ml、25ml、20ml、10ml、5ml、2ml、1ml 等多种规格。

06.505　单线标量瓶　one-mark volumetric flask

一种准确移取一定体积溶液的容量器皿。下部胖大，瓶颈细长，在上部有一环形标线，瓶上注有测定该体积时的温度。其规格有 2000 ml、1000 ml、500 ml、250 ml、100 ml、50 ml、25 ml、10 ml 等多种规格。

06.506　吹出式吸管　blow-out pipette

使用过程中液面降至流液口并静止时，随即将最后残留的溶液一次吹出的吸管。

06.507　滴定管　burette

容量分析中滴定溶液的体积最基本的仪器，有刻度的细长玻璃管。

06.508　酸式滴定管　acid burette

盛放酸液和氧化性溶液而不能盛放碱液的滴定管。

06.509　流动注射分析　flow injection analysis

仪器分析的一种技术方法。在分析过程中，把试样溶液直接以“试样塞”的形式注入到管道的试剂载流中，试样液塞被载流推动前进，依靠对流和扩散形成一个具有浓度梯度的试样液带，并且在截流中有试剂进行反应，带入监测器而进行连续检测处理。

06.510　能力验证计划　proficiency testing scheme

为保证实验室在特定检测、测量或校准领域的能力而设计和运作的实验室间比对。

06.511　热分析技术　thermal analysis technique

在程序控制温度下，测量物质的物理性质与温度关系的一类技术。

06.512　差热分析　differential thermal analysis

在程序控制温度下，待测物质和参比物质之间的温度差与温度(或时间)关系的一种技术。

06.513　差示扫描量热法　differential scanning calorimetry

在程序控制温度下，测量输给待测物质和参比物质之间的能量差与温度(或时间)关系的一种技术。

06.514　热电学法　thermoelectrometry

在程序控制温度下，测量物质的电学特性与温度关系的技术。常用于测量电阻、电导和电容。

06.515　热力学　thermodynamics

根据物理变化或化学变化过程中，放热或吸热速率，研究过程动力学规律、融热化学与化学动力学于一体的物理化学分支学科。

06.516　热发声法　thermosonimetry

在程序控制温度下，测量物质发出的声音与温度关系的技术。

06.517　热光学法　thermophotometry

在程序控制温度下，测量物质的光学特性与温度关系的技术。

06.518　热机械分析　thermo-mechanical analysis

在程序控制温度下，测量物质在振动负荷下的动态模量和(或)力学损耗与温度关系的技术。

06.519　热显微镜法　thermomicroscopy

在程序控制温度下，用显微镜观察物质形态变化与温度关系的技术。用于固相转变、熔融、液体结晶的转变以及药物结晶性质的研究。

06.520　热重法　thermogravimetry
在程序控制温度下，测量物质的质量与温度关系的一类技术。

06.521　动态热机械法　dynamic thermo-mechanometry
热分析的一种常用方法。在程序控制温度下，测量物质在振动负荷下的动态模量和(或)力学损耗与温度关系的技术。其方法有悬臂梁法、振簧法、扭摆法、扭辫法等。

06.522　溶出度　dissolution
药物从片剂或胶囊剂等固体制剂在规定溶剂中溶出的速度和程度。

06.523　药物释放　drug release
药物从缓释制剂、控释制剂、肠溶制剂及透皮贴剂在规定条件下释放的速度与程度。

06.524　交联　crosslinking
线型高分子之间通过化学键的连接。高度交联可形成网状结构或交联结构。在溶出度试验中明胶胶囊壳的溶解性质发生改变，使胶囊崩解迟缓，进而影响内容物的溶出度(释放度)试验结果。

06.525　沉降篮　sinker
采用桨法进行溶出度测定时，用于防止片剂或胶囊漂浮的装置。

06.526　转瓶法　rotating bottle method
被美国药品处方集 XIV 版收载的用于缓释片剂或胶囊溶出度测定的一种方法。

06.527　转筒法　cylinder method
供透皮贴剂溶出度(释放度)试验的一种方法。

06.528　栓剂篮　suppository basket
采用惰性塑料制造，外部尺寸与标准转篮相同，具有 12 条线槽，每条线槽宽度为 3.2mm，通透率约为 50%，与 10 目筛网的通透性相当，用于溶出度试验的装置。

06.529　往复架法　reciprocating holder method
用于释药支架释放度测定的仪器装置。

06.530　软膏池　ointment cell
一种用于软膏剂溶出研究的装置。

06.531　往复筒法　reciprocating cylinder method
一种用于缓、控释制剂溶出度测定的方法。收载于美国药典。

06.532　流[通]池法　flow-through cell method
美国药典 31 版溶出度试验第 4 法。由溶剂的贮液池、输送溶出介质的泵、流通池以及恒温水浴组成。

06.533　桨碟法　paddle over the disk method
由搅拌桨和试药碟组成的一种用于透皮制剂溶出度(释放度)测定的方法。

06.534　立式扩散池　vertical diffusion cell
用于外用或透皮制剂释放度试验的一种装置。由弗朗兹(T. J. Franz)博士于 20 世纪 70 年代研制。也可用于眼用制剂、化妆品和农药的研究。

06.535　光纤在线检测技术　optical fiber on-line detection
在线光谱分析的一种，利用光纤传输的光，进入检测器并进行在线分析处理的分析技术。

06.536　固有溶出速率　intrinsic dissolution rate
具有恒定表面积的固体在介质中单位面积(cm^2)单位时间内溶解的物质的量(mg)表示(表示为 $mg/time/cm^2$)。

06.537　人工肠液　simulated intestinal fluid
取磷酸二氢钾 6.8g，加水 500ml 使溶解，用

0.4%氢氧化钠溶液调节 pH 值至 6.8；另取胰酶 10g，加水适量使溶解；将两液混合后，加水稀释成 1000ml，所得到的液体。

06.538　人工胃液　simulated gastric fluid
取稀盐酸 16.4ml，加水约 800ml 与胃蛋白酶 10g，摇匀后，加水稀释成 1000ml，所得到的液体。

06.539　溶出介质　dissolution media
药品标准中溶出度(释放度)试验项下所用的介质。

06.540　溶出曲线　dissolution profile
药物溶出试验中，药物溶出量与时间的关系曲线。

06.541　溶出曲线比较　dissolution profile comparison
用于度量两个药品溶出特性的方法。常用相似因子(f_2)表示。

06.542　溶剂合物　solvate
物质在溶剂中溶解，溶剂分子与溶质分子或离子等的相互结合，使溶质改变了原来的状态而生成的溶剂化合物。

06.543　湿化学　wet chemistry
一般在液相中发生的化学反应或方法。

06.544　无水物　anhydride
不含水的化合物。如无水乙醇。

06.545　水合度　degree of hydration
表示植物细胞内水分出入强度的概念。植物体液的蒸腾压与在同温下的溶媒饱和蒸腾压之比。

06.546　水合物　hydrate
含一定量水分子的固体化合物。

06.547　半水合物　hemihydrate
平均有半分子水作为配体键合在一分子金属阳离子或阴离子上的化合物。

06.548　一水合物　monohydrate
每分子含一个水分子的化合物。如一水合乳糖。

06.549　倍半水合物　sesquihydrate
每分子含一个半水分子的化合物。

06.550　二水合物　dihydrate
每分子含二个水分子的化合物。

06.551　二倍半水合物　hemipentahydrate
每分子含二个半水分子的化合物。

06.552　三水合物　trihydrate
每分子含三个水分子的化合物。

06.553　三倍半水合物　hemiheptahydrate
每分子含三个半水分子的化合物。

06.554　四水合物　tetrahydrate
每分子含四个分子水的化合物。

06.555　四倍半水合物　heminonahydrate
每分子含四个半分子水的化合物。

06.556　五水合物　pentahydrate
每分子含有五个分子水的化合物。

06.557　五倍半水合物　hemiundecahydrate
每分子含有五个半分子水的化合物。

06.558　六水合物　hexahydrate
每分子含六个水分子的化合物。

06.559　七水合物　heptahydrate
每分子含七个水分子的化合物。

06.560　八水合物　octahydrate
每分子含八个半水分子的化合物。

06.561　九水合物　nonahydrate
每分子含九个水分子的化合物。

06.562　十水合物　decahydrate
每分子含十个水分子的化合物。

06.563　十一水合物　undecahydrate
每分子含十一个水分子的化合物。

06.564 十二水合物 dodecahydrate
每分子含十二个水分子的化合物。

06.565 十三水合物 tridecahydrate
每分子含十三个水分子的化合物。

06.566 阴凉处 cool place
不超过20℃的药品贮存条件。

06.567 冷处 cold place
中国药典对药品贮存条件的分类之一，即药品的贮存温度应在2~10℃范围内。

06.568 凉暗处 cool and dark place
避光并不超过20℃。

06.569 遮光 protection from light
用不透光的物质包裹无色透明、半透明容器的方法。

06.570 仲裁 arbitration
争议双方在争议发生前或争议发生后达成协议，自愿将争议交给第三者做出裁决，双方有义务执行的一种解决争议的方法。

06.571 交叉参考 cross reference
一个文件中对某个信息多次提及时采用的一种索引方式。

07. 药 理 学

07.001 药效学 pharmacodynamics
全称“药效动力学”。主要研究药物对机体的作用与作用机制，以阐明药物防治疾病规律的学科。

07.002 药动学 pharmacokinetics
全称“药物代谢动力学”。主要研究机体对药物的处置的动态变化，包括药物在机体内的吸收、分布、生物转化及排泄的过程，尤其是血药浓度随时间变化规律的学科。

07.003 临床药理学 clinical pharmacology
研究药物对人体作用规律以及人体与药物间相互作用过程的学科。

07.004 中药药理学 pharmacology of traditional Chinese materia medica
以中医药基本理论为指导，运用现代科学方法，研究中药和机体相互作用及规律的学科。

07.005 神经药理学 neuropharmacology
以研究药物对神经系统作用为中心内容的药理学。

07.006 精神药理学 psychopharmacology
以研究药物对精神活动作用为中心内容的药理学。

07.007 消化系统药理学 digestive system pharmacology
以研究药物对消化系统作用为中心内容的药理学。

07.008 心血管药理学 cardiovascular pharmacology
以研究药物对心脏和血管系统作用为中心内容的药理学。

07.009 肾脏系统药理学 renal pharmacology
以研究药物对肾脏系统作用为中心内容的药理学。

07.010 生殖系统药理学 reproductive system pharmacology
以研究药物对生殖系统作用为中心内容的药理学。

07.011 传出神经系统药理学 autonomic pharmacology
研究药物对传出神经系统作用为中心内容的药理学。

07.012　生化药理学　biochemical pharmacology

研究药物在各类作用靶点上的生化与分子生物学机制的药理学。

07.013　行为药理学　behavioral pharmacology

研究药物对心理活动及行为的影响规律的药理学。

07.014　肿瘤药理学　cancer pharmacology

以研究药物对肿瘤作用及其机制为中心内容的药理学。

07.015　血清药理学　serum pharmacology

经体内给药后，用含有药物成分的血清进行药理学研究(通常是在体外进行)的学科。

07.016　传统药理学　ethnopharmacology

研究不同民族与文化背景下的传统药物的作用为中心内容的药理学。

07.017　免疫药理学　immunopharmacology

研究药物与机体免疫系统之间相互作用规律的学科。

07.018　分子药理学　molecular pharmacology

从分子水平和基因表达的角度去阐释药物作用及其机制的学科。

07.019　细胞药理学　cellular pharmacology

研究药物对细胞结构和机能作用的药理学。

07.020　定量药理学　quantitative pharmacology

应用定量的方式解释和描述药理学的学科。

07.021　时辰药理学　chronopharmacology

根据时间生物学的理论，即人体的生理、生化活动随着不同季节及时间的改变发生有规律的周期性变化，研究不同季节和一日内不同时间对药物的药动学和药效学影响的学科。

07.022　化学治疗　chemotherapy

通常指用化学合成药物对机体内的病原体，包括微生物、寄生虫及恶性肿瘤所致疾病的药物治疗。

07.023　受体　receptor

对生物活性物质具有识别和结合能力，并具有介导细胞信号转导功能的蛋白质。

07.024　受体亚型　receptor subtype

根据对某些激动剂或拮抗剂反应的差异以及受体结构中亚单位构成的不同而对某型受体所做的进一步区分。

07.025　离子通道受体　ion channel linked receptor

参与可兴奋细胞间的突触信号传递的、具有同源性的跨膜蛋白。神经递质通过与受体的结合开闭离子通道，改变质膜的离子通透性，从而改变突触后细胞的兴奋性。

07.026　G 蛋白偶联受体　G-protein coupled receptor

一大类与 G 蛋白(鸟苷酸结合蛋白)偶联，且经 G 蛋白传导生物信息的受体。多为细胞膜表面受体，含有 7 个穿膜区，是迄今发现的最大的受体超家族。

07.027　代谢型谷氨酸受体　metabotropic glutamate receptor

通过 G 蛋白偶联，调节细胞内第二信使的产生而导致代谢改变的谷氨酸受体。

07.028　酪氨酸激酶受体　tyrosine kinase-linked receptor

一类具有酪氨酸激酶活性的受体。当配体与膜上的受体结合位点结合后，受体构象发生变化，蛋白酪氨酸激酶被激活致酪氨酸残基自磷酸化，激发胞内级联效应。

07.029　核受体　nuclear receptor

一类位于细胞核内的受体，可扩散并可与特异性配体结合的细胞内信号蛋白。负责类固醇激素、甲状腺激素、视黄酸和维生素 D_3 等疏水性小信号分子的识别，它们实际上是配体依赖性转录调节因子，可与其他蛋白质共同调节特定基因的表达，从而调控机体发育、内环境稳定和代谢。

07.030　死亡受体　death receptor
属于肿瘤坏死因子受体基因超家族，其胞外部分有一富含半胱氨酸的区域，胞质区有一由同源的氨基酸残基构成的具有蛋白水解功能的“死亡区域”。它们与相应的配体结合后，可以通过一系列的信号转导过程，将凋亡信号向细胞内部传递，最终导致细胞凋亡。

07.031　激动药　agonist
既有亲和力又有内在活性的药物。

07.032　完全激动药　full agonist
对受体有较强亲和力和较强的内在活性(α=1)，能产生最大药理效应的药物。如肾上腺素等为完全激动药。药物和受体的相互作用不仅与药物对受体的亲和力有关，还与内在活性有关。内在活性是药物产生最大生物效应的能力。

07.033　部分激动药　partial agonist
药物具有一定的亲和力，但内在活性低，单用时与受体结合后只能产生较弱的效应，即使浓度再增加也不能达到完全激动剂那样的最大效应的药物。

07.034　拮抗药　antagonist
能与受体结合，具有较强亲和力而无内在活性的药物。

07.035　完全拮抗药　full antagonist
能与受体结合，具有较强亲和力而内在活性为“0”的药物。

07.036　部分拮抗药　partial antagonist
以拮抗作用为主，还有一定内在活性，即激动受体的效应的药物。

07.037　自身活性物质　autacoid
又称“局部激素”。在体内广泛存在、具有强而广泛的药理活性的内源性生物活性物质。它们不具备神经递质那样的特定的产生器官或组织，也不像激素那样需由血液循环运到远处的靶器官产生作用，而只作用在局部附近的多种靶器官，产生特定的生理或病理反应。这类物质主要包括组胺、5-羟色胺、前列腺素、白三烯、P 物质、激肽和血管紧张素等。

07.038　最小中毒量　minimum toxic dose
出现中毒症状的最小剂量。

07.039　药物吸收　drug absorption
药物从给药部位进入血液循环的过程。

07.040　药物分布　drug distribution
药物吸收后随血液循环到各组织器官中的过程。

07.041　药物排泄　drug excretion
药物及其代谢物经机体的排泄器官或分泌器官排出体外的过程。

07.042　药物体内过程　fate of drug
药物在体内的吸收分布生物转化和排泄。

07.043　药物处置　drug disposition
从药物进入机体至排出体外的过程。

07.044　药物转化　transformation of drug
药物在体内发生的化学结构的改变。

07.045　药物转运　transport of drug
药物在体内的吸收、分布、排泄等空间位置上(包括跨血管组织、细胞等)的迁移过程。

07.046　被动转运　passive transport
药物从浓度高的一侧向浓度低的一侧的跨膜转运。

07.047　主动转运　active transport
药物从浓度低的一侧生物膜向浓度高的一

侧的转运过程。

07.048　易化转运　facilitory transport
非脂溶性小分子物质，在特殊膜蛋白质帮助下，由高浓度向低浓度一侧转运的过程。

07.049　易化扩散　facilitated diffusion
非脂溶性或脂溶性很小的物质，借助于细胞膜上的运载蛋白或通道蛋白的帮助，顺浓度梯度和(或)顺电位梯度(电位差)通过细胞膜的转运过程。

07.050　简单扩散　simple diffusion
脂溶性药物溶于脂质膜的跨膜转运。

07.051　滤过　filtration, aqueous transport
又称“水溶性扩散”。直径小于膜孔的水溶性的极性或非极性药物(分子量小于 100)，借助于膜两侧的流体静压或渗透压而进行的跨膜转运。

07.052　膜转运　membrane transport
通过膜的运动而转运大分子物质的过程。包括胞饮和胞吐。

07.053　胞饮　pinocytosis
大分子物质通过膜的内陷形成小泡而进入细胞的过程。

07.054　胞吐　exocytosis
大分子物质从细胞内转运到细胞外的过程。

07.055　消化道吸收　enteral absorption
物质从胃肠道黏膜、以被动转运的方式被吸收的过程。有发生首过消除的可能。

07.056　直肠给药　rectum administration
将栓剂或灌肠剂由肛门塞入直肠，使药物通过肠黏膜吸收的给药方式。

07.057　非消化道给药　parenteral administration
一种不直接涉及消化道吸收的给药途径，不涉及首过效应。如静脉注射、经皮肤给药等。

07.058　全身给药　systemic injection
药物通过口服或注射，进入血液后再作用于病变部位的给药方式。

07.059　微透析　microdialysis
将推挽灌流和透析技术结合起来的一种微量生物采样技术。可在麻醉或清醒的生物体上使用，尤其适合于深部组织和重要器官的活体生化研究。

07.060　核团内给药　intra-nuclear administration
将药物定位注入目标神经核团的给药方法。

07.061　呼吸道吸收　respiratory absorption
某些脂溶性、挥发性的药物通过喷雾或气雾给药方式由呼吸道黏膜或肺泡上皮细胞吸收。

07.062　心内注射　intracardiac injection
将药液注入心腔内的给药方法。

07.063　脑室注射　intracerebroventricular injection
将药液定位注入脑室的给药方法。

07.064　蛋白结合　protein bind
药物被吸收进入血液后，与血浆蛋白的结合。

07.065　游离药物　free drug
在血液循环中没有与蛋白质结合的药物。

07.066　结合药物　bound drug
一般指与血浆蛋白结合的药物，有时也包括与组织成分结合的药物。血浆中结合药物由于分子量大，难以通过血管壁，暂无生物效应，又不被代谢和排泄，起到暂时贮存库的作用。当游离药物(不与血浆蛋白结合的药物)被代谢、排泄或转运到其他部位而浓度降低时，结合药物可释出游离药物，故结合型和游离型药物处于动态平衡之中。一般与血浆蛋白结合率高的药物在体内消除较慢，是药效持久的因素之一。

07.067 一级动力学 first-order kinetics
药物在某房室或某部位转运速率(dc/dt)与该房室或该部位药量或浓度的一次方成正比的药物转运随时间变化的动力学特性称为一级动力学。

07.068 零级动力学 zero order kinetics
每单位时间消除恒定药量使血浆浓度逐渐下降。这是由于药物剂量过大，超过了机体消除能力的极限，其速率与血药浓度无关，只能以恒定的最大速度使药物自体内消除，此种动力学特性为零级动力学。

07.069 线性动力学 linear dynamics
代谢的一级动力学模式，药代动力学参数与给药剂量无关，药物浓度衰减在半对数坐标系上呈直线。

07.070 浓度-时间曲线 concentration-time curve
又称"药-时曲线"。给药后药物浓度随时间迁移发生变化，以药物浓度(或对数浓度)为纵坐标，以时间为横坐标绘出的曲线图。

07.071 浓度-时间曲线下面积 area under the concentration-time curve
由坐标轴和浓度-时间曲线围成的面积。表示一段时间内吸收到血液中药物的相对累积量。

07.072 浓度-效应曲线 concentration-effect curve
血药浓度为横坐标，药理效应为纵坐标作图获得的曲线。

07.073 潜伏期 latency
用药后到开始出现疗效的一段时间。主要反映药物的吸收、分布和达到作用浓度的过程。

07.074 持续期 persistent period
药物维持有效浓度的时间。其长短与药物的吸收及消除速率有关。

07.075 残留期 residual period
体内药物已降到有效浓度以下，但又未从体内完全消除的时段。

07.076 药峰浓度 peak concentration
用药后所能达到的最高浓度。且通常与药物剂量成正比。

07.077 药峰时间 peak time
用药后达到最高浓度所需要的时间。

07.078 生物利用度 bioavailability
药物制剂被机体吸收的速率和吸收程度的一种量度。为非静脉注射给药后的浓度-时间曲线下面积与静脉给药后的浓度-时间曲线下面积的比值。

07.079 药物代谢酶 drug metabolism enzyme
导致药物化学结构改变的酶类。即专一性酶和非专一性酶；专一性酶有胆碱酯酶，单胺氧化酶等，非专一性酶主要肝细胞微粒体混合功能氧化酶系统。

07.080 肝药酶 liver drug enzyme
肝细胞微粒体混合功能氧化酶系统(P450)。

07.081 代谢产物 metabolite
外源化学物经酶促生物转化后，化学结构发生改变，产生的衍生物或分解产物。

07.082 药物半衰期 drug half-life
药物从体内消除一半所需的时间，也是血药浓度下降一半的时间。

07.083 血浆半衰期 plasma half-life
血浆中药物浓度下降一半所需的时间。

07.084 生物半衰期 biological half-life
药物在体内分布达到平衡状态后血浆药物浓度降低一半所需的时间。

07.085 稳态血药浓度 steady state concentration

在一级动力学药物中，按固定间隔时间给予固定剂量，在每次给药时体内总有前次给药存留量，多次给药形成不断蓄积，随着给药次数的增加，体内总药量的蓄积率逐渐增加，直至在剂量间隔内消除的药量等于给药剂量，从而达到平衡时的浓度。

07.086　趋坪时间　time to the plateau
血药浓度接近 95%坪浓度的时间。约需 4~5 个半衰期。

07.087　稳态血药浓度峰值　steady state maximum concentration
稳态血药浓度是一个“锯齿”状血浆药物浓度曲线，其稳态时的最高血药浓度为稳态血药浓度峰值。

07.088　稳态血药浓度谷值　steady state minimal concentration
稳态血药浓度是一个“锯齿”状血浆药物浓度曲线，其稳态时的最低血药浓度为稳态血药浓度谷值。

07.089　稳态血药浓度均值　steady state average concentration
血药浓度达稳态时，在一个剂量间隔时间内，血药浓度–时间曲线下面积除以给药间隔时间的商值。

07.090　表观分布容积　apparent volume of distribution
体内药物总量待平衡后，按测得的血浆药物浓度计算时，所需要的体液总容积。

07.091　消除　elimination
体内药物或其代谢产物排出体外的过程以及药物生物转化的过程。

07.092　消除速率常数　elimination rate constant
单位时间内外化合物从体内的消除量与体内总量的比值。

07.093　清除率　clearance
机体消除药物速率的一种表示方法。

07.094　蓄积　accumulation
当吸收速度或总量超出代谢转化排出速度或总量时，化学物就有可能在体内逐渐增加并储留的现象。

07.095　生物转化　biotransformation
药物在体内发生的化学结构改变。

07.096　种属差异　species variation
不同种属的动物对同一药物的反应，在大多数情况下表现为量的差异，即作用强弱与维持时间长短不同；有时也可表现为质的差异的现象。

07.097　作用　action
引起药物效应的初始反应。

07.098　效应　effect
药物引起机体生理、生化功能或形态发生的变化。

07.099　作用部位　site of action
药物作用的受体、靶分子和靶器官或靶系统。

07.100　作用方式　mode of action
药物在机体内的局部作用、全身作用、直接作用和间接作用，原发作用与继发作用的总称。

07.101　局部作用　local action
无需药物吸收而在用药部位发挥的直接作用。

07.102　全身作用　general action, systemic action
药物通过吸收经血液循环(或直接进入血管)而分布到机体有关部位发挥的作用。

07.103　对症治疗　symptomatic treatment
改善症状的治疗，是药物治疗作用的一种类型。

07.104　对因治疗　etiological treatment
消除原发致病因子的治疗，是药物治疗作用的一种类型。

07.105　兴奋　excitation
药物使机体生理生化功能增强的作用。

07.106　血管紧张素　angiotensin
一类具有极强的收缩血管和刺激肾上腺皮质分泌醛固酮等作用的肽类物质。血管紧张素原在肾素作用下变为血管紧张素Ⅰ，然后在血管紧张素转化酶作用下又变为血管紧张素Ⅱ，在血压调节和高血压病因中起重要作用。

07.107　受体调控性通道　receptor operated channel
与受体偶联的一类离子通道。可通过配体与受体的结合导致离子通道产生结构变化，而直接调控离子通道的活性。

07.108　电压调控性通道　voltage dependent channel
通道的开闭受膜两侧电位差调控的离子通道。

07.109　治疗作用　therapeutic effect
药物引起符合用药目的的作用，是有利于防病、治病的作用。

07.110　开-关现象　on-off phenomenon
长期服用左旋多巴的部分患者，突然出现多动不安(开)，而后又出现肌强直运动不能(关)的现象。两种现象可交替出现。

07.111　阿司匹林哮喘　aspirin induced asthma
某些哮喘患者服用阿司匹林或其他解热镇痛药后诱发的哮喘。

07.112　水杨酸反应　salicylism
阿司匹林剂量过大或敏感者用药后出现的头晕、眩晕、恶心、呕吐、耳鸣、视力及听力减退等反应。严重者出现高热、精神错乱甚至昏迷、惊厥。

07.113　甾体激素溃疡　steroid hormone ulcer
糖皮质激素有刺激胃酸和胃蛋白酶分泌的作用，会降低胃肠黏膜对消化液的抵御能力，可以诱发或加重胃十二指肠溃疡，称甾体激素溃疡。

07.114　重叠感染　superinfection
长期应用广谱抗生素后，使敏感细菌受到抑制，不敏感细菌趁机在体内大量繁殖所造成的多种以上的病原微生物感染。

07.115　毒性反应　toxic response
用药剂量过大或用药时间过长而引起的不良反应。

07.116　药物依赖性　drug dependence
超过治疗范围的，在精神上和身体上对药物的需求。属于药物不良反应的一种类型。

07.117　成瘾性　addiction
一种慢性、复发性、病人不顾后果持续服药的强迫行为。属于药物不良反应的一种类型。

07.118　习惯性　habituation
反复应用某药或某些嗜好。一旦停止后会感到不适，但并不会出现严重的病理状态。

07.119　特异质　idiosyncrasy
通指个体对某些药物特有的异常敏感性。

07.120　单向交叉抗药性　monodirectional cross resistance
耐药菌株对某种抗生素产生耐药，但对其他一些抗生素仍敏感，反之对其他一些抗生素耐药者多对某种抗生素耐药。

07.121　双向交叉抗药性　bidirectional cross resistance
某些细菌对某一抗生素产生抗药性后对另

一种抗生素也具有了抗药性，反之亦然。如肠杆菌科细菌和绿脓杆菌对氨基苷类抗生素如妥布霉素、西索米星、地贝米星与庆大霉素有很大程度的交叉抗药性。在临床上如发现一细菌感染对某种抗生素抗药时，就应避免选用与该种抗生素有双向交叉抗药性的抗生素。

07.122　戒断反应　abstinence reaction
由于反复用药导致机体所造成的一种特殊状态，这种状态使得当中断用药时产生一种强烈的机体方面的损害。

07.123　脱毒治疗　detoxification treatment
又称“药物戒断法”。给戒毒者服用戒断药物，以替代毒品、递减药量等方法，减少戒毒时的痛苦，逐步达到摆脱毒瘾目的的治疗方法。

07.124　外用　external application
给药途径是皮肤、口腔、鼻腔、眼睛、阴道等局部给药的方法。

07.125　阈剂量　threshold dose, minimum effective dose
又称“最小有效量”。化学物质引起受试对象中少数个体出现某种最轻微的异常改变所需要的最低剂量。

07.126　快速耐受　tachyphylaxis
药物在短时间内反复使用后，耐受性在数分钟内快速形成的现象。

07.127　脱敏　antianaphylaxis
排除或减少对特定抗原变态反应的敏感性或反应。

07.128　受体调节　receptor regulation
由于与配体作用，有关受体数目和亲和力的变化。即上下调节及受体增敏/脱敏。

07.129　生理适应性　adaptive physiological response
机体内部的协调性反应。

07.130　对抗疗法　allopathy
对造成疾病本身的原因直接对抗、移除等治疗疾病的方法。是西医所使用的理论和治疗方法。

07.131　顺势疗法　homeopathy
治疗某种疾病，使用的一种能够在健康人中产生相同症状药剂的治疗方法。

07.132　激动　agonism
激动药与受体结合后，引起或增强的生理效应。

07.133　拮抗　antagonism
两种化学药剂作用于生物机体时，一种化学药剂干扰另一种药剂的毒效，或彼此互相干扰对方的毒效，使总体毒效下降的现象。

07.134　相加　addition
两种以上药物作用等于每一种化合物质单独作用的总和。

07.135　协同　synergism
两药联合应用所显示的效应明显超过两者之和。

07.136　增强　potentiation
作用性质相同药物的联合应用，产生的相加或协同效应。

07.137　上调节　up regulation
在连续应用阻断剂后，受体反应敏感化，受体会向上调节，长期使用受体拮抗药时，引起受体数目增多的现象。

07.138　下调节　down regulation
长期使用受体激动剂时，导致的受体数目减少的现象。

07.139　同种调节　homospecific regulation
配体作用于其特异性受体，使自身的受体发

生变化的一种受体调节方式。

07.140 异种调节 heterospecific regulation
配体作用于其特异性受体，对另一种配体的受体产生的调节作用。

07.141 耐受性 tolerance
连续用药后药效递减，要增大剂量才可以产生疗效的现象。

07.142 交叉耐受性 cross tolerance
有时机体对某药产生耐受性后，对另一药的敏感性也降低的现象。

07.143 选择性毒作用 selective toxic effect
外源物质对不同特种，或同一物不同器官毒效应的专一性。

07.144 直接作用 direct action
药物不通过媒介或生物转化，对接触部位产生药理学效应或毒性效应。

07.145 间接作用 indirect action
与直接作用相反，药物通过媒介物发挥作用。

07.146 继发作用 secondary action
在治疗剂量下出现的，和治疗作用无关的药理效应。

07.147 原发作用 primary action
药物与机体细胞间的初始作用。

07.148 反射作用 reflex action
在中枢神经系统参与下，机体对内外环境变化所做出的规律性应答。

07.149 始初反应 initial response
如药物可引起多种或程度不同的反应，则最先出现的作用与反应为初始反应。

07.150 竞争性拮抗 competitive antagonism
能与激动剂互相竞争与受体结合，但是缺乏激活受体的内在活性，可减少或完全抑制激动剂的作用。

07.151 可逆性竞争性拮抗 reversible competitive antagonism
竞争性拮抗药与受体的结合是可逆的，产生的拮抗作用也是可逆的。

07.152 非可逆性竞争性拮抗 irreversible competitive antagonism
拮抗药与受体形成稳定的化学键(如共价结合等)，难于解离，对激动药与受体的结合形成不可逆行拮抗。

07.153 镇静 sedative
通过对中枢神经系统抑制，使人达到平和安静的状态。

07.154 昼夜节律 circadian rhythm
药物作用在一日内不同时段中可有差异，可能受生理节律，药物代谢酶活性的影响。

07.155 不应性 refractoriness
连续用药后药效递减的现象。

07.156 神经递质 neurotransmitter
神经末梢(突触)分泌的化学物质。可引起神经传导并通过受体特异性兴奋神经元。

07.157 介质 mediator
一种物质存在于另一种物质内部时，后者是前者的介质。

07.158 调质 modulator
一般为肽类，能增强或减弱神经元对神经递质反应，起调节作用。

07.159 神经介质耗竭 mediator exhaustion
神经末梢释放介质增加，使囊泡内的介质全部排除或耗竭的情况。

07.160 伪递质 false transmitter
能代替神经递质贮存于神经末梢囊泡中，并为神经冲动所释放的物质。

07.161 摄取 uptake
摄入或主动吸收的过程。

07.162　再摄取　re-uptake
神经冲动传递介质之后，突触前神经元通过神经递质转运器对神经递质重新吸收的过程。

07.163　靶　target
药物起作用的初始点。如细胞、蛋白质、受体、离子通道和基因等。

07.164　生物学特异性　biological specificity
代谢模式和产生的反应是该生物个体和种属的唯一特征。

07.165　化学特异性　chemical specificity
酶–底物之间的相互辨别和选择性结合反应从立体结构角度上说就是相应的反应物之间构象的对应性。

07.166　亲和力　affinity
两种以上物质结合成化合物时互相作用的性质。

07.167　内在活性　intrinsic activity
药物和受体结合后产生药理效应的能力。

07.168　储备受体　spare receptor
高活性药物只需激活部分受体就能发挥最大效应(E_{max})，剩余的未被激活的受体。

07.169　体外试验　*in vitro* test
在试管等反应体系中利用游离器官、组织、培养细胞或酶等进行的药理学或毒理学研究。

07.170　体内试验　*in vivo* test
将药物给予试验动物后，进行的动物对药物反应的研究。

07.171　半体内试验　*ex vivo* test
整体给药后，取出器官、组织标本，进行的体外研究。

07.172　随机分组　random allocation
通过随机的方式，将研究对象分配到实验组与对照组中去的方法。

07.173　平行对照　parallel control
在全部实验过程中，处理组从开始到结束都按同方向(平行)进行的对照。

07.174　空白对照　blank control
不做任何实验处理的对象作为对照物的对照。

07.175　阴性对照　negative control
代替药物的生理盐水或溶媒作为对照物的对照。

07.176　阳性对照　positive control
用已知药效的典型药物作为对照物的对照。

07.177　动物模型　animal model
将需要研究的生理或病理活动相对稳定地显现在标准化的实验动物身上，所建立的研究模型。

07.178　器官灌注　organ perfusion
将器官进行人工血液或营养液标准灌注的方法。

07.179　迷宫实验　maze test
用于检测学习记忆能力的实验。

07.180　自主活动　locomotor activity
受试动物自发的平行或上下移动。在精神药理学中，监测动物自主活动用于评价药物对受试动物行为的作用。自主活动经常用于对药物的初步评价。

07.181　定型活动　stereotype
动物给予多巴胺释放剂(如苯丙胺)或多巴胺受体激动剂(如阿扑吗啡)后，出现的反复、刻板行为(如不停的嗅、舔、咬和运动增多等)。它是脑内中脑–边缘和中脑–皮质多巴胺系统兴奋的表现。

07.182　动作电位时程　action potential duration
可兴奋组织或细胞受到阈上刺激时，在静息

膜电位基础上发生的快速、去极化引发的动作电位，其中动作电位从 0 相至 3 相结束的时程称为动作电位时程。

07.183　化学性拮抗　chemical antagonism
对组织或受体具有激动作用的一种药物因与另一种药物发生化学反应，形成一种新复合物，该复合物已不再具有对组织或受体的激动作用。

07.184　生理性拮抗　physiologic antagonism
药效相反的两种药物联合应用时出现的相互拮抗效应。

07.185　生化性拮抗　biochemical antagonism
甲药对乙药的药动学的影响，使之血浆蛋白结合率降低、生物转化加快或减慢、或排泄加速，使之作用减弱，这种类型的拮抗称为生化性拮抗。

07.186　药动学拮抗　pharmacokinetic antagonism
拮抗剂的药物可以有效地降低作用部位活性药物浓度的情况。

07.187　适应原样作用　adaptogen-like effect
加强机体的适应性，增强机体对物理、化学和生物学等各种有害刺激与损伤的非特异性抵抗力，使紊乱的机能恢复正常的作用。

07.188　重分布　redistribution
脂溶性高的药物，首先分布到血流量大的脑组织发挥作用，随后又向血流量少的脂肪组织转移的现象。

07.189　肝肠循环　hepato-enteral circulation
药物在胃肠道吸收后进入肝脏，经胆汁排入肠中，并再次被肠道吸收的过程。

07.190　首过效应　first-pass effect
药物经胃肠道吸收后未达全身循环之前，在肝脏中被药物代谢酶代谢的现象。

07.191　胎盘屏障　placental barrier
胎盘绒毛与子宫血窦间的屏障，对胎儿是一种保护性屏障。

07.192　载体转运　carrier transporation
细胞膜上的载体与药物结合，并将药物转运到另一侧的过程。

07.193　代谢性降解　metabolic degradation
活性化学物质经生物转化后变成无活性的代谢产物的过程。

07.194　一室模型　one-compartment model
药物进入全身循环后分布到机体各部位，并达到动态平衡；如这种分布平衡速度是均一的，血浆药物浓度变化能成比例地定量反应组织内浓度，则称为一室模型。

07.195　二室模型　two-compartment model
药物进入全身循环后分布到机体各部位，并达到动态平衡；如药物在血浆中和组织中的分布平衡速度不同，可分为中央室和周边室，药物首先进入中央室并在该室均匀分布，而后才缓慢地分布到周边室，则称为二室模型。

07.196　三室模型　three-compartment model
药物缓慢进入骨和脂肪时，或与某组织结合得非常牢固时，这时的浓度–时间曲线呈三相指数衰减，即为三室模型。

07.197　多室模型　multiple compartment model
某药在体内不同部位间转运速率存在较大差异，将血液及血液供应丰富、并具有较高转运速率的部分称为中央室，而把其余部分划归为周边室，并可依次再分作第一周边室、第二周边室等，此即多室模型。

07.198　肾上腺素作用翻转　adrenaline reversal
α受体阻滞药能选择性地与α肾上腺素受体结合，其本身不激动或较弱激动肾上腺素受体，却能妨碍去甲肾上腺素能神经递质及肾上腺素受体激动药与α受体结合，从而产生抗肾上腺素作用，它们能将肾上腺素的升压作用翻转为降压作用。

07.199 非典型抗精神病药 atypical antipsychotic drug

与典型抗精神病药不良反应相比，以锥体外系反应较少为特征的一类抗精神病药物。

07.200 去极化型肌松药 depolarizing muscular relaxant

能够与神经肌肉接头后膜的 N 型胆碱受体结合，产生与乙酰胆碱相似但较持久的除极化作用，使神经肌肉接头后膜的 N 型胆碱受体不能对乙酰胆碱产生反应，从而使骨骼肌松弛的药物。

07.201 竞争性肌松药 competitive muscular relaxant

能与乙酰胆碱竞争神经肌肉接头的N型胆碱受体，能竞争性阻断乙酰胆碱的除极化作用，使骨骼肌松弛的药物。

07.202 磷酸二酯酶抑制剂 phosphodiesterase inhibitor

一类以磷酸二酯酶为作用靶点的药物。磷酸二酯酶的同工酶有许多，选择性抑制不同的同工酶可产生不同的药理效应，并治疗不同的疾病。

07.203 胃质子泵抑制剂 proton pump-inhibitor

与 H^+-K^+ ATP 酶α亚单位的巯基以共价键结合而使酶失活，进而抑制胃酸、胃蛋白酶分泌的药物。

07.204 胃肠促动药 gastro-kinetic agent

能够加强胃肠蠕动，促进胃排空，协调胃肠运动的药物。

07.205 β-内酰胺酶抑制药 β-lactamase inhibitor

与细菌产生的β-内酰胺酶发生不可逆反应，使β-内酰胺酶失活，从而保护β-内酰胺类药物不被破坏的药物。

07.206 三环类抗抑郁药 tricyclic antidepressant

药物结构中都有 2 个苯环和 1 个杂环的抗抑郁药。在结构上与吩噻嗪类有一定相关性。

07.207 钙调磷酸酶抑制药 calcineurin inhibitor

能够与钙调磷酸酶结合并抑制其活性，从而发挥免疫抑制作用的药物。如环孢素和他克莫司。

07.208 单胺氧化酶抑制药 monoamine oxidase inhibitor

能抑制单胺氧化酶活性的一类抗抑郁药。

07.209 选择性 5-羟色胺再摄取抑制药 selective serotonin reuptake inhibitor

通过抑制突触前膜对 5-羟色胺的再摄取，使突触间隙中的 5-羟色胺含量升高，促进突触间的传递，发挥抗抑郁作用的药物。

07.210 易位 translocation

染色体的一部分置换到不同染色体上，或同一染色体的不同位点上。

07.211 生物检定 bioassay

一种体内或体外试验，与标准或已知作用的阳性对照相比，量化物质对生物学过程的影响。生物检定假设机体的剂量反应是已知的，通过测定血浆对已知敏感性的细胞的毒作用，来检测血浆中活性代谢产物的数量。

07.212 平行测定 parallel determination

在相同的条件下对同一试样进行多次重复测定。

07.213 序贯试验 sequential test

在进行下一次试验以前已经知道前面试验结果，这种一次接着一次的抽样试验，称为序贯试验。

07.214　瀑布超灌流技术　cascade superfusion technique

英国科学家文(Vane)创立的不同器官级联式表面灌流的生物检定方法。是前列环素发现的生物检定方法。

07.215　毒理学　toxicology

研究化学物对生物机体有害效应的学科。

07.216　毒物　toxicant

在一定条件下，以较小剂量进入机体就能干扰正常的生化过程或生理功能，引起暂时或永久性的病理改变，甚至危及生命的化学物质。

07.217　中毒　intoxication

生物体受到毒物作用而引起功能性或器质性改变。

07.218　毒作用　toxic action

毒物本身或其代谢产物在作用部位达到一定数量并停留一定时间后，与组织大分子互相作用而产生的有害作用。是毒物对机体所致的不良或有害的生物学改变。

07.219　毒效应　toxic effect

毒物本身或其代谢产物在作用部位达到一定数量并停留一定时间后，与组织大分子互相作用而产生的毒作用。

07.220　毒性　toxicity

外源化学物与机体接触或进入体内的易感部位后，能引起损害作用的相对能力。

07.221　毒性试验　toxicity test

采用整体动物、游离的动物脏器和组织细胞，经体内试验和体外试验检测毒性反应的试验。

07.222　选择性毒性　selective toxicity

为毒性效应的专一性。

07.223　急性毒性　acute toxicity

应用药物后短时间内发生的毒性作用(14 天内)。

07.224　亚急性毒性　subacute toxicity

实验动物在 14~28 天内，每日给予供试品后所引起的毒性效应。

07.225　慢性毒性　chronic toxicity

因长期用药而逐渐发生的毒性作用。实验动物在其正常生命期的大部分时间内接触受试样品所引起的健康损害效应。

07.226　长期毒性　long term toxicity

在实验毒理学中，是指哺乳动物在持续给药 90 天以上或生物的生命周期的大部分时间给药所产生的有害效应。

07.227　后遗效应　residual effect

停药后血药浓度虽已降至最低有效浓度以下，但仍残存的生物效应。

07.228　迟发型毒性作用　delayed toxic effect

一次或多次接触某种化学物质物后，经一定时间间隔才出现的毒性作用。

07.229　毒素　toxin

生物体所生产出来的毒物。这些物质通常是一些会干扰生物体中其他大分子作用的蛋白质或非蛋白质。

07.230　内毒素　endotoxin

细菌产生的、存在于细菌菌体内的毒素。是主要的致热源。

07.231　外毒素　exotoxin

微生物包括细菌、真菌、藻类和原生动物合成并分泌到体外的一种代谢产物。其主要成分为蛋白质，通过破坏细胞或干扰细胞正常代谢对宿主产生损害。

07.232　神经毒性　neurotoxicity

外源性物理、化学物或生物因素对神经系统各部位所引起的结构和功能损害作用。

07.233　胚胎毒性　embryotoxicity

外源性物理化学因素造成孕体着床前后一直到器官形成期结束的所有毒性。

07.234 心毒性 cardio toxicity
心毒性药物引起心血脏复杂的生物学效应，导致心律失常、传导阻滞、心肌肥大、缺血性心脏病、心肌细胞凋亡、坏死和心力衰竭等一系列功能和器质性改变。

07.235 毒效学 toxicodynamics
研究毒物在作用部位的作用机制和作用强度的学科。

07.236 毒物代谢动力学 toxicokinetics
定量研究毒物在体内吸收、分布、生物转化、排泄等过程随时间变化的动态规律的学科。

07.237 光毒性反应 phototoxic reaction
皮肤或全身接触化学物后，经紫外线照射所引起的一种皮肤毒性反应。

07.238 光致敏反应 photosensitivity reaction
当人使用某些药物后，在接触紫外光和可见光后，皮肤出现刺痛、红肿、发热、瘙痒、小水泡、疱疹等类似于日晒斑或日光性皮炎的现象。包括光毒性及光变态反应。

07.239 半数中毒剂量 median intoxic dose, TD_{50}
一组试验系统在给予受试物后，发生50%个体中毒所需的受试物剂量。

07.240 半数致死剂量 median lethal dose, LD_{50}
在一定时间内给予受试样品后，使受试动物发生死亡概率为50%的剂量。

07.241 半数致死浓度 median lethal concentration, LC_{50}
在一定时间内应用受试样品后，引起受试动物发生死亡概率为50%的血浆浓度。

07.242 绝对致死剂量 absolute lethal dose
化学物质引起受试对象全部死亡所需要的最低剂量。

07.243 绝对致死浓度 absolute lethal concentration
化学物质引起受试对象全部死亡所需要的最低浓度。

07.244 最小致死剂量 least fatal dose
化学物质在受试对象中引起死亡的剂量。

07.245 最小致死浓度 minimum lethal concentration
化学物质在受试对象中引起死亡的浓度。

07.246 最大耐受剂量 maxium tolerate dose
化学物质急性毒性实验中，化学物质不引起实验动物出现死亡的最高剂量。根据90天毒性实验确定，此剂量应该使动物体重减轻不超过对照动物的10%，并且不引起死亡及不导致缩短寿命的中毒症状或病理损害。

07.247 蓄积毒性 cumulative toxicity
受试样品在体内蓄积引起的有害效应。蓄积有两种形式：①物质蓄积，即长期反复接触受试样品时，由于吸收速度超过消除速度导致的该物质在体内逐渐增多；②功能蓄积，即受试样品损伤恢复慢，在前一次的损伤未恢复前又发生新的损伤。

07.248 安全指数 safety index
最小中毒剂量(LD_5)与最大治疗剂量(ED_{95})的比值。

07.249 安全范围 margin of safety, MOS
未观察到作用的最高剂量与未观察到有害作用的最低剂量的比值。

07.250 安全系数 safety factor
在以动物试验数据外推到人，或以小范围人群调查结果判断所评价的化学品对大范围人群的有害作用时，为排除所涉及的不确定因素而设定的系数。用于制定化学品控制标准，以保证接触人群的安全。

07.251　安全评价　safety evaluation
通过动物实验和对人群的观察，阐明待评价物质的毒性及潜在的危害，决定其能否进入市场或阐明待评价物质的毒性、潜在的危害、安全使用的条件，以达到最大限度的减少危害作用，保护人民身体健康的目的。

07.252　药物成瘾性　drug addiction
麻醉药品用药时产生欣快感，停药后会出现严重的生理功能紊乱。

07.253　毒物代谢　toxicant metabolism
毒物在机体内经酶催化发生的化学结构变化。

07.254　显性致死试验　dominant lethal test
以胚胎死亡为观察指标，检测供试品对动物性细胞的染色体损伤作用的试验。

07.255　生育指数　fertility index
有生育力的雄性大鼠与交配雄性大鼠的比值。以评价雄性生殖毒性的指标。

07.256　胚胎发育　embryonic development
卵受精后，增殖、分化、迁移，形成桑葚胚、胚泡、器官、发育成胎儿的过程。

07.257　胚胎吸收　fetal resorption
一胎多仔动物在胚胎死亡后被吸收的现象。

07.258　基因突变　gene mutation
由于核酸序列发生变化，包括缺失突变、定点突变、移框突变，使之不再是原有基因的现象。

07.259　遗传毒性致癌物　genotoxic carcinogen
以母体形式直接与细胞 DNA 相互作用，或者代谢转化后与细胞 DNA 相互作用的物质。

07.260　肝毒物　hepatotoxicant
对肝脏具有一定损害作用的外源化学物。

07.261　引发剂　initiator
在化学致癌作用的引发阶段，具有引发作用的化学物质。

07.262　促长剂　promoter
在化学致癌作用的促长阶段，具有促长作用的物质。

07.263　不可逆效应　irreversible effect
停止接触化学物质后，造成的损伤不能恢复，甚至进一步发展加重的现象。

07.264　可逆效应　reversible effect
停止接触化学物质后，造成的损伤可以逐渐恢复的现象。

07.265　畸形　malformation
出生前因素引起发育生物体的严重的解剖学上形态结构的缺陷。

07.266　半数致死时间　median lethal time, LT_{50}
特定动物群在一个特定条件下，急性给予一个特定浓度的化学物，预期 50%死亡的统计学产生的平均时间间隔。

07.267　致死突变　lethal mutation
基因组的一种改变，当表达时引起携带者死亡。

07.268　肾毒物　nephrotoxicant
能够引起肾脏毒性的化学物质。

07.269　致癌物　carcinogen
引起肿瘤发生的物质。

07.270　前致癌物　procarcinogen
又称“间接致癌物(indirect-acting carcinogen)”。本身不直接致癌，必须在体内经代谢转化，其所形成的代谢产物才具有致癌作用的物质。

07.271　直接致癌物　direct-acting carcinogen
拥有直接接触细胞组分所必需的结构，并且能够引发恶性肿瘤的物质。直接作用的致癌物不需要宿主的代谢活化。它们通常被认为是具有遗传毒性的，因其典型地与 DNA 共价结合。

07.272　肾毒性　nephrotoxicity

化学物能够造成肾脏损害的能力。

07.273　短期毒性　short term toxicity
一次或 24 小时内多次接触外源化学物后，在短期内所产生的毒性效应。

07.274　毒性体征　toxicity sign
在实验动物中观察到的毒性效应。

07.275　姐妹染色体互换　sister chromosome exchange
复制染色体的同源位点上，DNA 分子交换的形态学反映。

07.276　慢反应物质 A　slow reacting substance A
白三烯的混合物，体内重要的炎症介质。通常以结合形式存在于肥大细胞及中性粒细胞中，当受过敏原刺激后即游离出来生物活性极强，纳克量即可发生作用。

07.277　致畸原　teratogen
在妊娠期接触能引起子代畸形的物理化学因素。

07.278　程序外 DNA 合成　unschedule DNA synthesis
在正常情况下，DNA 合成仅发生在细胞有丝分裂周期的 S 期，当 DNA 损伤时，修复损伤的 DNA 合成主要出现在其他细胞周期，称为程序外 DNA 合成。

07.279　发育异常　development abnormality
组织形成的紊乱，以大小、形状和与细胞成熟型的定位关系改变为特征。主要见于上皮细胞。

07.280　非遗传毒性致癌物　non-genotoxic carcinogen
不与 DNA 反应，可能间接影响 DNA 并改变基因组导致细胞癌变或通过促长，增强作用导致癌产生的物质。

07.281　致癌作用　carcinogenesis
化学或生物材料可引发癌症发生的作用。

07.282　染色体畸变　chromosome aberration
染色体数量和结构的异常。

07.283　助癌剂　cocarcinogen
有些细胞 DNA 已突变，但表型仍正常，能使这些细胞的各种恶性性状得以表达，成为真正的恶性细胞的物质。

07.284　迟发性神经毒性　delayed neurotoxicity
多见于胆碱酯酶抑制农药有机磷中毒，在中毒症状发生之后约 8 至 14 天，再出现较持久的神经中毒症状。

07.285　致突变作用　mutagenecity
化学因子引起细胞核中的遗传物质发生改变的能力。而且此种改变可随同细胞分裂过程而传递。

07.286　致畸作用　teratogenesis
在妊娠期(出生前)接触外源性物理化学因素，引起后代结构畸形的作用。

07.287　直接诱变剂　direct-acting mutagen
具有很高的化学活性，其原型和其化学水解产物都可以引起生物体突变的化学物质。

07.288　间接诱变剂　indirect-acting mutagen
必须经过代谢活化才具有致突变作用的化学物质。

07.289　化学致癌物　chemical carcinogen
凡能引起动物和人类恶性肿瘤增加发病率或死亡率的化学物质。

07.290　换窝异亲抚养试验　litters cross fostering study
将刚出生的子代动物交于经不同处理的非生母抚养，研究药物的特异影响，研究子代出生前和出生后接触药物影响的试验。

07.291　终致癌物　ultimate carcinogen
不需要代谢活化的直接致癌物和间接致癌物经代谢活化所形成的具有致癌作用的代谢物的统称。

07.292　原癌基因　proto-oncogene
机体内正常细胞所具有的能致癌的遗传信息。

07.293　引发阶段　initiating stage
化学致癌物不可逆的将正常细胞转变为肿瘤细胞的启动步骤。通常是一相对迅速的过程，化学致癌物对靶细胞 DNA 产生损伤作用，经细胞分裂增殖固定下来，造成单个或少量细胞发生永久性、不可逆的遗传性改变。

07.294　促长阶段　promotion
引发细胞增殖成为癌前病变或良性肿瘤的过程。

07.295　潜在致癌物　potential carcinogen
对动物致癌，但无任何资料表明对人类具致癌作用，只是对人类有致癌可能性的物质。

07.296　生化毒理学　biochemical toxicology
应用生物化学技术方法研究外源性化合物的有害作用及机制的毒理学分支学科。

07.297　遗传毒理学　genetic toxicology
研究化学和放射性物质的致突变作用以及人类接触致突变物可能引起的健康效应的毒理学分支学科。主要研究致突变的作用机制，应用检测系统发现和探讨致突变物，提出评价致突变物健康危害的方法。

07.298　临床毒理学　clinical toxicology
侧重于临床医学专业领域，涉及毒物引起的或与毒物有异常关联疾病的毒理学分支学科。

07.299　行为毒理学　behavioral toxicology
毒理学的一个分支，主要研究外源化学物特别是在低剂量慢性接触对人的神经行为，即人的心理功能的毒性效应。

07.300　呼吸系统毒理学　respiratory toxicology
研究外源化学物对呼吸系统的损害作用，探讨检测方法以及阐述损害机制的毒理学分支学科。其研究有助于对中毒的诊断、治疗、预防以及中毒机制的探讨。

07.301　心血管系统毒理学　cardiovascular toxicology
研究心血管毒物对心血管系统的毒性作用及其毒作用机制的学科。

07.302　生殖毒理学　reproductive toxicology
生殖医学与毒理学结合而形成的一门重要交叉学科。主要研究环境因素对生殖系统损害作用的原因、机制和后果。

07.303　发育毒理学　developmental toxicology
研究发育生物体在受精卵、妊娠期、出生后、直到性成熟的发育过程中，由于出生前接触导致异常发育的理化因素或环境条件后的发病机制和后果的学科。

07.304　器官毒理学　organ toxicology
研究外源化学物与机体交互作用导致组织器官损伤的基本原理、规律和评价方法的学科。

07.305　神经毒理学　neurotoxicology
研究受试样品对神经系统功能或结构的损害效应的学科。

07.306　血液毒理学　hematotoxicology
研究药物、非治疗性化学物和其他环境因素对血液和造血组织产生毒害效应的一门交叉学科。是综合了传统血液学和毒理学的基本理论而形成的。

07.307　肝脏毒理学　hepatotoxicology
利用毒理学的基本方法和技术，研究外源化

学物对肝脏的损害作用特点及其机制的学科。

07.308　肾脏毒理学　nephrotoxicology
利用毒理学的基本方法和技术，研究外源化学物对肾脏的损害作用特点及其机制的学科。

07.309　皮肤毒理学　dermatotoxicology
研究外源物(化学、物理和生物)对皮肤的直接损害和通过皮肤吸收，引起局部或全身毒作用机制从而为其危险度评价和制定防治措施提供科学依据的一门基础应用学科。

07.310　眼毒理学　ophthotoxicology
主要研究化学物质对眼的损害及其机制的毒理学分支学科。

07.311　免疫毒理学　immunotoxicology
在免疫学和毒理学基础上发展起来的一个毒理学分支学科。主要研究外源化学物质和物理因素对机体免疫系统的有害作用及其机制。

07.312　耳毒理学　ototoxicology
研究化学物对听觉、平衡器官或听神经产生的毒性作用的毒理学分支学科。

07.313　毒理学家　toxicologist
研究化学物质对机体有害作用的，受过专门训练的毒理学工作者。

07.314　毒素受体　toxin receptor
能与毒素分子结合进而激活细胞内一系列生物化学反应并产生相应效应的胞膜或胞内受体。

07.315　膜毒理学　membrane toxicology
研究外源化学物质对质膜的组成成分、生物物理功能、受体、膜酶、信使物质的转运与代谢和毒理病理学信使传递过程的影响与损伤的毒理学分支学科。

07.316　药物毒性　drug toxicity
药物对机体健康引起有害作用的能力。

07.317　药物毒理学　drug toxicology
研究药物对生物体产生的毒性作用的学科。主要包括新药临床前毒理学研究或临床前安全性评价和临床毒理学研究。

07.318　危害性　hazardness
一个生物暴露于单一化学物或混合物引起损害的作用的内在特征。

07.319　每日允许摄入量　acceptable daily intake
每日摄入化学物而不引起可检出的健康损害效应的剂量。

07.320　药物变态反应　drug allergy
药物引起的免疫反应。包括免疫学中的各种免疫反应，反应性质与药物原有效应无关。

07.321　药物过敏反应　drug anaphylaxis
非肽类小分子药物作为半抗原与机体蛋白质结合为抗原后，经过接触 10 天左右敏感化过程而发生的反应。

07.322　时辰毒性　chronotoxicity
正常生物功能昼夜节律性等时间生物学对毒性作用的影响。

07.323　近似致死剂量　approximate lethal dose
根据估计，由剂量序列表中找出可能的致死剂量范围，测出最低致死剂量和最高非致死剂量，在这两个剂量之间的剂量为近似致死剂量。

07.324　外推系数　extrapolation coefficient
由于人对于大多数化学毒物的毒性反应要比动物敏感，在把动物实验结果向人外推的过程中，存在许多不确定因素，会造成误差。尤其是以 mg/kg 体重表示剂量时更是如此，故在计算时，应该把实验动物的未观察到的有害作用剂量或观察到的有害作用的最低剂量缩小一定倍数来校正误差，确保安全。

07.325 不良反应阈 threshold of adverse effect
一种物质使机体(人或动物)刚刚开始发生不良反应的剂量或浓度。

07.326 远期效应 remote effect
在停止摄取药物或活性物质后，经很长一段时间才表现出的生理、生化机能的变化。经检查分析，可确定为已停用的药物或活性物质所致。

07.327 时间–效应曲线 time-effect curve
简称“时效曲线”。随着时间的增加，外来化学物所引起一个生物、器官或组织生物学改变的变化规律，以时间为横坐标，生物学反应为纵坐标，所获得的曲线。

07.328 时效关系 time-response relationship
药物进入机体后在不同时间内产生的药效，这种时间与效应的关系称为时效关系。

07.329 质反应 qualitative response
用全或无、有效或无效、阳性或阴性表示的药理学效应。

07.330 量反应 quantitative response
生物学反应可以用某种测量数值表示其强度和性质差别的计量资料的反应。

07.331 急性阈剂量 acute threshold dose
化学物一次接触引起受试对象中的少数个体出现某种最轻微的异常改变所需要的最低剂量。

07.332 慢性阈剂量 chronic threshold dose
长期反复多次接触化学物质引起受试对象中的少数个体出现某种最轻微的异常改变所需要的最低剂量。

07.333 急性阈浓度 acute threshold concentration
化学物一次接触引起受试对象中的少数个体出现某种最轻微的异常改变所需要的最低浓度。

07.334 慢性阈浓度 chronic threshold concentration
长期反复多次接触化学物质引起受试对象中的少数个体出现某种最轻微的异常改变所需要的最低浓度。

07.335 急性毒效应区 acute toxic effect zone
毒性上限(LD_{50})与毒性下限(急性阈值)的比值。

07.336 慢性毒效应区 chronic toxic effect zone
急性阈剂量与慢性阈剂量的比值。

07.337 靶器官 target organ
实验动物出现由受试样品引起的明显毒性作用的任何器官。

07.338 埃姆斯试验 Ames test
由埃姆斯(Ames)发明的用鼠伤寒沙门氏菌的组氨酸营养缺陷型(his^-)回复突变为野生型(his^+)检测环境中诱变剂的实验方法。

07.339 刺激性试验 irritant test
动物皮肤或黏膜涂敷受试样品后局部产生的可逆性炎性反应能力的检测。

07.340 溶血试验 haematolysis test
观察供试品是否会引起溶血和红细胞凝集等反应的试验。

07.341 微核试验 micronucleus test
检测受试样品是否能引起哺乳动物骨髓嗜多染红细胞染色体或有丝分裂器损伤而诱导微核细胞发率增高，以评价受试样品致突变可能性的试验。

07.342 毒物分布 toxicant distribution
被吸收入血的毒物随血流转运至组织器官的过程。

07.343 剂量–效应曲线 dose-effect relationship

随着外源化学物的剂量增加，对机体的毒效应的程度增加，或出现某种效应的个体在群体中所占比例增加。这种关系可以应用曲线表示，即以表示效应强度的剂量单位或表示反应的百分率或比值为纵坐标，以剂量为横坐标，绘制散点图，得出的一条曲线。

07.344　多倍体　polyploid

有三个或者三个以上染色体组的细胞或个体。

07.345　限制性片段长度多态性　restriction fragment length polymorphism

不同个体或种群间的基因组 DNA 经同样一种或几种限制性内切酶消化后所产生的 DNA 片段的长度数量各不相同的现象。各自有其独特的电泳图谱，反映出个体和种群间基因组 DNA 序列的差异。

07.346　核内复制　endoreduplication

在 DNA 复制的 S 期之后，细胞核并不进入有丝分裂期，而开始另一个 S 期的过程。其结果是染色体有 4，8，16 等倍的染色质。

07.347　基线剂量　benchmark dose

ED_1(概率为 1%的受试个体出现效应的剂量)，或 ED_5(概率为 5%受试个体出现效应的剂量)或 ED_{10}(概率为 10%的受试个体出现效应的剂量)的 95%可信限下限。

07.348　精子畸形　sperm malformation

精子形态的异常改变。

07.349　染色体裂隙　chromosome gap

小于染色单体宽度的不着色的损伤，并伴有染色单体极小的非直线化。

07.350　母体毒性　maternal toxicity

引起亲代雌性妊娠动物直接或间接的健康损害效应。

07.351　染色单体型畸变　chromatid-type aberration

染色体结构损伤，表现为染色单体断裂或染色单体断裂重组的损伤。

07.352　染色单体断裂　chromatid break

染色单体上无染色质区域的裂隙大于染色单体的宽度。

07.353　染色体数目畸变　chromosome numerical aberration

染色体数目从所利用细胞的正常数目特性的改变。

07.354　染色体型畸变　chromosomal pattern aberration

染色体结构的损伤。表现为两个染色单体相同位点均出现断裂或断裂重组的改变。

07.355　突变频率　mutation frequency

所观察到的突变细胞数与存活细胞数之比值。

07.356　有丝分裂指数　mitotic index

中期相细胞数与所观察的细胞总数之比值。是一项反映细胞增殖程度的指标。

07.357　正向突变　forward mutation

从原型(野生型)转变至突变型的基因突变。可引起酶和功能蛋白的改变。

07.358　致突变性　mutagenicity

受试样品引起原核或真核细胞、或实验动物遗传物质发生结构和(或)数量改变的效应。

07.359　碱基置换突变剂　base substitution mutagen

可引起 DNA 碱基改变的化学物。在回复突变试验中，这种碱基改变可能发生在基因组原发突变位点或第二个突变位点。

07.360　移码突变剂　frameshift mutagen

在 DNA 分子中引起单个或多个碱基对增加或丢失的化学物。

07.361　L5178Y 小鼠淋巴瘤 TK 基因正向突变试验　L5178Y mouse lymphoma

assay

利用小鼠淋巴瘤细胞系L5178Y胸苷激酶基因(TK+/–)评价药品诱导正向突变的能力，在三氟胸苷存在的条件下评价克隆生长。检测点突变、缺失、移位、重组等，也能够检测诱导染色体结构和数量损伤的化学物。

07.362　DNA加合物　DNA adduct

亲电性化合物及其代谢产物和生物体内的DNA形成的共价结合物。

07.363　暴露剂量　exposure dose

人或生物对外源化学物的接触剂量(可以是口服或注射等)。可以是单次接触或在某浓度下特定时间的持续暴露。

07.364　有害作用　adverse effect

引起功能紊乱、损伤、疾病或死亡的生物学效应。

07.365　非有害作用　non-adverse effect

不引起机体机能形态、生长、发育和寿命的改变，不引起机体功能能力的降低，也不引起机体对额外应激状态代偿能力的损伤。

07.366　毒效应谱　spectrum of toxic effect

机体在接触外源化学物后，由于外源化学物的性质和剂量不同，可引起的多种变化。表现为：①机体对外源化学物的负荷增加；②意义不明的生理和生化改变；③亚临床改变；④临床中毒；⑤死亡。毒效应谱还包括致癌、致突变和致畸作用。

07.367　效应生物学标志　biomarker of effect

机体中可以测出的生化、生理、行为或其他改变的指标。包括反映早期的生物效应，结构或功能及疾病等标志物。

07.368　损伤蓄积　adverse accumulation

有些化学物经长期接触后，在体内测不出该化学物的原型或其代谢产物，却出现了慢性毒性作用。

07.369　哺乳动物细胞基因突变试验　mammalian cell gene mutation assay

体外培养细胞的基因正向突变试验。

07.370　转基因动物致突变试验　transgenic animal mutagenicity assay

应用转基因动物致突变模型研究哺乳动物体内基因突变的试验。可以在动物个体水平研究突变的器官，组织特异性，包括生殖细胞。

07.371　发育生物体死亡　death of the developing organism

受精卵未发育即死亡，或胚泡未着床即死亡，或着床后生长发育到一定阶段死亡的现象。

07.372　生长迟缓　growth retardation

胎儿的生长发育指标比正常对照的均值低2个标准差的现象。

07.373　功能缺陷　functional deficiency

器官系统、生化、免疫等功能的变化。

07.374　结构异常　structure abnormality

胎儿形态、结构的异常。

07.375　最小毒性作用剂量　minimal toxic threshold value

在一定时间内，一种外源化学物按一定方式或途径与机体接触，并使某项灵敏的观察指标开始出现异常变化或使机体开始出现损害作用所需的最低剂量。

07.376　啮齿类致癌试验　rodent carcinogenicity bioassay

啮齿类动物以适当的染毒途径给予不同剂量的受试物，观察动物终生发生肿瘤的种类和数量的试验。

07.377　固定剂量法　fixed dose procedure

1984年英国毒理学会提出的急性毒性评价方法。它不以死亡作为观察终点，而是以明显的毒性反应作为终点指标进行评价，为化学物的毒性分类提供信息。

07.378　上下法　up and down method

用于观察不同的终点指标的试验方法。第二个动物接受化学物的剂量根据第一只动物给药后反应决定，如果死亡，下一个剂量降低；如果存活，则下一个剂量增加，但是，试验需要选择一个比较合适的剂量范围，使得大部分动物所接受的化学物的剂量都会在真正的平均致死剂量左右。

07.379　金字塔法　pyramiding study

急性毒性试验的一种设计方法。典型的金字塔法研究在整个观察期内隔天给予供试品，但是，剂量是逐渐增加的，例如，1 mg/kg，3 mg/kg，10 mg/kg，30 mg/kg，100 mg/kg，300 mg/kg，1000 mg/kg 和 3000mg/kg；或者是 10 mg/kg，20 mg/kg，40 mg/kg，80 mg/kg，160 mg/kg，320 mg/kg，640 mg/kg 和 1280mg/kg 系列；给予动物的剂量一直按上述系列增加，直到 1~2 只动物死亡，或者达到剂量上限。

07.380　平行程序法　parallelogram

根据对整体动物试验，体外试验与人体组织细胞的体外反应试验的比较分析结果，然后再平行地将动物试验数据外推到人的方法。

07.381　增毒或代谢活化　toxicology or metabolic activation

供试品生物转化为有害产物的过程。

07.382　彗星试验　comet assay

利用单细胞电泳检测单细胞水平 DNA 损伤与修复的方法。

07.383　果蝇伴性隐性致死试验　sex-linked recessive lethal test in *Drosophila melanogaster*

利用隐性基因在性遗传中的交叉遗传特征，即雄蝇 X 染色体传给 F_1 代雌蝇；利用由 X 染色体上的基因决定眼睛颜色性状作为基因突变的标记，染毒野生型黑腹雄果蝇(红色圆眼、正常蝇)，与 Basc(Muller-5)雌蝇(淡杏色棒眼)交配，如雄蝇经受试物处理后，在 X 染色体上的基因发生隐性致死，则可在 F_2 代的雄蝇中表现出来，并藉眼睛颜色来判断试验的结果。即根据孟德尔分类可产生四种不同表型的 F_2 代，当有隐性致死时，在 F_2 代中没有红色圆眼的雄蝇。

07.384　共济失调　ataxia

涉及运动的肌肉的活动不协调。包括协调消失和步态不稳。

07.385　翻正反射　righting reflex

将动物仰卧时，观察动物再一个翻转过来四肢着地的能力。

07.386　麻痹　paralysis

哺乳动物部分肢体运动功能抑制或消失的特征。

07.387　角膜反射　corneal reflex

角膜对接触产生的眼睑闭合反应。

07.388　握力强度　grip strength

测量前肢或后肢的握力强度，定量评价和主观估计，或损害。

07.389　耳郭反射　pinna reflex

外耳对轻度接触的抽动反应。

07.390　瞳孔反射　pupillary reflex

视网膜对光刺激产生的瞳孔收缩的反应。

07.391　管状尾　straub tail

在毒理学试验中，动物尾呈直立状态(垂直或几乎垂直)的体征。这种体征常与化合物(如吗啡)接合吗啡受体有关。

07.392　流涎　salivation

从口腔过多分泌唾液的现象。

07.393　竖毛　piloerection

身体毛发末端直立的现象。瞳孔扩大通常伴随竖毛。

07.394　被动皮肤过敏试验　passive cutane-

ous anaphylaxis

将致敏动物的血清(内含丰富的 IgE 抗体)皮内注射于正常动物，IgE 与皮肤肥大细胞的 Fcδ 受体结合，使之被动致敏。当致敏抗原激发时，引起局部肥大细胞释放过敏介质，从而是局部血管的通透性增加，注入染料可以渗出于皮丘，形成蓝斑，根据蓝斑范围或分光光度计发测量，判定过敏反应程度的试验方法。

07.395 全身主动过敏试验 active systemic anaphylaxis

对致敏成立的动物体内、静脉注射抗原，观察抗原与抗体(IgE)结合后导致肥大细胞、嗜碱性细胞脱颗粒、释放活性介质而致的全身性过敏反应试验。

08. 医院药学与临床药学

08.001 不良反应 untoward reaction

按正常用法、用量应用药物预防、诊断或治疗疾病过程中，发生于治疗目的无关的有害反应。

08.002 A 类药品不良反应 ADR type A

又称“剂量相关性不良反应”。与剂量密切相关的不良反应。可预测。

08.003 B 类药品不良反应 ADR type B

与剂量和常规药理作用无关的不良反应。其发生与患者体质密切相关，难预测，发生率低。

08.004 C 类药品不良反应 ADR type C

又称“剂量无关性不良反应”。通常在长期用药后出现的不良反应。其特点是：难预测、非特异性、没有明确的时间关系、潜伏期长。

08.005 不可预测不良反应 non-predictable ADR

B 类或 C 类药品不良反应。

08.006 遗传药理学不良反应 pharmacogenetical ADR

因机体遗传因素对药理反应造成的影响，导致的非期望反应。

08.007 单剂量包装 unit dose system

医院药剂科摆药室按照处方将一次服用的多种药片混装于一个包装内的方法。

08.008 生理依赖性 physical dependence

用药者渴求定期使用某种药物，以得到欣快感；在连续使用中有加大剂量的趋势；一旦停止使用会产生严重的戒断反应。

08.009 精神依赖性 psychic dependence, psychological dependence

强烈、迫切地要求服用某种药品以获得愉快与满足的欲望。致使成瘾者因非医疗目的而强制地使用药物。

08.010 药源性疾病 drug-induced disease

药物或药物相互作用所引起的与治疗目的无关不良反应，致使机体某一(几)个器官或某一(几)个局部组织产生功能性或器质性损害而出现的各种临床症状。

08.011 群体药动学 population pharmacokinetics

药动学的一个分支，研究给予标准剂量药物时，血药浓度在个体之间的变异性与个体的各种协变量如年龄、性别、身高、体重、疾病状态等之间的关系。

08.012 酶诱导相互作用 enzyme inducing interaction

在联合用药时，一些药物能诱导酶的活性，导致并用药物加速代谢，而提前失效。但对于前体药物，则可使其加速转化为活性物而使疗效提前实现(有的药物也可能出现不良反应）。

08.013 酶抑制相互作用 enzyme inhibiting interaction

在联合用药时，一些药物能抑制酶的活性，导致并用药物代谢减慢，使药物在体内浓度高于单独使用时的正常浓度，而使效应增强，也可能出现不良反应。

08.014 首关代谢 first-pass metabolism

又称“首过代谢”。药物从消化道吸收，随血流进入肝脏，再到达血循环中，在此过程中(在肠系膜、肝脏部位)药物受到代谢酶的作用而被代谢分解，丧失部分药效(效价)，使进入体循环的有效药量减少的效应。这种效应明显降低了高代谢药物的口服生物利用度。

08.015 药物–蛋白结合置换 drug-protein binding displacement

药物与蛋白质之间的结合处于动态平衡，与蛋白结合力强的药物分子将已经与白蛋白结合、但结合力弱的药物分子置换出来的现象。

08.016 药品处方集 formulary

由医疗机构药物治疗委员会审核制定的药品目录和处方手册。是采购、管理及合理使用药品的基础和依据。

08.017 处方审核 prescription review

审核开方医师的资质是否符合规定，不同的药品是否使用规定的处方笺书写，还审核：①对规定必须做皮试的药物，处方医师是否注明过敏试验及结果的判定；②处方药物与临床诊断的相符性；③剂量、用法；④剂型与给药途径；⑤是否有重复给药现象；⑥是否有潜在临床意义的药物相互作用和配伍禁忌。

08.018 处方调配费 dispensing fee

付费方(保险公司或患者)对药师在调配处方中所提供的专业技术服务依法支付的费用。在一些国家已经实行的此项制度。

08.019 滴注 driping, infusion

液体以逐滴状的状态注入的方式。特指静脉滴注。

08.020 调剂 dispensing

又称“配方”。药师按规定对处方进行审核，调剂、核对和发放的全部操作过程。

08.021 调剂学 dispensing pharmaceutics

研究处方调剂技术、理论和应用的学科。

08.022 动脉注射 intra-arterial injection

将注射液直接注射入动脉的给药方法。

08.023 非法定适应证 unapproved indication

药品说明书中适应证(主治)项下尚未收入，但有循证依据的可治疗病症。

08.024 敷贴 application

将软膏摊涂于纱布上，贴敷于皮损面，或将软膏厚敷于皮损面，外加纱布固定的给药方法。

08.025 负荷剂量 loading dose

在治疗开始时为了尽快达到目标药物浓度而给予的剂量。通常大于维持剂量。负荷剂量的计算公式为：$D=C_p \cdot V_{ss}/F$。式中D为负荷剂量、C_p为目标血药浓度、V_{ss}为稳态分布容积、F为生物利用度。

08.026 腹膜透析液 peritoneal dialysis solution

供进行腹膜透析使用的电解质溶液。其成分和浓度与正常人相似，有一定的酸碱度和渗透压要求。

08.027 个体差异 individual difference

不同患者对相同剂量的同一种药物所表现出的不同反应。即使患者的年龄、性别和生活环境完全相同，对于同一剂量的同一种药物也可有不同反应。表现形式有三种：高敏性、耐受性和特异质。

08.028　个体化治疗　individualized therapy, personalized therapy

根据患者的具体病情和个体差异选择治疗药物，制订给药方案，进行安全有效的治疗。

08.029　给药方案　dosage regimen

针对患者的病情和个体化情况所选择或调整的治疗药物、剂量、用法、给药频次及给药疗程。

08.030　给药途径　route of administration

根据治疗需要或药物性质而选择的药物使用途径或方法。如口服、静脉注射等。

08.031　过度作用　over-effect

正常剂量下，药物所产生作用的强度或持续时间超过一般表现的现象。

08.032　副作用　side effect

当一种药物具有多种药理作用时，除治疗作用之外的其他不希望出现的作用。

08.033　首剂效应　first-dose response

某些药物在开始应用时，由于机体对药物的作用尚未适应，引起的较强反应。所以宜从小量开始，逐渐加量至常用量，以使机体慢慢适应，保证安全。

08.034　自愿呈报制度　voluntary reporting system

医疗实践中，对某种药物制剂所引起的药品不良反应通过医学文献杂志进行报道，或直接呈报给药品不良反应监测机构、制药厂商等。

08.035　替代药　substitute

由于某种原因不能选用首选药用于治疗时，可供选用的药物品种。

08.036　禁忌证　contraindication

某些疾病或体征在使用特定药物(类别或品种)后可引起严重不良后果，即为该药或特定患者的禁忌证。

08.037　适应证　indication

药物适用于某种疾病症状(或证候)的范围。一般需经相关主管部门审批，是药物的最基本属性。

08.038　过量　over dose

药物治疗中所选用药品单次用量偏大或疗程偏长。

08.039　含服　buccal administration

将药物含于口腔或颊膜内，缓缓溶解再咽下，而不要咀嚼或吞下的给药方法。意在发挥局部或全身作用。

08.040　罕用药　orphan drug

又称“孤儿药”。用于罕见病或是商业价值小、没有赞助商愿意投资开发的药物。在美国，罕用药指的是基于 1983 年 1 月颁发的罕用药法案而开发的药物。

08.041　合理用药　rational use of drug

内罗毕国际合理用药专家会议提出合理用药的要求是：对症开药，供药适时，价格适宜，配药准确，以及剂量、用药间隔和时间均正确无误，药品必须有效，质量合格，安全无害。

08.042　化学配伍禁忌　chemical incompatibility

药物配伍时，发生化学反应，而使药物产生不同程度的变质或失效，降低疗效或增加副作用。

08.043　物理学配伍禁忌　physical incompatibility

药物配伍时发生的物理性质改变，因而得不到符合要求的制剂、降低疗效或增加副作用。

08.044　戒断症状　abstinence symptom

当机体连续接受外界给予有依赖性药物达到一定程度而突然停药后出现的一系列症状。诸如痛苦，甚至威胁生命。

08.045　极量　maximal dose

人体所能耐受的最大治疗量。有一次极量和一日极量，应予区别。

08.046　剂量　dose

一次给药后产生药物治疗作用的数量。单位重量以千克(kg)、克(g)、毫克(mg)、微克(μg)四级重量计量单位表示；容量以升(L)或毫升(mL)表示。

08.047　剂量调整　dose titration

在医疗过程中，根据疗效和病情，按照一定规律增加或减少药物剂量使达到有效和安全的医疗行为。

08.048　继发反应　secondary reaction

药物治疗作用之后出现的不良反应，是治疗剂量下治疗作用本身带来的后果。

08.049　加药配液　admixture

在输液中加入某种注射液或多种注射液的给药方法。

08.050　静脉注射　intravenous injection

将以水为溶媒的药物注射液(药液)直接注射入静脉的给药方法。

08.051　静脉滴注　intravenous drip

将大量无菌溶液或药物直接滴入静脉的给药方法。可选用的静脉包括：四肢浅静脉、锁骨下静脉、小儿头皮静脉、股静脉等。

08.052　肠外营养　parenteral nutrition

静脉输液的一种。临床针对特殊病情需要，将含有人体必需的营养素——氨基酸、脂肪、碳水化合物、维生素、微量元素等的注射液直接注射入静脉的给药方法。

08.053　静脉留置针输液　infusion via indwelling venous catheter

在静脉输液中为保护患者静脉，避免反复穿刺的痛苦和随时保持畅通的静脉通道，便于急救和给药，所以对长期输液、年老、衰弱、血管穿刺困难的患者而设计的给药方法。常用静脉留置针保留于外周静脉或中央静脉。静脉留置针由针头部与肝素帽两部分组成。

08.054　静脉药物集中配置　pharmacy intravenous admixture service

为保证静脉输液用药的特殊质量要求和安全，将传统分散于各病区护理站配置输液的方式，改为集中到药房管理的、输液配置室中配置的管理方式。细胞毒类药物和肠外营养输液是集中配制的重点。

08.055　可掰片　divi-tab

又称“划痕片”。生产过程中在片剂表面划出分割线的片剂。以方便患者切割成半片乃至1/4片。

08.056　联合用药　drug combination

为了获得理想的治疗目的或根据药物特点而制定的治疗方案中包含两种或以上药物。

08.057　临床药师　clinical pharmacist

以患者为中心，注重与医师和护士合作，直接参与药物治疗全过程活动为基本工作，以科学合理用药为目标的新型药师。

08.058　临床药动学　clinical pharmacokinetics

在临床研究中，运用药动学理论和方法研究药物作用与剂量之间的定量关系的药动学分支学科。在对患者治疗监护中，可用于优化给药方案的选择和修订。

08.059　门诊处方　outpatient prescription

由门诊医师给患者开具的处方。包括普通处方、麻醉药处方、儿科处方和二类精神管制药品处方。

08.060　配方错误　dispensing error

错误地调配药品品种、规格、剂量、剂量转换、剂型及用药途径等。

08.061　配伍禁忌　incompatibility

在一定条件下，产生的不利于应用和治疗的

合用药物之间的配伍变化。

08.062　皮内注射　intradermal injection

将少量注射液注入表皮与真皮之间的给药方法。多用于药物过敏试验或预防接种。

08.063　皮试　skin test

借助抗原、抗体在皮肤内或皮肤上的反应进行免疫学检测的方法。

08.064　皮下注射　subcutaneous injection

将药液注射入皮下组织的给药方法。

08.065　肌内注射　intramuscular injection

将注射液注射入特定部位的肌肉组织的给药方法。

08.066　品牌药　brand drug

通常指具有专利技术、商标或知名专用名(商品名)的药品。

08.067　潜在的药物相互作用　potential drug interaction

根据理论或动物试验数据推测的一种药物可能改变同时应用的另一种药物药理学效应强度的可能性。其结果可能是增强或削弱其中一个或两个药物的效应，或出现单用时不曾出现的效应。

08.068　鞘内注射　intrathecal injection

需要药物主要作用于中枢神经系统时，把药物直接注入脊髓蛛网膜下腔的方法。注射点定位以左右髂后上棘的连线与后正中线的交接处，穿过韧带和硬脑脊膜、有脑脊液溢出的部位。

08.069　全程化药学服务　integrated pharmaceutical care

在整个医疗卫生保健过程中，由药师提供的、与药物治疗相关的所有药学服务。

08.070　人工肾透析液　dialysis solution for artificial kidney

又称“血液透析液”。用于透析器(人工肾)内借半透膜接触和浓度梯度进行物质交换，使血液中的代谢废物和过多的电解质向透析液移动，透析液中的钙离子、碱基等向血液中移动；从而清除患者血液中的代谢废物和毒物，调整水和电解质及酸碱平衡的一类含有多种离子物质的溶液。

08.071　妊娠期用药安全性分级　pregnancy category index

美国食品药品管理局根据已知的研究结果和经验制定的药物对妊娠安全性分级表，供临床选药参考。其他国家也有类似分级表。

08.072　首选药　drug of first choice

在制定临床药物治疗规范时，对药效学上的同类药物的效应、安全性、经济性和使用方便性进行评价，并结合药物的易得性和使用便于掌握等原则，选出最占优势的1~2种药物，作为首先推荐使用的药品。

08.073　热原反应　pyrogen reaction

静脉输液时由致热原引起的发热反应。与致热原的量、输液速度、污染程度等有关。临床表现为发冷、寒战、面部和四肢发绀，继而发热，体温可达40℃左右；可伴恶心、呕吐、头痛、头昏、烦躁不安、谵妄等，严重者可有昏迷、血压下降、出现休克和呼吸衰竭等症状而导致死亡。

08.074　漱口　gargle

将药物水溶液含于嘴里冲洗口腔或牙齿，并保留一定时间后吐掉，以发挥局部治疗作用。

08.075　贴标签　labeling

药品在生产、分装或处方调配时，将符合规定的标签贴在药品的内、外包装上；亦药师为指导患者正确使用药品，随药品所给予的书面告知文书。

08.076　涂抹　painting, smearing

按医嘱将药品(液体或软膏)均匀涂搽于病变局部的用药方法。如涂抹药膏、涂抹药水等。

08.077　推注　bolus

一般指将注射剂不间断快速推入机体特定部位或血管内的给药方法。

08.078　舌下给药　sublingual administration

将一定药片(粉)置于舌下，能迅速溶化，经黏膜直接吸收，而发挥全身作用的给药方法。可防止药物发生首过效应或胃液、酶对药物的影响。

08.079　吞服　deglutition, swallow

将药物不经任何处理或咀嚼而直接咽下的服药方法。

08.080　顿服　draught

将医嘱每日药物剂量一次服下的给药方法。以期达到最佳治疗效果。

08.081　咀嚼用　chewing

一般指将固体药物(片)在嘴中不断咀嚼，再咽下或将残余物吐掉的给药方法。方便儿童或吞咽困难等特殊患者用药。

08.082　输液装置　infusion set

通常包括与药液直接接触的输液管、针头、莫非滴管、微粒过滤器、调节输注速度的调节夹和进气管。

08.083　载药注射器　prefilled syringe

泛指装有药液的注射器。特指生产中将注射液预装入注射器的注射药。此时注射器既是药品的内包装，又可直接进行注射。其特点是不仅方便注射，还可减少污染。

08.084　鼻用吸入器　nasal inhaler

使用鼻用气溶胶制剂时(气雾剂、粉雾剂、喷雾剂)所需要的专用器具或特殊专用包装。

08.085　口腔吸入器　oral inhaler

气雾剂药物经口腔吸入给药时的专用器具。

08.086　吸入器　inhaler

制气溶胶药物经呼吸道(口腔或鼻腔)给药时所需要的专用器具或装置。

08.087　洗胃　gastric lavage

通过插胃管，用水、生理盐水(或稀释 1 倍)洗胃以除去未被吸收的毒性物质的治疗方法。只要允许应尽快进行。

08.088　肠道清洗　intestinal lavage

临床在特殊检查、治疗或手术前，采用导泻剂或灌肠剂清洗肠道的一种医疗技术。

08.089　喷雾　spray

利用特殊器具将药物或其溶液在气体中形成微小滴的雾化方法。可供呼吸道吸入，治疗疾病。

08.090　冲洗　douche, rinsing

以灭菌溶液或特殊药品溶液用一定压力的方式对伤口、腔道进行冲洗，以达到清洁、消毒或去除异物目的的方法。

08.091　维持剂量　maintenance dose

在治疗范围内为维持稳态血药浓度，常多次重复服用或连续静脉滴注的药物剂量。

08.092　胃通过时间　gastric transit time

食物或药物口服后在胃中暂时贮存并进行消化，再经幽门排至小肠上部所需的时间。

08.093　吸入　inhalation

药物粉末或溶液被雾化后随气体直接接触呼吸道黏膜或吸入肺的给药方式。

08.094　消费者用药信息　drug information for consumer

以通俗的语言和方式，向患者(消费者)提供的药物信息。

08.095　协定处方　cipher prescription

由药师和医师根据临床需要协商，经药事管理委员会批准所制定的处方。可事先大量制备或分装，方便临床使用和缩短患者取药等候时间。

08.096　血浆药物浓度　plasma drug level
血浆中所含特定药物的浓度。

08.097　血清药物浓度　serum drug level
血清中所含特定药物的浓度。

08.098　尿药浓度　urine drug level
尿液中所含特定药物的浓度。

08.099　唾液药物浓度　saliva drug level
唾液中所含特定药物的浓度。

08.100　激发试验　rechallenge test
通常是偶然或有意地再次用药，以观察是否再次出现同样不良反应的试验。

08.101　血药浓度　blood drug level
血液中药物浓度的统称。根据测定方法或研究需要，可细分为游离药物浓度、结合药物浓度或总浓度等。

08.102　药物利用指数　drug utilization index
药物利用研究的分析技术指标，通常是“限定日剂量(DDD)”总数除以患者总用药天数所得的数值。用于测量医师使用某药的日处方量，和评价医师用药的合理性。

08.103　药历　medication profile, medication record
为保证用药安全有效，由药师建立的患者治疗或预防疾病进行药物治疗过程的记录。包括为影响患者预后结果的专业活动(方案制定，实施，疗效、不良反应观察，评价、调整，患者教育)等内容。有纸质和电子两种形式。

08.104　药敏试验　drug susceptible test
关于病原菌对某种药物是否敏感或耐药的检测项目。供临床选择药物时参考。

08.105　药师干预　pharmacist intervention
药师对医生和护士提出的用药建议，或对患者进行的用药教育，属于保障合理用药的药学专业技术服务。

08.106　药事管理委员会　pharmaceutical management committee
为协调和指导医院药品的科学管理和合理使用而在医疗机构内依法建立的管理机构。国家有关部门对其成员组成有明确要求。

08.107　药动学相互作用　pharmacokinetic interaction
药物的体内过程(吸收、分布、代谢、消除)因其他药物或食物联合应用而发生改变，致使体内有效药量发生变化而效应相应变化，影响疗效或引发毒副作用。

08.108　药物过敏性休克　shock caused by drug hyper-sensitiveness
接触或使用某种(或某类)药品后引起的过敏性休克。

08.109　药物配伍　compatibility of drugs
多种药物或制剂联合使用或混合配制以适应治疗需要。

08.110　药物习惯性　drug habituation
某些药物长期应用后，一旦停药，部分患者有要求继续用药的欲望。但不产生机体依赖性和成瘾性。

08.111　药物相互作用　drug interaction
同时或相隔一段时间先后使用至少两种药物时，由于药物之间或药物–机体–药物之间的反应，改变了原来体内对药物的处置过程、组织对药物的感受性或药物的理化性质，而产生单种药物所没有的有益作用或不良作用。

08.112　药物选用　choice of drug
针对患者的个体化情况科学合理制定或调整药物治疗方案的医疗(或自我药疗)过程。

08.113　药效学相互作用　pharmacodynamic interaction
两种药物对机体内同一系统或同一靶点(受体、通道、酶等)共同作用而发生的药效变化。

表现为相加、协同或拮抗等，主要是效应强度的变化，也可能发生严重或奇特的反应。

08.114　药学等价　pharmaceutical equivalence

药品含有相同的活性成分并且浓度、剂型及给药途径也相同。

08.115　药事服务费　pharmacy fee

医疗机构在给患者提供诊疗服务同时，就给患者提供的合理、安全用药方案而加收的专业技术服务费用，也包含药品在用于患者前的运输储存等物耗成本。

08.116　药学咨询　drug consultation

又称“*用药咨询*”。药师接受患者(消费者)、医疗技术人员、政府等社会各界提出的与药物有关的问题的询问，并做出科学解释或建议。

08.117　医疗机构制剂　hospital preparation

医疗机构根据本单位临床需要而依法常规配制、自用的固定处方的制剂。

08.118　医院新药　new drugs for hospital

特指本医疗机构从未采购供应过的药品。一般需经药事管理委员会审批同意，才可采购供应临床使用。

08.119　药学信息　drug information

与药物有关的信息。包括对信息的采集、加工和利用等。

08.120　用药差错　medication error

在药物治疗过程中，因疏失导致不恰当用药，对患者身心伤害的现象。属于可预防事件，包括处方差错、调剂差错、给药差错及患者依从性差错。

08.121　用药不足　under-medication

治疗方案欠缺或由于依从性的原因，导致用药剂量或疗程不足的现象。

08.122　用药过度　over-medication

治疗方案中，所用药物的品种、剂量、疗程等严重超过常规或通常需要的情况。均属不合理用药。

08.123　用药意外　medication misadventure

由于药品质量问题或安全性等原因，导致的药源性群体伤害的现象。

08.124　治疗指数　therapeutic index

半数致死量与半数有效量的比值。治疗指数大表示疗效高、用药比较安全。

08.125　倍量[剂]型　double strength

又称“*双倍浓度溶液*”。将用量大的液体制剂配成比常用含量增加一倍的剂型。具有易保存、不霉变的优点。用时加水稀释成需要的浓度。

08.126　临床前　preclinical

为拟开发的新药用于临床试验而开展的一系列实验室研究工作的总称。包括合成工艺、提取方法、理化性质及纯度、处方筛选、制备工艺、检验方法、质量指标、稳定性、药理毒理、动物药动学等。

08.127　对照试验　controlled trial

为了减少研究偏差、体现不施加实验因素或加实验因素之前的状态，在研究设计中加入阴性对照和/或阳性对照组，对其将尽可能接近的对照组和处理组进行的比较研究。

08.128　优良药房管理规范　good pharmacy practice

关于药房和药师从事药物治疗学管理和药学技术活动的技术和行为规范。

08.129　预包装　prepackaging

根据临床治疗需要，预先将原包装药品拆分成更小的包装，方便处方调配；传统调剂中也包括预先将一些特殊的液体制剂分装成小包装，供当日或短期使用。做到既加快处方调配速度，又保证药品质量。

08.130　制剂室　preparation room

医疗机构根据其功能要求和有关规定建造的、配制本单位制剂的场所或部门。

08.131　制剂中心　preparation center

依法建立的地区或部门性的制剂机构。可以依法接受委托、配制医疗机构制剂。

08.132　治疗窗　therapeutic window

能产生药效而不出现不可接受毒性的血药浓度范围，或进行长时间治疗时应考虑的给药剂量和频度范围。

08.133　治疗性配伍禁忌　therapeutic incompatibility

同患数种疾病的治疗时，各个治疗方案之间药物的不利相互作用。

08.134　治疗药物监测　therapeutic drug monitoring

通过测定体液(常用的是血液)中的药物浓度，研究体内药物浓度与疗效和毒性之间的关系；并根据测定结果对治疗方案进行评估、修正，力争个体化治疗，保证合理用药。

08.135　智能配方系统　intelligent dispensing system

采用现代智能和科技手段，将医疗处方的传递、审核、调配和管理集于一体的系统。

08.136　中毒量　toxic dose

能产生中毒症状和反应的剂量。

08.137　自我药疗　self-medication

大众自我选择和使用药品，处理自我判断的症状和疾病。

08.138　药物治疗管理　medication therapeutical management

又称"药学服务(pharmaceutical care)"。由药师进行的、为优化对患者的治疗效果而进行的一系列个体化服务，旨在发现和解决与用药相关的各种问题。

08.139　多重用药　polypharmacy

同时使用多种药物进行治疗。多见于老年人、慢性病患者或重症监护治疗病房(ICU)患者的用药。

08.140　用药安全　medication safety

检出用药差错和不合理用药，以防范出现用药意外。

09. 药 事 管 理

09.001　1961年麻醉品单一公约　Single Convention on Narcotic Drugs, 1961

1961年在纽约签订，各国公认的关于管制麻醉药品的国际公约。该公约自1964年12月起生效。

09.002　半成品　semifinished product

经过一定生产过程并已检验合格，经进一步加工即可制成成品的中间产品。

09.003　标准操作规程　standard operating procedure

有效地实施和完成某一临床试验中每项工作所拟定的标准和详细的书面规程，或经批准用以指示操作的通用性文件或管理办法。

09.004　成本–效果分析　cost-effectiveness analysis

将备选方案的成本以货币形态计量，收益则以临床效果指标来表示，进而对各备选方案的成本和效果进行分析和比较的一种药物经济学评价方法。

09.005　成品　finished product

完成全部生产过程并经检验，符合质量标准和订货方要求的产品。

09.006　处方药　prescription drug

凭执业医师和执业助理医师处方方可购买、调配和使用的药品。

09.007　非处方药　nonprescription drug, over-the-counter drug, OTC

不需要凭执业医师和执业助理医师处方，消费者可以自行判断、购买和使用的药品。

09.008　传统药　traditional drug

在传统医药理论指导下应用的药物。

09.009　待验　test in-waiting

物料在允许投料或出厂前所处的搁置、等待检验结果的状态。

09.010　法定药品名称　official name

列入国家药品标准的药品名称，为药品通用名称。

09.011　仿制药品　generic drug

仿制国家已批准正式生产、并收载于国家药品标准(包括《中国生物制品规程》)的品种。与原研药品生物等效，临床上可相互替代。

09.012　放射性药品　radioactive drug

用于临床诊断或者治疗的放射性核素制剂或者其标记药物。包括放射性核素、原料药、药盒及制剂。

09.013　特殊管理的药品　pharmaceuticals under special control

依照《药品管理法》规定，国家对麻醉药品、精神药品、医疗用毒性药品、放射性药品四类药品实行特殊管理。

09.014　复方药　compound medicine

两种或两种以上的药物制成的混合制剂。包括中药复方制剂，天然药物复方制剂，化学药品复方制剂，及中药、天然药物和化学药品复方制剂。

09.015　关键工艺　critical process

生产过程中直接影响成品质量的重要的生产方法、生产过程控制方法和技术。

09.016　国际非专有药名　International Nonproprietary Names

向世界卫生组织申请，并获得核准的药品正式名称，全球通用的唯一性名称。

09.017　国际贸易药品质量签证体系　certification scheme on the quality of pharmaceutical products moving in international commerce

出口药品厂必须按照药品生产质量管理规范的规定进行生产，并接受进口国药品监督管理部门按药品生产质量管理规范规定进行的监督体系。

09.018　基本药物目录　essential drug list

可以满足大多数人口的需求并因此应当是在任何时候，以足够的数量、适当的剂型、并且以个人和社会能够负担的价格可以获得的药品目录。

09.019　国家基本药物政策　national essential drug policy

国家制定和实施的有关药品管理的战略目标、法律法规体系、规章制度、指南措施等国家对基本药物管理的纲领性制度体系。

09.020　国家药品储备　state drug reserve

为了保证灾情、疫情及突发事故发生后对药品和医疗器械的紧急需要，国家建立的医药储备制度。

09.021　国家药物政策　national medicine policy

由政府制定的有关药品研究、生产、供应、使用、管理等方面的工作方针、原则、策略、计划、行为准则、措施等综合性文件。

09.022　国务院卫生行政管理部门　the health administrative departments under the State Council

国务院组成机构中主管全国医药卫生工作

的部门，承担社会卫生管理的重大职责和维护人民身体健康的责任的组织结构。

09.023　国务院药品监督管理部门　the pharmaceuticals supervisory and administrative departments under the State Council

由卫生部管理的主管全国药品监督管理工作的国家局。承担药品的研制、生产、经营、使用和监督管理职责。

09.024　化学药品　chemical drug

用化学合成方法制得的药品。

09.025　假药　counterfeit drug

假药的定义由各国药品监管机构根据本国国情确定。我国药品管理法第四十八条规定，有下列情形之一的为假药：①药品所含成分与国家药品标准规定的成分不符的；②以非药品冒充药品或者以他种药品冒充此种药品的。

09.026　交叉污染　cross contamination

生产过程中原料、辅料、中间产品或成品之间，或与其他的原料或产品的不适当接触而产生的污染。

09.027　精神药品　psychotropic substance

直接作用于中枢神经系统，使之兴奋或者抑制，连续使用能产生依赖性的药品。依据精神药品使人体产生的依赖性和危害人体健康的程度，分为第一类和第二类。

09.028　精神药物公约　Convention on Psychotropic Substances

联合国于 1971 年为保证精神药物仅限于医疗及科研的需用，并防止非法使用而产生依懒性，危害健康而制定的文件。我国于 1985 加入该公约。

09.029　口岸药品检验　coastal drug control

由国务院主管部门确定的口岸药品检验所对抵达口岸的进口药品依法实施的检验。

09.030　劣药　substandard drug

不符合国家药品标准的药品。

09.031　临床试验　clinical trial

任何在人体(病人或健康志愿者)进行药物的系统性研究，以证实或揭示试验药物的作用、不良反应或试验药物的吸收、分布、代谢和排泄，目的是确定试验药物的有效性与安全性。

09.032　验证　verification

证明任何程序、生产过程、设备、物料、活动或系统确实能达到预期结果的有文件证明的一系列活动。

09.033　麻醉药品　narcotic drug

连续使用后易产生身体依赖性、能成瘾癖药品列入麻醉药品目录的药品和其他物质。

09.034　批　batch

在规定限度内具有同一性质和质量，并在同一连续生产周期中生产出来的一定数量的药品为一批。每批药品均应编制生产批号。

09.035　批号　batch number

用于识别“批”的一组数字或字母加数字。用以追溯和审查该药品的生产历史。

09.036　批生产记录　batch record

一个批次的待包装品或成品的所有生产记录。批生产记录能提供该批产品的生产历史，以及与质量有关的情况。

09.037　全面质量管理　total quality control

一个组织(企、事业单位)开展一个组织以质量为中心，以全员参与为基础，全面的、全方位的、目的在于通过让顾客满意和本组织所有成员及社会受益而达到长期成功的管理途径。

09.038　社会和行为药学　social and behavioral pharmacy

应用社会学和行为科学的原理和方法，研究

药学实践中人的行为学科。

09.039 社会药房 community pharmacy
将购进的药品直接销售给消费者的药品经营企业。

09.040 生物制品批签发 lot release of biological product
国家对生物制品，每批出厂上市或者进口时进行强制性检验、审核的制度。

09.041 药品失效期 expiration date
药品在一定的贮存条件下，能够保证质量的期限。

09.042 世界卫生组织 World Health Organnization
联合国系统内卫生问题的指导和协调机构。1948 年成立，总部设在瑞士日内瓦。

09.043 淘汰药品 obsolete drug
国务院药品监督管理部门按照《药品管理法》的规定，对已经批准生产或者进口的药品，组织进行再审批，对疗效不确、不良反应大或者其他原因危害人体健康的药品。由国务院药品监督管理部门撤销其批准文号或者进口药品注册证书。

09.044 现代药 modern medicine
近代发展起来的用现代医学的理论和方法筛选确定，并按照现代医学理论指导应用的药物。相对于传统药物而言。

09.045 新药 new drug
首次上市的药品。

09.046 新药申请 new drug application
新药研制单位依法向药品监督管理部门提出新药相关科学研究结果的一系列申请。新药申请分申请临床研究和申请生产上市两个阶段。

09.047 新药审批 new drug approval
生产新药必须经国家药品监督管理部门批准，取得批准文号的过程。新药的申报和审批分为临床研究和生产上市两个阶段。

09.048 新药再审查 reexamination of new drugs
新药获得批准后，在上市的头 4~6 年内，进行的有关新药有效性和安全性的调查，对新药的有效性和安全性进行再确认。

09.049 兴奋剂 stimulant
能提高运动员运动成绩而服用的对人体有害的，国际禁用的药物。

09.050 许可证 license
政府或公司为了给予某个体授权而颁发的执照，或者用于软件规定使用者权利而规定的格式合同。

09.051 血液制品 blood product
由人血浆为原料而制备的制品。

09.052 药典 pharmacopoeia
一个国家记载药品标准、规格的法典，是国家为保证药品质量、保证人民用药安全有效、质量可控而制定国家药品质量控制的技术标准。

09.053 国家药典委员会 Chinese Pharmacopoeia Commission, ChPC
依据《中华人民共和国药品管理法》的规定，为制定和修订国家药品标准而设立的负责全国药品标准工作的常设机构。

09.054 药品 drug
用于预防、治疗、诊断人的疾病，有目的地调节人的生理机能并规定有适应证或者功能主治、用法和用量的物质。包括中药材、中药饮片、中成药、化学原料药及其制剂、抗生素、生化药品、放射性药品、血清、疫苗、血液制品和诊断药品等。

09.055 药品标准物质 drug reference substance
供药品标准中物理和化学测试及生物方法

试验用，具有确定特性量值，用于校准设备、评价测量方法或者给供试药品赋值的物质。包括标准品、对照品、对照药材、参改品等。

09.056　药品不良反应　adverse drug reaction
合格药品在正常用法用量下出现的与用药目的无关或意外的有害反应。

09.057　药品不良事件　adverse drug event
药物治疗过程中出现的不良医学临床事件。它不一定与该药有明确的因果关系。

09.058　药品管理法　drug administration law
为加强药品监督管理，由国家立法机关制定颁布的卫生法律。以保证药品质量、保障人体用药安全、维护人民健康和用药的合法权益。

09.059　药品广告　drug advertisement
凡利用各种媒介或者形式发布的含有药品名称、药品适应证(功能主治)或者与药品有关的其他信息。

09.060　药品价格管理　drug price management
政府价格主管部门对药品价格的监督管理。以维护人民用药的合法权益。

09.061　药品监督　drug supervision
药品监督管理的行政主体。依照法定职权，对行政相对方是否遵守法律、行政法规、行政命令、决定和措施所进行的监督检查。

09.062　药品监督管理机构　drug administrative agency, drug regulatory department
依法对药品的研制、生产、经营、使用进行审批、监督及违法处罚的行政部门。

09.063　药品检验机构　drug testing institute
由药品监督管理部门设置或确定，依法实施药品审批和药品质量监督检查所需的药品检验工作的技术部门。

09.064　药品经营企业　drug distributor
从事药品销售、派送管理的专营企业或者兼营企业。

09.065　药品经营质量管理规范　good supplying practice
药品经营质量管理的基本准则。为保证药品质量要求药品经营企业在药品的购进、储运和销售等环节实行质量管理，防止质量事故的发生而制定的一整套质量保证规定。

09.066　药品批准文号　drug approval number
国务院药品监督管理部门对企业生产药品的申请和相关资料进行审查(包括药品检验机构对样品进行检验)，符合规定条件的，发给该药品批准的批件。

09.067　药品评价机构　institution for drug reevaluation
负责进行非处方药目录制定、调整的技术工作，承担药品再评价和淘汰药品、不良反应监测及医疗器械上市后不良事件监测和再评价等技术工作的常设机构。

09.068　药品认证　drug certification
药品监督管理部门对药品研制、生产、经营、使用单位实施相应质量管理规范进行检查、评价并决定是否发给相应认证证书的过程。

09.069　药品认证管理中心　certification committee for drugs
在国务院药品监督管理部门统一部署下，组织对申请认证的药品研究机构、生产企业、经营企业和医疗机构实施现场检查认证工作的技术机构。

09.070　药品审评机构　institution for drug evaluation
按照药品注册管理有关规章，为药品行政、审批提供技术支持的药品注册专业技术机构。

09.071　药品审评委员会　drug evaluation committee

国务院药品监督管理部门组织医学、药学和其他专业技术人员进行新药审评或对已生产上市药品进行再评价的技术咨询机构。

09.072　药品生产企业　drug manufacturer

生产药品的专营企业或者兼营企业。

09.073　药品生产质量管理规范　good manufacturing practice

药品生产和质量管理的基本准则，适用于药品制剂生产的全过程、原料药生产中影响成品质量的关键工序。

09.074　药品说明书　package insert, specification

经国务院药品监督管理部门批准的药品，由生产单位提供该种药品的理化性质、作用、用途、用法用量、贮藏保存、不良反应等资料。是宣传合理用药、普及医药知识的重要依据。

09.075　药品通用名　generic name of drug

药品中活性化学成分的专有名称。如阿司匹林、氨氯地平等。

09.076　药品再评价　drugs re-evaluation

对已批准上市药品的安全性及有效性等进行的重新评价。

09.077　药品召回　drug recall

药品生产企业(包括进口药品的境外制药厂商)按照规定的程序收回已上市销售的存在安全隐患的药品。

09.078　药品质量保证　drug quality assurance

为确保药品能满足规定的质量要求所采取的一系列的措施。是药品质量管理的一部分。

09.079　药品质量管理　drug quality management

对确定和达到药品质量要求所必须的职能和活动的综合管理。

09.080　药品质量控制　drug quality control

以质量标准为依据进行的为达到和保持药品质量而进行控制的作业技术和活动。

09.081　药品注册　drug registration

国务院食品药品监督管理部门根据药品注册申请人的申请，进行审查，并决定是否同意其申请行政审批过程。

09.082　药品注册商标　registered trademark of drug

经国家工商行政管理部门商标局核准注册的药品商标。商标注册人享有商标专用权，受法律保护的批准文件。

09.083　药师　pharmacist

受过药学专业学历教育，从事药物调剂、制备、检定、生产等工作，并依法经资格认定的药学专业技术人员。

09.084　药事　pharmaceutical affair

自然和社会中一切与药有关的现象和活动构成的一个完整的体系。

09.085　药事法规　pharmaceutical affairs law and regulation

国家立法机关授权认可，由国家各级行政机关或地方立法机关制定，在其所辖区范围内普遍有效的药品监督管理规范性文件的总和。

09.086　药事管理　pharmacy administration

药事主体依法对药学事业相关环节的活动进行的综合管理，包括对药品研究研制、生产、流通、广告、价格、使用、监督管理以及药学教育等环节的系统管理。

09.087　药事组织　pharmaceutical affairs organization

以实现社会药学任务为共同目标的人们的集合体。

09.088　药物创新　new drug innovation

探索新药构思、研制、开发、生产、市场营销的规律复杂的系统工程。

09.089 药物非临床试验 non-clinical research
在我国特指评价药品安全性。在实验室条件下，用实验系统进行的各种毒性试验。

09.090 药物非临床研究质量管理规范 non-clinical good laboratory practice
为保证试验数据的准确、可靠、对于非临床安全性评价在研究计划，实施，监督，记录，及报告等各项工作的过程和条件提出的要求和指导。

09.091 药物临床实验质量管理规范 good clinical practice
临床试验全过程的标准规定，保护受试者的权益并保障其安全。

09.092 药物警戒 pharmacovigilance
有关不良作用或任何其他可能与药物相关问题的发现、评估、理解与防范的科学与活动。

09.093 药物滥用 drug abuse
违背公认的医疗用途和社会规范而使用任何一种管制药物。对用药者的健康和社会都会造成一定损害。

09.094 药学伦理学 pharmacy ethics
用伦理学的理论和原则探讨和解决药学工作中人类行为的是非、善恶问题的学科。

09.095 医疗用毒性药品 virulent for medical
毒性剧烈、治疗剂量与中毒剂量相近，使用不当会致人中毒或死亡的药品。

09.096 医药行业 pharmaceutical industry
与医药产品研制、生产、经营有关产业的总称。是国民经济的重要组成部门。

09.097 医药营销学 pharmaceutical marketing
应用市场营销学原理、方法和策略，研究医药市场特征、需求，以及如何提供医药产品和服务满足需求的一门应用性学科。

09.098 医院药房 hospital pharmacy
通常指医院药剂科。医院职能科室的组成部分，提供合理用药的进务部门。

09.099 知情同意书 informed consent form
每位受试者为表示自愿参加某项实验而签署的文书。

09.100 执业药师 licensed pharmacist
经全国统一考试合格，取得《执业药师资格证书》并经注册登记，在药品生产、经营、使用单位中执业的药学专业技术人员。

09.101 中国药典 Chinese Pharmacopoeia
国家为保证药品质量，保证人民群众用药安全、有效、质量可控而制定的技术法典，是药品研制、生产、经营、使用和监管的法定依据。

09.102 中华人民共和国药品管理法 Drug Administration Law of the People's Republic of China
由全国人民代表大会或其常委会制定颁布和修改，是我国药品监督管理法律体系的核心法和根本法。

09.103 中药材生产质量管理规范 good agricultrual practice for Chinese crude drugs
中药材生产的全过程中，对企业进行管理的规范性文件。是中药材生产和质量管理的基本准则。

10. 药物经济学

10.001 贴现 discounting

把将来成本和产出折算成现值的方法。第 t 年的贴现因子为 $1/(1+r)^t$，其中 r 表示贴现率。

10.002 健康调查量表 6 short form 6D, SF-6D

含 6 条目的普适健康状态调查表。用于测量一般人群或患者的健康相关生命质量。

10.003 健康调查量表 12 short form 12, SF-12

含 12 条目的普适健康状态调查表。用于测量一般人群或患者的健康相关生命质量。

10.004 健康调查量表 36 short form 36, SF-36

含 36 条目的普适健康状态调查表。用于测量一般人群或患者的健康相关生命质量。

10.005 平行经济评价 piggyback economic evaluation

又称"负载式经济评价"。在传统临床试验中同时附加药物经济学评价的研究设计。

10.006 成本 cost

为达到一种目的而放弃另一种目的所牺牲的经济价值。

10.007 边际成本 marginal cost

增加一个单位产出所产生的额外成本。

10.008 边际社会成本 marginal social cost

增加一个单位产出所产生的额外由全社会承担的成本。包括由行为主体承担的私人成本与外部成本。

10.009 效用 utility

消费者在消费商品时所感受到的满足程度。

10.010 基数效用 cardinal utility

用定量来反映偏好的一种效用表示方法，量化后的效用之间的差异是等距的。

10.011 序数效用 ordinal utility

用排序来反映偏好的一种效用表示方法，排列成序的效用间的差距大小没有意义。

10.012 边际效用 marginal utility

增加一个单位产出所产生的额外效用。

10.013 效益 benefit

用货币单位表达的医疗干预措施的结果。

10.014 边际效益 marginal benefit

增加一个单位产出所产生的额外效益。

10.015 边际社会效益 marginal social benefit

增加一个单位产出所产生的额外社会效益，包括行为主体私人获得的效益与外部效益。

10.016 标准博弈法 standard gamble

运用期望效用理论测量健康状态和生存质量的一种方法。测量时，患者面临两种选择，A 和 B。选择 A 有两种可能的结果，即患者恢复到完全健康状态而且再继续生活 t 年(概率为 P)，或者患者立即死亡(概率是 $1-P$)。选择 B 的结果是以某种慢性健康状态存活 t 年。概率 P 一直在变动，直到应答者认为两个选择无差异。

10.017 校标效度 criterion validity

某种方法的测量结果与标准测量方法结果的一致性。

10.018 病例报告表 case report form, CRF

临床试验中标准化的数据录入表格。

10.019 病例对照研究 case-control study

一种由结果探索病因的回顾性研究方法。其基本原理是以现在确诊的患有某特定疾病的患者作为病例，以不患有该病但具有可比性的个体作为对照，搜集既往各种可能的危险因素的暴露史，测量并比较病例组与对照组中各因素的暴露比例，经统计学检验，再借助病因推断技术，推断出某个或某些暴露因素是否为疾病的危险因素。

10.020 不确定性 uncertainty
当一个事件或变量取值无法准确确定，通常用可能发生的概率或区间表示。

10.021 参考价格 reference price
同一个治疗组中药品价格的加权平均。

10.022 成本分析 cost analysis
对两个或两个以上疾病治疗方案的成本进行比较以及对各种治疗方案成本构成进行分析的方法。

10.023 成本–结果分析 cost-consequence analysis
计算并给出可供选择的医疗干预措施的成本和健康结果的分析方法。

10.024 成本控制 cost containment
通过约束预算、成本共担和临床规范等手段，把医疗开支控制在预先设立的限度或范围内的方法。

10.025 成本–效果分析 cost-effectiveness analysis, CEA
以临床效果指标作为健康产出，对两个或多个可选择的医疗干预进行经济学评价的方法。

10.026 成本–效果可接受曲线 cost-effectiveness acceptability curve, CEAC
表示在某单位健康产出不同意愿支付值条件下，增量成本–效果比(ICER)小于该意愿支付值的概率的曲线。即表示成本额较大方案可以被接受的可能性大小的曲线。

10.027 成本–效益分析 cost-benefit analysis, CBA
将成本和结果均转换为货币单位，对两个或多个可选择的医疗干预进行经济学评价方法。

10.028 成本–效用分析 cost-utility analysis, CUA
以质量生命调整年作为健康产出，对两个或多个可选择的医疗干预进行经济学评价方法。

10.029 敏感性分析 sensitivity analysis
用来测定某种分析结果(如成本–效果分析、决策分析)可靠性的方法。通过检验重要变量(如成本、结果、事件的概率等)可能的变化范围来判断对分析结果产生影响的程度。

10.030 单因素敏感性分析 oneway sensitivity analysis
测定单个因素对分析结果影响的方法，是敏感性分析的最简单形式。

10.031 多因素敏感性分析 multiway sensitivity analysis
测定多个因素同时变化对分析结果影响的方法。常用于多因素间彼此不独立的情况。

10.032 概率敏感性分析 probabilistic sensitivity analysis
根据各不确定因素的概率分布进行随机取值，测定不确定因素对分析结果影响程度的方法。

10.033 道德风险 moral hazard
医疗保险参保人面对的卫生服务的边际成本下降，导致其对服务的需求增加，体现了参保者面对经济激励的理性反应。

10.034 时间权衡法 time trade-off, TTO
一种基于偏好的健康状态效用测量方法。测定为了获取一个给定的完全健康的生存年数，人们愿意放弃多少某种不健康状态的生存时间。

10.035 国际药物经济学与产出研究会 International Society for Pharmacoeconomic and Outcomes Research, ISPOR
致力于在药物经济学、健康产出评估和公共

政策相关问题的研究的国际组织。

10.036　荟萃分析　meta-analysis
针对某一具体问题，收集相关研究，获取其研究结果并进行统计合并，获取定量分析的研究结果。

10.037　机会成本　opportunity cost
某种资源分配到一种用途上而放弃另一种用途可能得到的最大价值。

10.038　疾病负担　burden of disease
疾病对社会经济及人群健康的影响。包括疾病的流行病学负担和经济负担两个方面。

10.039　疾病专用量表　disease specific instrument
测量某种疾病人群的健康状态专用工具。能够比较敏感地反映治疗措施实施后，患者在躯体症状、心理状态、社会关系等方面的变化，如常见的癌症患者生活功能量表和关节炎影响量表。

10.040　价值　value
对特定健康水平或健康产出偏好的衡量。

10.041　间接成本　indirect cost
通常指由发病或死亡引起的时间损失的价值。

10.042　健康当量年　healthy-years equivalent, HYE
将一个或一系列已确定的非完全健康状态下的实际生存年数折算成完全健康状态下的生存年数。

10.043　卫生技术评估　health technology assessment, HTA
对卫生保健技术的特点、效果或影响进行系统性评估。

10.044　健康维护组织　health maintenance organization, HMO
整合医疗筹资职能与医疗提供职能的一种组织模式。在收取固定预付费用后，为特定地区主动参保人群提供全面医疗服务的体系。

10.045　健康相关生存质量　health-related quality of life, HR-QOL
健康状态的一种多维测量指标。包括生理变化、功能变化、社会活动、认知、情感、睡眠与休息、精力与活力、健康意识以及总的生活满意度等。

10.046　健康效用　health utility
个人对某一健康状态或健康产出的偏好程度。

10.047　健康效用指数　health utility index, HUI
用感官和沟通能力、幸福感、自我照顾能力、疼痛与不适、学习能力、身体活动能力等多个维度测量健康状态的一种标准化工具。

10.048　健康状态　health state
对个体或人群健康水平的一种衡量，这种衡量既可以是主观的也可以是客观的。

10.049　结构效度　construct validity
量表测量结果与被测量对象潜在特质的一致性，即量表是否符合假设的理论。

10.050　产出　outcome
医疗干预后，患者在临床指标、身体功能和主观感受等各方面变化。

10.051　金标准　gold standard
一种被广泛认可的用来衡量某种干预措施的方法、程序或者测量手段。

10.052　经济评价　economic evaluation
根据成本和产出，对备选的干预方案进行比较分析。

10.053　净效益　net benefit
效益(用现金单位表示)与成本(用现金单位表示)之差。是成本–效益分析的一种决策依据。

10.054　决策分析　decision analysis
在一个风险环境中采用概率和期望产出的

方法进行定量和系统决策的方法。

10.055 决策树 decision tree
根据逻辑关系将分析问题绘制成的一个树形图。按照从树根至树梢的顺序，列出所有可能事件的发展过程和概率，然后逐步计算各节点治疗选项的潜在健康产出和成本。

10.056 绝对优势 absolute dominance
一种干预措施比另一种干预措施的效果更好同时成本更低。

10.057 可负担性 affordability
相对于某经济主体的预算来说，具有购买某种商品或服务的经济能力。

10.058 刻度法 rating scale
采用刻度尺测量健康状态或效用的方法。

10.059 类别尺度法 category scale
对健康状态进行等级测量的方法。等级之间可以是等距的，也可以是不等距的。

10.060 健康质量量表 quality of well-being, QWB
用行动能力、躯体活动能力、社交能力及疾病症状四个维度测量健康状态的一种方法。

10.061 临床指南 clinical guideline
以证据为基础的，对特定疾病或状况下的病人适宜治疗或护理方案的推荐。

10.062 马尔可夫模型 Markov model
疾病过程被模拟成一系列的时间段，每个时间段与特定的健康状态相联系，用概率来表示从一个状态转移到另一个状态的可能性，再研究时间范围对疾病的成本和产出进行估计的数学模型。

10.063 蒙特卡罗模拟 Monte Carlo simulation
通过从各变量既定的概率分布中多次随机取值，模拟分析某个结果的概率分布。通常用于多个不确定性因素的概率分布对模型结果影响的分析。

10.064 内部效度 internal validity
研究结果能够精确地反映在该研究环境下某种干预措施和结果之间因果联系的程度。当试验设计或执行过程存在某种偏性时，试验的内部效度就不可信，影响试验结果，并掩盖治疗效果的实际数量、变化趋势和确定性。

10.065 欧洲五维生存质量量表 EQ-5D
用行动能力、自我照顾、日常活动、疼痛与不适、焦虑与抑郁 5 个维度，测量健康状态的一种标准化工具。每个维度用 3 个或 5 个水平来测量。

10.066 偏好 preference
对某种健康状态的意愿或倾向。通常体现为效用或价值。

10.067 期望值 expected value
某个变量所有的可能取值按发生的概率进行加权后的平均数。

10.068 人力资本法 human capital approach
用健康个体的剩余生命对社会产生的经济价值来衡量疾病间接成本或健康效益的测量方法。

10.069 伤残调整生命年 disability-adjusted life year, DALY
从发病到死亡所损失的全部健康年。包括因早亡所致的寿命损失年和疾病所致伤残引起的寿命损失年两部分，经常用于测量疾病负担。

10.070 质量调整生命年 quality-adjusted life year, QALY
同时考虑生存时间和生存质量的一种综合测量指标。即将一个人的实际生存年数换算成相当于完全健康的人生存的年数。

10.071 社会角度 societal perspective
是药物经济学评价最常用的研究角度，指一

项干预措施的所有成本和产出都考虑在内，而不论这项干预应用于哪些个体或人群。

10.072 生存分析 survival analysis

对时间与健康产出(如死亡)之间的关系进行试验数据分析的一种方法。

10.073 生存质量 quality of life

一种测量患者健康结果的指标。其测量范围超越了传统的死亡率和患病率，还包括生理、功能、社会活动、认知、情感、睡眠和休息、精力和活动、健康感知和总体生存满意度等多个维度的测量。

10.074 视觉模拟法 visual analog scale, VAS

一种直观的健康状态测量方法。评定者对一些健康状态在一个标尺的两个端点之间进行标记。

10.075 条件价值评估法 contingent evaluation

通过假定一个特定的情景和描述可能的情况，来询问受试者的最大支付意愿或最小接收意愿的一种为商品或服务估算价值的试验方法。这种方法常用来测量健康产出的货币交织。

10.076 通用量表 general instrument

一种多维度的健康相关生存质量量表，用于测量一般人群或各种疾病人群的健康状态和生存质量。

10.077 外推性 generalizability

某种研究或者系统综述的结果能够外推于其他环境的程度。

10.078 挽救年轻生命当量 saved-young-life equivalent

挽救一个年轻生命，相当于多少患者从一种较差的健康状态转换为一种较好的健康状态的价值。

10.079 现值 present value

未来某一时点的收入、健康等的当前价值。

10.080 限定日剂量 defined daily dose, DDD

药品用于治疗其主要临床适应证时的成人平均日用量。

10.081 效果 effectiveness

在药物的临床实际使用条件(即自然状态)下，特定人群中患有特定疾病的个体接受药物治疗后可能获得的收益。

10.082 疗效 efficacy

在药物的理想使用条件下，特定人群中患有特定疾病的个体接受药物治疗后可能获得的效益。

10.083 信度 reliability

生存质量量表测量结果的可靠程度或可重复程度。

10.084 研究角度 research perspective

药物经济学评价和研究的视角，主要包括社会角度、患者角度、医疗机构角度和保险方角度。不同的研究角度需要测量的成本和产出范围不同。

10.085 药物经济学指南 pharmacoeconomic guidelines

药物经济学的研究标准和研究报告格式，是研究设计和实施的指导。

10.086 意愿接受法 willingness-to-accept, WTA

个体为放弃某些商品、服务或者预期收益而愿意接受的最小补偿金额。

10.087 意愿支付法 willingness-to-pay, WTP

个体为了获得某些商品、服务或者为避免预期损失而愿意支付的最大金额。

10.088 隐性成本 intangible cost

由于某种疾病或干预措施导致的疼痛、痛苦

等无形损失。

10.089　英国国立临床规范研究所　National Institute for Clinical Excellence, NICE

英国的一个对医疗干预措施的临床和成本效果给出明确信息的权威机构。其目的在于帮助改善英国国民医疗保健系统资源的利用。

10.090　期望寿命　life expectancy, LE

在当前死亡率水平下，某个年龄组的人群平均还能继续存活的年数。

10.091　预算影响分析　budget impact analysis, BIA

衡量一种技术或服务的引入对政府或机构资金预算影响的方法。

10.092　阈值分析　threshold analysis

研究某个参数取值多少时，干预的净收益从正值变为零的一种敏感性分析方法，即确定损益平衡点处参数的取值。

10.093　增量成本　incremental cost

将不同的医疗干预措施进行对比时，一种干预措施相对于另一种干预措施增加的成本。

10.094　增量成本–效果比　incremental cost-effectiveness ratio, ICER

将不同的医疗干预措施进行对比时，一种干预措施相对于另一种干预措施增加的成本与相对增加的效果的比值。

10.095　增量成本–效果分析　incremental cost-effectiveness analysis

将不同的医疗干预措施进行对比时，计算一种干预措施相对于另一种干预措施增加的成本与相对增加的效果的比值的一种分析方法。

10.096　增量效果　incremental effectiveness

将不同的医疗干预措施进行对比时，一种干预措施相对于另一种干预措施增加的效果。

10.097　直接成本　direct cost

专为提供某医疗服务项目而发生的与医疗服务直接相关的成本。

10.098　直接非医疗成本　direct non-medical cost

与医疗服务的提供直接相关的非医疗成本。比如患者去医院的交通费。

10.099　直接医疗成本　direct medical cost

与医疗服务的提供直接相关的医疗成本。如诊断、治疗、检查费。

10.100　中间产出　intermediate outcome

能影响病人最终健康产出的指标，但该指标本身不是治疗的最终目标。当最终产出难以在短期内观察到，常用来作为最终产出的代理变量。

10.101　专家判断法　expert judgment

向具有特定专业知识的人征求意见的方法。通常采用小组座谈的方式，其目的在于当某些变量难以获得时，利用专家经验做出快速评估。

10.102　转换概率　transition probability

在马尔可夫模型中，从一种健康状态转换为另一种健康状态的可能性。

10.103　最小成本分析　cost-minimization analysis

当两种备选治疗方案的结果(效果和安全性)相同时，根据成本来比较这两种治疗方案相对经济性的一种药物经济学分析方法。

10.104　效度　validity

测量指标或观测结果在多大程度上反映了事物的客观真实性。包括内部效度和外部效度。

10.105　药物利用评价　drug utilization review, DUR

评价、分析和解释药物使用的比例、成本和

合理性，以评估药物的不合理使用，防止药物不良相互作用及优化药品的合理使用的评价研究。

10.106　摩擦成本法　friction cost method

通过计算摩擦期(即从误工到此员工职位被取代的时期)的生产损失的价值来估计间接成本的一种方法。

10.107　患病率　prevalence rate

某一时点某人群中患有某种疾病的频率。

10.108　发病率　incidence rate

一定时期、某特定人群中某病新病例出现的频率。

11. 药 品 类 名

11.001　抗感染药　antiinfective drug

治疗或预防各种病原体，包括病毒、衣原体、支原体、立克次氏体、细菌、螺旋体、真菌、原虫、蠕虫等所致感染用的药物。根据来源和性质的不同可进一步分类。

11.002　抗微生物药　antimicrobial drug

治疗或预防致病微生物，包括病毒、衣原体、支原体、立克次氏体、细菌、螺旋体、真菌、原虫等所致感染用的药物。与抗感染药的区别是本类药物的作用对象不包括蠕虫类。

11.003　抗菌药　antibacterial drug

对细菌有杀灭或抑制作用，用以治疗或预防细菌引起的感染的药物。根据来源的不同分为：①抗生素，如头孢氨苄等；②合成抗菌药，如喹诺酮类；③抗菌中草药，如黄连、丹参酮等；④抗真菌药，如氟康唑等。

11.004　抗分枝杆菌药　antimycobacterial drug

主要包括抗结核病药和抗麻风病药两类。

11.005　抗结核药　antituberculotic drug

防治结核杆菌感染的药物。临床分为一线、二线药物。第一线抗结核药，如异烟肼、利福平、乙胺丁醇、吡嗪酰胺、链霉素等，适于初治及复治患者。第二线抗结核药，如对氨水杨酸、丙硫异烟肼、卡那霉素等，主要用于已对第一线药产生耐药性的结核复治患者。

11.006　抗麻风药　antileprotic drug

预防和治疗麻风病的药物。主要药物有氨苯砜，单用易引起细菌产生耐药性，须采用联合疗法以延缓耐药性的产生，减少复发。利福平是治疗麻风联合疗法中的必要组成药物。

11.007　抗梅毒药　antisyphilitic drug

具有抗梅毒螺旋体作用的药物。常用的药物有：抗生素类药物，如青霉素、普鲁卡因青霉素等。对青霉素过敏和对普鲁卡因过敏者，可用红霉素、阿奇霉素、米诺环素等。

11.008　抗真菌药　antifungal drug

治疗或预防真菌感染的药物。适用于浅表真菌感染的有特比萘芬及一些外用抗真菌药；适用于深部真菌感染的有两性霉素和氟胞嘧啶；唑类抗真菌药对浅表和深部真菌都有抗菌作用。

11.009　抗病毒药　antiviral drug

预防和治疗病毒感染的药物。各类抗病毒药具有不同的作用机制和应用。抗疱疹病毒感染的药主要有阿昔洛韦及其类似物；抗流感病毒感染的主要有奥司米韦及类似物；抗逆转录病毒药则主要用于治疗人免疫缺陷病毒/艾滋病感染。

11.010　抗寄生虫药　antiparasitic drug

治疗或预防各种寄生虫感染的药物。分为：①抗原虫药，包括抗阿米巴药、抗球孢子虫药、抗利什曼原虫(黑热病)药、抗疟原虫药、抗滴虫药等；②抗蠕虫药，包括驱蛔药、驱钩虫药、驱绦虫药及抗丝虫病药。

11.011 抗阿米巴药 antiamebic drug
治疗由阿米巴原虫引起的肠道、肝脏感染的药物。如甲硝唑及其同系物。

11.012 抗黑热病药 antikala-azar drug
治疗由利什曼原虫引起的黑热病的药物。主要药物有葡萄糖酸锑钠和喷他脒。

11.013 抗疟药 antimalarial drug
治疗或预防疟疾的药物。根据作用不同分为：①控制疟疾症状用药，如青蒿素、咯萘啶、哌喹；②防止复发与传播的抗疟药，如伯氨喹；③用于预防感染的药物，如乙胺嘧啶。

11.014 抗丝虫药 antifilarial drug
治疗和预防丝虫感染的药物。治疗药物有乙胺嗪和阿苯达唑等。

11.015 抗血吸虫药 antischistosomal drug
治疗血吸虫病的药物。治疗药物主要有吡喹酮等。

11.016 驱肠虫药 anthelmintics
驱除或杀死肠内蠕虫感染的药物。本类药物可分为：杀蛔虫药、杀蛲虫药、杀钩虫药、杀绦虫药、杀线虫药。

11.017 驱蛔虫药 ascaricides
驱除或杀死肠内蛔虫，使之排出体外的药物。如哌嗪、左旋咪唑、甲苯达唑、阿苯达唑等。

11.018 抗滴虫药 antitrichomonals
防治由毛滴虫引起的尿道或阴道感染的药物。对阴道滴虫具有直接杀灭作用，常用药物如甲硝唑。

11.019 全身麻醉药 general anesthetics
简称“全麻药”。作用于中枢神经系统，能可逆性地引起意识、感觉(主要是痛觉)和反射消失、松弛骨骼肌，而使外科手术能顺利进行的药物。分类有吸入性麻醉药氧化亚氮、恩氟烷；静脉麻醉药，如氯胺酮、依托米酯等。

11.020 吸入麻醉药 inhalation anesthetics
一类挥发性液体或气体，经气道吸入后由肺泡毛细血管膜弥散入血而到达脑组织，阻滞其突触传递功能，引起全身麻醉作用的药物。常用药物有：氟烷、恩氟烷、异氟烷、氧化亚氮等。

11.021 静脉麻醉药 intravenous anesthetics
通过静脉给药方式达到全身麻醉目的药物。如丙泊酚、依托咪酯、硫喷妥钠等。

11.022 局部麻醉药 local anesthetics
能阻滞局部神经传导，抑制触觉、压觉、痛觉而减轻或避免疼痛的药物。如普鲁卡因、利多卡因、布比卡因等。

11.023 肌肉松弛药 muscular relaxants
简称“肌松药”。阻滞神经肌肉后膜的N胆碱受体，产生神经肌肉阻滞，使骨骼肌麻痹松弛的药物。根据作用机制不同而分为：①除极化型肌松药，如琥珀胆碱，其作用不能为抗胆碱酯酶药所对抗；②非除极化型肌松药，如筒箭毒碱，其肌松作用可为抗胆碱酯酶药所对抗。

11.024 麻醉性镇痛药 narcotic analgesics
对中枢神经系统能产生可逆性抑制的麻醉又有镇痛作用的药物。通常指阿片类药物及其人工合成药物，如吗啡、可待因及其衍生物，也包括对阿片受体具有激动、部分激动或激动–拮抗混合作用的合成药物。阿片衍生物如二氢埃托啡、氢可酮。合成药物中，激动剂如芬太尼；激动-拮抗剂如丁丙诺啡、喷他唑辛等。本类药物主要用于强效镇痛，易引起依赖性，必须谨慎使用。

11.025 非甾体抗炎药 nonsteroidal anti-inflammatory drug, NSAID
既具有消炎作用，同时又有解热和镇痛作用

的药物。本类药物抗炎作用较强，对炎症性疼痛有较好的效果，主要药物有：①吲哚类，如吲哚美辛、苄达明、阿西美辛等；②芬那酸类，如氯芬那酸，双氯芬酸、氟芬那酸等；③吡咯酸类，如酮咯酸、托美汀等；④其他类，如布洛芬、芬布芬、吡洛芬、酮洛芬等。

11.026　抗风湿药　antirheumatic agents

治疗全身性或局部性风湿病的药物。抗风湿药有甾体激素类、非甾体消炎药类和免疫抑制药三大类。甾体激素类药物如氢化可的松、泼尼松龙、去炎松和地塞米松等糖皮质激素类；非甾体类药物包括解热镇痛药如阿司匹林等；免疫抑制药物如青霉胺、来氟米特等。

11.027　抗偏头痛　antimigraine drug

缓解偏头痛症状的药物。主要有 HT1 受体激动剂，如舒马曲坦和二氢麦角碱等。

11.028　抗痛风药　antigout drug

抑制或防止痛风症状发作的药物。主要药物有别嘌醇、秋水仙碱和苯溴马隆等。

11.029　镇静催眠药　sedative-hypnotics

对中枢神经系统能产生不同程度的抑制作用，引起镇静和催眠的药物。常用的药物有：巴比妥类(如苯巴比妥)、苯二氮䓬类(如地西泮)和其他类(如甲丙氨酯)。

11.030　抗抑郁药　antidepressants

控制和治疗抑郁症发作的药物。属于三环和四环类化学结构的药物有阿米替林、丙米嗪、多塞平等；非典型抗抑郁药有氟西丁、曲唑酮等。

11.031　抗躁狂药　antimaniacs

控制躁狂发作的药物。主要药物有碳酸锂。

11.032　抗震颤麻痹药　antiparkinsonian agents

治疗帕金森综合征或药物引起的锥体外系反应的药物。主要有两类：拟多巴胺类药物和抗胆碱药。

11.033　抗癫痫药　antiepileptics

抑制由脑细胞异常放电引起的脑功能障碍反复发作的药物。按其作用机制可分为：①钠通道调节剂；②γ-氨基丁酸调节剂；③兴奋性氨基酸受体拮抗剂和兴奋性氨基酸释放调节剂；④与乙琥胺有关的抗失神发作药(选择性钙通道阻滞剂)；⑤其他机制尚不明确的药物。

11.034　抗焦虑药　anxiolytics

能够消除焦虑不安和紧张状态而又不明显影响意识的药物。按其化学结构可分为：①苯二氮䓬类：如地西泮、硝西泮；②氨基酸酯类，如甲丙氨酯；③二苯甲烷类，如羟嗪。

11.035　抗惊厥药　anticonvulsants

治疗和防止惊厥的药物。如地西泮、镁盐注射剂等。

11.036　抗精神病药　antipsychotics

治疗各类精神病及精神障碍的药物。按化学结构不同可分为：①吩噻嗪类，如氯丙嗪、奋乃静等；②硫杂蒽类，如泰尔登等；③丁酰苯类，如氟哌啶醇、氟哌啶等；④苯并二氮䓬类，如氯氮平等；⑤苯甲酰胺类，如舒必利等；⑥二苯丁哌啶类，如五氟利多等；⑦新一代抗精神病药，如利培酮等。

11.037　中枢兴奋药　central nervous system stimulants

具有兴奋中枢神经系统功能，提高脑活动功能的药物。按照作用部位可分为兴奋大脑皮质的药物，如黄嘌呤衍生物，如咖啡因、茶碱等；兴奋延髓呼吸中枢的药物，如尼可刹米等；兴奋脊髓的药物，如士的宁；促进脑细胞代谢、改善脑功能的智能促进药物如吡拉西坦等。

11.038　益智药　nootropics

能选择性地作用于大脑皮质，对神经细胞具有激活、保护和恢复功能效应的药物。如吡拉西坦和长春胺等。

11.039　拟胆碱药　cholinomimetics

作用类似乙酰胆碱内源性递质的药物。直接作用于胆碱受体，如乙酰胆碱和毛果芸香碱。

11.040　拟副交感神经药　parasympathomimetics

类似副交感神经系统激动的药物。引起胆碱受体激动，包括拟胆碱药和胆碱酯酶药抑制药，后者如新斯的明。

11.041　抗胆碱药　anticholinergics

又称“胆碱受体阻滞药”。能与乙酰胆碱或外源性拟胆碱药争夺胆碱受体从而产生抗胆碱作用的药物。可分为，①M-胆碱受体阻滞药；②N-胆碱受体阻滞药，包括骨骼肌松弛药和神经节阻滞药；③中枢性抗胆碱药等。

11.042　抗毒蕈碱药　antimuscarinic agents

又称“毒蕈碱受体阻滞药”。抑制毒蕈碱所激动的受体，主要作用是减少腺体分泌，松弛内脏平滑肌，对眼引起扩瞳、升高眼内压、调节麻痹，解除迷走神经对心脏的抑制、扩张小血管，大剂量时尚可兴奋中枢神经系统的药物。如阿托品及其类似物。哌仑西平无中枢作用，主要用于调正消化系统的功能。

11.043　胆碱酯酶抑制药　cholinesterase inhibitors

又称“抗胆碱酯酶药”。能抑制胆碱酯酶的活性，使胆碱能神经末梢释放的乙酰胆碱(Ach)免遭水解而加强其M和N样作用的药物。根据与胆碱酯酶(AchE)结合后水解速度的快慢，可分为两类：①易逆性胆碱酯酶抑制药，如新斯的明和毒扁豆碱；②难逆性胆碱酯酶抑制药，如有机磷酸酯类。可进入中枢的乙酰胆碱酯酶抑制药，如加兰他敏、利凡斯的明，多奈哌齐等，可用于阿尔茨海默痴呆症，作为症状性治疗。

11.044　抗重症肌无力药　antimyasthenics

减少体内乙酰胆碱，提高肌肉张力，恢复骨骼肌的收缩功能，治疗重症肌无力的药物。如新斯的明、加兰他敏等。

11.045　拟肾上腺素药　adrenergics

具有去甲肾上腺素类似兴奋交感神经作用的一类药物。如肾上腺素、去甲肾上腺素、多巴胺等。

11.046　拟交感神经药　sympathomimetics

可直接或间接引起类似交感神经系统激动的药物。包括：①α_1受体激动药，可起到血管收缩和血压升高作用，如去甲肾上腺素；②β受体激动药，包括：β_1受体激动药，可增加心率，β_2受体激动药，可引起平滑肌舒张。

11.047　肾上腺素受体激动药　adrenoreceptor agonists

能与肾上腺素受体结合，并使其激动产生与肾上腺素相似作用的药物。可引起血管收缩、升高血压、散大瞳孔、舒张支气管、弛缓胃肠肌、加速心率、加强心肌收缩力以及减少黏膜分泌等作用。临床上主要应用于升压、平喘、减轻鼻黏膜充血等。药物有肾上腺素、去甲肾上腺素、间羟胺以及麻黄碱等。

11.048　升压药　hypertensors

用以纠正血压过低(如休克)的治疗药物。包括具有α激动作用的肾上腺素类和直接收缩血管的血管紧张素胺。

11.049　血管收缩药　vasoconstrictors

使血管收缩而升高血压的药物。按其作用分为两类：①肾上腺素受体激动药，如肾上腺素、去甲肾上腺素、多巴胺、麻黄素、间羟胺等，可以升高血压，可用于休克早期；②血管紧张素胺，即增压素及其衍生物，如苯赖加压素。

11.050　强心药　cardiotonics

用以增强心肌收缩力、增加心脏搏出量，改善动脉系统灌注不足和静脉系统淤血等症状，治疗急性、慢性心功能不全的药物。如强心苷类和非苷类，如氨力农。

11.051　抗心律失常药　antiarrhythmics
纠正各种心律失常症状的药物。分类有：①Ⅰ相治疗药，如普鲁卡因胺、利多卡因、苯妥英钠和普罗帕酮；②Ⅱ相治疗药，如普萘洛尔；③Ⅲ相延长动作电位时程药，如胺碘酮；④Ⅳ相钙通道阻滞剂，如维拉帕米、地尔硫草。

11.052　抗心绞痛药　antianginal drug
预防或缓解心绞痛发作症状的药物。如硝酸甘油及其类似物等。

11.053　抗高血压药　antihypertensive drug
又称“降压药”。能使高的血压下降至正常的药物。按作用分以下几种：①中枢性抗高血压药，如可乐定；②肾上腺素受体阻滞药，如β受体阻滞药普萘洛尔、α受体阻滞药哌唑嗪、α和β受体阻滞药拉贝洛尔；③影响交感神经递质的药物，如利血平等；④神经节阻滞药，如美加明等；⑤钙拮抗剂，如硝苯地平等；⑥周围血管扩张药，如肼屈嗪等；⑦血管紧张素转换酶抑制剂，如卡托普利等；⑧血管紧张素Ⅱ受体阻滞药，如氯沙坦等；⑨钾离子通道开放剂，如吡那地尔等；⑩利尿药，如氢氯噻嗪等。

11.054　神经节阻滞药　neuroganglion blockers
阻滞交感神经节对冲动的传递而引起血压下降的药物。由于本类药物降压作用过快过强，仅用于一些特殊情况，如高血压危象、主动脉夹层动脉瘤、外科手术中的控制低血压等。应用药物有樟磺咪芬、美卡明、六甲溴铵等。

11.055　肾素抑制药　renin inhibitors
抑制肾素活性的抗高血压药物。如非肽类肾素抑制药阿利吉仑。

11.056　血管扩张药　vasodilators
直接作用于血管平滑肌，松弛血管而引起血管舒张，用于治疗高血压的药物。按其作用机制分为：①直接舒张血管平滑肌的药物，如肼屈嗪、硝普钠；②钾通道开放药，如米诺地尔、二氮嗪；③其他血管舒张药，如吲达帕胺等。

11.057　血管紧张素转换酶抑制药　angiotensin converting enzyme inhibitors
可与血管紧张素转化酶结合，抑制其活性的抗高血压药物。如卡托普利、依那普利、赖诺普利、福辛普利、雷米普利、苯那普利等。

11.058　血管紧张素受体阻滞药　angiotensin receptor blockers, ARB
可阻滞血管紧张素Ⅱ受体作用的降压药物。如洛沙坦、厄贝沙坦、缬沙坦等。

11.059　肾上腺素受体拮抗药　adrenoreceptor antagonists
又称“肾上腺素受体阻滞药”。阻抑肾上腺素递质引起的激动症状的药物。分为α、β两种亚型。α受体阻滞可引起外周血管舒张，用于血管痉挛性疾病，如有酚妥拉明、酚苄明；β受体阻滞可减慢心率，抑制心脏收缩力和房室传导，减少循环血流，降低心肌氧耗量，抑制肾素释放降低血压，代表药物有普萘洛尔，可用于多种心律失常，心绞痛，高血压等。

11.060　外周血管扩张药　peripheral vasodilators
又称“外周血管舒张药”。能直接作用于外周血管平滑肌使其舒张等或通过影响肾上腺素受体而松弛外周血管的药物。如烟酸、烟酸铝、己酮可可碱、罂粟碱、血管舒缓素、磷酸组胺、尼莫地平；另外还有前列环素和普鲁卡因等。

11.061　脑血管扩张药　cerebral vasodilators
扩张脑血管，改善脑血管循环，防治痉挛、硬化和栓塞等疾病的药物。如尼莫地平、氟桂利嗪等。

11.062　抗动脉粥样硬化药　antiatherosclerotics

防治动脉粥样硬化的药物，包括：①调血脂性抗动脉粥样硬化药；②抗氧化性动脉硬化药；③多烯脂肪酸类药；④黏多糖类和多糖类抗动脉粥样硬化药。

11.063　调血脂药　blood-lipid modulators

可以降低血胆固醇的药物，临床上用于治疗高胆固醇血症的药物。包括：①羟甲戊二酰辅酶A还原酶抑制剂，如辛伐他汀；②胆酸螯合物（阴离子交换树脂）类，如考来烯胺等；③减少胆固醇吸收的药物，如鱼油不饱和脂肪酸等。

11.064　抗肥胖药　antiadipositas drug

减轻肥胖，纠正体重过高的药物。包括食欲抑制药，如西布曲明；肠道脂肪吸收阻滞药，如奥利司他等。

11.065　降血糖药　antihyperglycemics

纠正胰岛素分泌或生成异常而引起高血糖症的药物。分类有：①胰岛素类；②磺脲类，如格列本脲；③双胍类，如二甲双胍；④α葡糖苷酶抑制剂，如阿卡波糖；⑤促进胰岛素分泌剂，如瑞格列奈；⑥胰岛素增敏剂，如罗格列酮等。

11.066　葡糖苷酶抑制药　glucosidase inhibitors

在消化道中阻滞多糖水解，减慢葡萄糖的生成和吸收，从而避免餐后血糖急剧上升的降血糖药。可单用或与其他降糖药联用，如阿卡波糖、伏格列波糖。

11.067　醛糖还原酶抑制药　aldose reductase inhibitors

能抑制醛糖还原酶，阻止体内葡萄糖转化为山梨醇积聚而引发的糖尿病性外周神经病症状的一药物。如依帕司他。

11.068　止血药　hemostatics

又称“促凝血药”。加速血液凝固或降低毛细血管通透性，使出血停止并使止血功能恢复正常的药物。分类有：①促凝血因子活性药，如维生素K类、鱼精蛋白、酚磺乙胺等；②阻抗纤维蛋白溶解药，如氨基己酸类；③降低毛细血管通透性药，如卡巴克洛等；④收缩血管而止血的药，如肾上腺素、脑垂体后叶素等。

11.069　凝血因子类　coagulation factors

直接参与凝血的血液成分的统称，用于体内凝血因子不足而引起出血的药物。按国际命名法规定有13种（Ⅰ~ⅩⅢ）凝血因子，常用的有Ⅷ因子或Ⅸ因子，用于由该2种因子缺失而导致的血友病的治疗。

11.070　抗凝血药　anticoagulants

抑制血液凝固过程而延缓或防止血液凝固，用于血栓栓塞性疾病的药物。分为三类：①肝素类；②口服抗凝药，如华法林；③体外抗凝药，如枸橼酸钠。

11.071　抗血小板药　antiplatelet drug

防止或解除血小板聚集、用于防治血栓形成的药物。包括：①阿司匹林，抑制血小板内血栓素 A_2 而起作用；②前列腺素类，如前列地尔、依前列醇等；③抑制腺苷二磷酸（ADP）的药物，如噻氯匹定、氯吡格雷；④银杏叶制剂，抑制血小板活化因子。

11.072　溶血栓药　thrombolytics

可使血管中血栓纤维蛋白凝块溶解、恢复血供的药物。如阿替普酶、尿激酶、链激酶、瑞替普酶、拉诺替普酶等。

11.073　纤溶酶原激活药　plasminogen activators

为一组蛋白酶，使纤溶酶原激活生成有活性的纤溶酶。包括：①组织纤溶酶激动剂，如阿替普酶（tPA）等；②尿激酶；③链激酶。

11.074　抗贫血药　antianemia drug

纠正各种血细胞低下，所致不同类型贫血的药物。分为：①纠正红细胞低下，如铁剂、叶酸、维生素或依泊汀类；②促进白细胞增生，如重组人粒细胞巨噬细胞集落因子等。

11.075　血浆代用品　plasma substitute

具有与血浆等渗而无毒性的胶体溶液，在静注后有代替血浆的作用，能暂时维持血压、增加血液循环容量，但不能代替全血应用的药物。常用的有右旋糖酐、羟乙基淀粉注射液，以及能携带氧气的氟碳乳剂等。

11.076　镇咳药　antitussives

减轻咳嗽症状而止咳的药物。中枢性镇咳药，使用受到限制，如可待因、右美沙芬、喷托维林等；和外周性镇咳药，如甘草制剂、那可汀等。

11.077　平喘药　antiasthmatics

抑制支气管痉挛，改善肺通气，防治哮喘症状发作的药物。有：β_2受体激动剂，如沙丁胺醇等；茶碱类，如茶碱，二羟丙茶碱。

11.078　祛痰药　expectorants

增加黏液分泌，使痰液变稀或分解黏痰，易于咳出的药物。分为刺激性祛痰药，如氯化铵和黏痰溶解药，如乙酰半胱氨酸等。

11.079　抗溃疡药　antiulcerative drug

治疗或预防消化性溃疡的药物。有：①抗酸药：如磷酸铝、氢氧化铝等；②胃酸分泌抑制药；包括 H_2 受体阻滞药，如西咪替丁、雷尼替丁；质子泵抑制剂，如奥美拉唑等；抗胆碱药–M 受体阻滞剂，如哌仑西平；③胃黏膜保护药，如枸橼酸铋钾、胶体果胶等；前列腺素及其衍生物，如米索前列醇等；其他如硫糖铝等。

11.080　抗酸药　antacids

抑制胃液(或胃酸)分泌的药物。主要有 H_2 阻滞剂，如法莫替丁等；质子泵抑制剂，如奥美拉唑等；抗胆碱药，如山莨菪碱、哌仑西平等。

11.081　利胆药　choleretics

具有促进胆汁分泌和胆囊排空功能的药物。如去氢胆酸、硫酸镁、桂美酸、茴三硫等。

11.082　抗高血氨药　antihyperammonemics

可以降低血氨的药物。主要用于治疗肝昏迷，药物有谷氨酸、精氨酸、乳果糖等。

11.083　胰脂酶抑制药　pancreatic lipase inhibitors

抑制胰脂酶释放和作用的一类药物。如抑肽酶、奥曲肽、加贝酯等，用于治疗急性胰腺炎。

11.084　驱风药　carminatives

帮助驱散胃肠积郁气体的药物。多为含挥发油成分的药物，如薄荷油等。

11.085　收敛药　astringents

使发炎黏膜或创口表面的蛋白质变性凝结成保护层的，具有收敛和止泻作用的药物。分为内服和外用两类：供内服用，如鞣酸蛋白，可用于止泻；供外用药物，如鞣酸和磺胺嘧啶银等。

11.086　消化酶类药　digestive enzymes

消化液及生物体中所含的一些重要成分，消化和分解食物中的蛋白质、脂肪和淀粉等并使其易于被胃肠道吸收的药物。如胃蛋白酶、胰酶、淀粉酶等。

11.087　盐类泻药　saline cathartics

使排便通畅的药物。包括多种盐类，如镁盐、磷酸盐、枸橼酸盐等，如硫酸镁。

11.088　轻泻药　laxatives

又称“缓泻药”。使肠管内水分增加，或通过润滑肠道或使粪便软化而加速排便的药物。如比沙可啶、聚乙二醇、多库酯钠等。

11.089　助消化药　digestants

增强消化功能，促进食欲的药物。有消化酶类，如胃蛋白酶、胰酶、淀粉酶等；酸类，如 0.3%~1%稀盐酸等。

11.090 镇吐药 antiemetics

为防止或减轻恶心呕吐的药物。主要影响呕吐反射的不同环节而发挥止吐作用的药物。可分为：①多巴胺受体阻滞药，如异丙嗪；②抗胆碱药，如东莨菪碱；③抗组胺药，如茶苯海明；④5-HT_3 受体阻滞药，如昂丹司琼。

11.091 利尿药 diuretics

具有增加尿量，促进盐和水排出功能的药物。分为：①髓襻利尿药，如呋塞米；②噻嗪类利尿药，如氢氯噻嗪；③碳酸酐酶利尿剂，如乙酰唑胺；④保钾利尿药，如氨苯蝶啶、螺内酯；⑤渗透性利尿剂，如甘露醇。

11.092 抗利尿药 antidiuretics

减少尿排泄量，治疗尿崩症的药物。如垂体后叶素制剂、鞣酸加压素注射液等。

11.093 醛甾酮抑制药 aldosterone inhibitors

拮抗远曲小管和集合管细胞膜上醛甾酮受体而逆转醛甾酮保钠、排钾作用的利尿剂。典型药物为螺内酯，有排钠保钾作用，适用于血醛甾酮水平增高的水肿患者。

11.094 碳酸酐酶抑制剂 carbonic anhydrase inhibitors

抑制碳酸酐酶，减少 HCO_3^-和 H^+的形成，使排出大量碱性尿而利尿的药物。如乙酰唑胺等。

11.095 消水肿药 antiedemics

消除水肿的药物。有利尿药，如呋塞米、氢氯噻嗪、螺内酯等；脱水药，如甘露醇、50%高渗葡萄糖、尿素等。

11.096 抗变态反应药 antiallergic agents

防治变态反应性疾病的药物。包括抗组胺药，如苯海拉明；过敏反应介质阻释剂，如赛庚定；其他抗变态反应药，如钙盐、脱敏制剂、糖皮质激素等。

11.097 止痒药 antipruritics

能消除或减轻皮肤瘙痒的药物。局部止痒药有：氢化可的松制剂、炉甘石洗剂、氧化锌洗剂、酚软膏等。全身作用的止痒药：供口服起止痒作用的如抗组胺药、氯苯那敏、苯海拉明、异丙嗪等。

11.098 抗组胺药 antihistaminics

竞争组胺受体，阻滞组胺所引起过敏反应的药物。有组胺 H_1 阻滞剂，如苯海拉明、异丙嗪、西替利嗪等；H_2受体阻滞剂，如西咪替丁。

11.099 免疫调节药 immunomodulators

提高机体免疫功能，纠正免疫功能低下的药物。如胸腺喷丁、干扰素等。

11.100 免疫抑制药 immunosuppressants

抑制体内免疫反应的药物。主要用于抑制器官移植的排异反应和自身免疫性疾病。药物有环孢素、他克莫司、糖皮质激素、硫唑嘌呤等。

11.101 免疫球蛋白类 immunoglobulins

将生物毒素(包括微生物、疫苗、类毒素以及其他生物毒素)接种于动物体，使之免疫产生的抗体或特异的免疫球蛋白分离而得的具有活性制品，在体内能起特异性抗体的作用和参与体液免疫的药物。用于防治相应的疾病。健康人血浆中分离的丙种球蛋白也有增强免疫的作用。

11.102 肾上腺皮质激素类 adrenocorticotropic hormones

肾上腺皮质分泌的天然甾体激素及人工合成类似物的总称。按结构和作用的不同分为糖皮质激素和盐皮质激素两大类。

11.103 组胺受体拮抗药 histamine receptor antagonists

能够拮抗组胺H_1受体在人体内的某些作用，特别是变态反应作用的药物。常用于治疗枯草热、瘙痒症、鼻炎、荨麻症及其他相关变态性疾病。药物有氯苯那敏，苯海拉明等。

11.104　盐皮质激素类　mineralocorticoids

主要对体内盐–水代谢起影响的一类甾体激素。起储钠、排钾作用，如醛甾酮等。

11.105　糖皮质激素类　glucocorticoids

对体内的糖、脂肪、蛋白质以及水和电解质代谢起调节作用，尚有抗炎、免疫抑制、抗毒、抗休克以及提高中枢神经系统兴奋性，并对造血系统和血液凝固系统等有影响的一类甾体激素。如可的松、氢化可的松等。

11.106　性激素类　sex hormones

调节性腺分泌或对性功能进行干扰类药物的总称。如雌激素、雄激素、孕激素等。

11.107　雌激素类　estrogens

天然雌激素和人工合成雌激素类药物的总称。天然的雌激素包括雌二醇、雌酮及雌三醇；合成雌激素包括己烯雌酚、尼尔雌醇等。

11.108　抗雌激素类药　antiestrogens

具有竞争性阻滞雌激素受体而拮抗雌激素活性的药物。如用于治疗乳腺癌的他莫昔芬等。

11.109　麦角生物碱类　ergot alkaloids

由麦角菌核提取的一类麦角生物碱的总称。有氨基麦角碱，如麦角新碱；氨基酸类麦角碱，如麦角胺。这类药物具有收缩血管作用，有的应用于产后止血、偏头痛。

11.110　雄激素类　androgens

天然雄激素和人工合成雄激素化合物的总称。用于体内雄激素分泌不足或促进同化作用(见同化激素类)。常用药物有甲睾酮、丙酸睾酮和十一烯酸睾酮等。

11.111　抗雄激素类药　antiandrogens

又称“雄激素拮抗药”。对抗体内雄激素合成或作用，常用于治疗前列腺增生，具抑制前列腺增生的药物。

11.112　前列腺增生抑制药　prostate hyperplasia inhibitors

一类抑制前列腺增生的药物。有α受体阻滞药，可使尿道通畅，如哌唑嗪等；抗雄性激素药，如5α还原酶抑制药非那雄胺。

11.113　同化激素类　anabolic hormones

一类蛋白质合成作用较强，而雄性激素作用弱的合成雄激素衍生物药物。用于各种慢性消耗疾病的治疗，如苯丙酸诺龙、司坦唑醇和美雄酮等。

11.114　孕激素类　progestogens, progestins

孕酮及人工合成作用相似的一类药物。临床用于补充孕激素不足等，合成物有17α-羟孕酮类，如甲羟孕酮、甲地孕酮、氯地孕酮、环丙孕酮；19-去甲基睾酮类如炔孕酮、炔诺酮等。

11.115　男性避孕药　male contraceptives

男性应用后使精子数量减少直至无精子而达到避孕目的的药物。如棉酚。

11.116　杀精子药　spermatocides

男用避孕药，局部应用以杀灭精子。如常用的表面活性剂类药。

11.117　女性避孕药　female contraceptives

阻滞正常生殖过程，达到避孕或终止妊娠目的的女用药物。有不同剂型，如短效口服片、长效口服片、长效注射药、埋植剂、多相片剂、阴道栓剂和胶冻剂等。

11.118　生长激素类　growth hormones, somatropins

分天然生长激素和合成生长激素两类。临床主要应用合成生长激素(HGH)，用于垂体分泌不足所致侏儒症、生长障碍等。

11.119　子宫松弛药　uterorelaxants

抑制子宫平滑肌收缩用于延长妊娠和防止

早产的药物。如利托君。

11.120 子宫收缩药 uterotonics

能选择性地兴奋子宫平滑肌，引起子宫节律性收缩或强直性收缩的药物。如垂体后叶素、缩宫素、麦角新碱、地诺前列酮等。

11.121 抗骨质疏松药 anti-osteoporotic agents

防治骨质疏松症的药物。按其药理作用可分为：①骨吸收抑制剂，如钙剂、雌激素、降钙素、活性维生素 D_3 和双膦酸盐等；②骨形成抑制剂，如甲状旁腺激素、氟化钠等。

11.122 甲状腺素类 thyroid hormones

用于甲状腺功能低下症治疗的一类药物。如甲状腺粉、碘塞罗宁、左甲状腺素等。

11.123 抗甲状腺药 antithyroid drug

能抑制甲状腺激素合成或释放、或者破坏甲状腺功能、达到消除或缓解甲亢症状的药物。常用药物包括硫脲类，如丙基硫氧嘧啶、他巴唑等；碘和碘化物；放射性碘等。

11.124 抗肿瘤药 antineoplastics

用于抑制和杀伤肿瘤细胞的化学治疗药物。按作用靶点和性质的不同而分类有：①抗代谢药，如甲氨蝶呤、氟尿嘧啶；②细胞毒素，如环磷酰胺；③来源自微生物或植物的抗肿瘤药，如丝裂霉素、柔红霉素、喜树碱、拓扑替康、三尖杉碱、紫杉醇类；④改变激素平衡的药物，如他莫昔芬、氟维司群、氟他胺、比卡鲁胺、亮丙瑞林等；⑤血管内皮生长因子受体(EGFR)抑制剂，如索拉非尼、吉非替尼以及多种单克隆抗体，肿瘤坏死因子等；⑥泛素蛋白酶体抑制剂，如硼替佐米等。

11.125 细胞抑制药 cytostatics

能抑制增殖期细胞的药物。多为抗癌药。本类药物依药物作用细胞周期不同时相，又可分为两类：①周期非特异性药物：包括烃化剂和大部分抗癌抗生素类；②细胞周期特异性药，又可分为主要作用于 S 期的药物，如抗代谢药；主要作用于 M 期的药物，如长春新碱、秋水仙碱等。

11.126 抗红细胞增生药 antipolycythemics

治疗真性红细胞系细胞的肿瘤性增生所造成的红细胞增多症的药物。如羟基脲等。

11.127 抗代谢药 antimetabolites

化学结构与代谢物类似，能与相应的代谢物在酶上互相竞争或参与代谢过程，从而干扰正常代谢的药物。用于抗肿瘤治疗。可分为：①二氢叶酸还原酶抑制剂，如甲氨蝶呤；②胸苷酸合成酶抑制剂，如氟尿嘧啶；③嘌呤核苷酸互变抑制剂，如巯嘌呤；④核苷酸还原酶抑制剂，如羟基脲；⑤DNA 多聚酶抑制剂，如阿糖胞苷。

11.128 射线增敏药 radio sensitizers

可以使肿瘤细胞对放射治疗增加敏感性的药物。如甘氨双唑钠，马蔺子素用作放射治疗的辅助用药。

11.129 前列腺素类 prostaglandins

前列腺素属自体内的一种活性物质。种类很多，对体内许多器官和组织有强烈的生理作用，但天然的很不稳定，作用时间短，现在多使用其合成类似物，应用于：①子宫兴奋药，如地诺前列素、卡前列甲酯等；②血管舒张和抑制血小板凝集，如前列地尔、依前列醇等；③抑制胃酸分泌和保护胃黏膜，如米索前列醇等。

11.130 维生素类 vitamins

一类用以纠正食物中维生素摄入不足所引起的特异维生素缺乏症的物质。根据其溶解性能，维生素可分为脂溶性，如维生素 A、维生素 D、维生素 E、维生素 K；水溶性，如维生素 B、维生素 C 等。

11.131 增白细胞药 leukopoietics

用于治疗粒细胞缺乏症的一类药物。包括促进白细胞增生和代谢的药物，如肌苷、茜草双酯、茴香烯、小檗胺等；一些细胞因子，如米格司亭、沙格司亭等可刺激骨髓生成白细胞，用于肿瘤的辅助治疗。

11.132　疫苗　vaccine

用病毒、立克次体、衣原体等接种后或经组织培养后制成的一种生物制品，用于刺激肌体产生抗体从而起自动免疫作用。疫苗有两类：①灭活疫苗，如乙型脑炎疫苗、人用狂犬疫苗等；②减毒活疫苗，如麻疹活疫苗、脊髓灰质炎活疫苗糖丸等。

11.133　血清类　sera

生物制品中抗毒素、类毒素、抗病毒血清的总称。如破伤风、白喉、蛇毒抗毒素；抗狂犬病血清；抗炭疽血清等。

11.134　诊断用药　diagnostic agents

可辅助诊断疾病的药物。此类药有助于医生对各种疾病做出比较精确的诊断，或对生理病理情况做出正确判断。诊断用药主要有X射线造影剂和器官功能检查用药两大类。

11.135　顺磁性造影剂　contrast for MRI diagnosis

用于磁共振成像(MRI)检查的一些造影剂。如钆化合物、超顺磁氧化铁等。

11.136　消毒防腐药　disinfectants, antiseptics

消毒剂和防腐剂的总称。能迅速杀灭病原微生物的药物为消毒剂，主要用于皮肤、黏膜、器械、排泄物和环境的消毒；通过杀灭或抑制生物增殖而防止腐败的药物为防腐药，多用于活体皮肤或黏膜腐烂等。常用的药物，如醇类、酚类消毒药、重金属盐类消毒药和表面活性剂等。

11.137　细胞因子类　cytokines

由健康人血细胞增殖、分泌、提取、纯化或由重组脱氧核糖核酸技术制成的多肽类或蛋白质类药。包括干扰素、白细胞介素、集落刺激因子、促红细胞生长素、碱性成纤细胞生长因子、表皮生长因子、肿瘤坏死因子及其拮抗剂、神经生长因子、血小板生成素、血小板衍生生长因子、干细胞因子、血管内皮生长因子及其拮抗剂等，用于一些疾病的治疗。

11.138　缩瞳药　miotic agents

局部滴眼应用后能使瞳孔缩小、眼压下降的药，多为拟副交感受神经药。包括M受体激动药及胆碱酯酶抑制药，如毛果芸香碱、毒扁豆碱等，用于青光眼。

11.139　扩瞳药　mydriatics

有扩大瞳孔功能的药物。如阿托品、后马托品、托吡卡胺等，常用于眼底检查和验光。

11.140　药用气体　medicinal gas

应用于医疗及制药中的一些气体。如氧、二氧化碳、氨、氧化亚氮等。

英 汉 索 引

A

B

bacteriophage 噬菌体 05.457
bacterium 细菌 04.057
ball mill 球磨机 02.084
band broading in space 空间谱带展宽 06.439
band broading in time 时间谱带展宽 06.438
bargraph 棒图 06.466
barium salt 钡盐 06.107
base 碱 03.131
base-deactivated 碱基去活性 06.342
baseline resolved peak 基线分离峰 06.330
base pair 碱基对 05.386
base pairing 碱基配对 05.387
base substitution 碱基置换 05.389
base substitution mutagen 碱基置换突变剂 07.359
batch 批 09.034
batch culture 分批培养 05.421
batch fermentation 分批发酵 04.227
batch number 批号 09.035
batch record 批生产记录 09.036
batch release 出厂检验，* 批放行 06.069
behavioral pharmacology 行为药理学 07.013
behavioral toxicology 行为毒理学 07.299
bencaology 本草学 01.018
benchmark dose 基线剂量 07.347
bending strength 弯曲力 02.168
bending vibration 弯曲振动 06.272
Benedict reagent 本内迪克特试剂 06.204
benefit 效益 10.013
bentone-34 皂土-34 06.415
benzophenone 二苯甲酮 06.216
beta cyclodextrin bonded silica β 环糊精键合硅胶 06.347
BIA 预算影响分析 10.091
bias 偏倚 06.063
bidirectional cross resistance 双向交叉抗药性 07.121
binder 黏合剂 02.328
binding constant 结合常数 03.010
binding site 结合部位 05.093
bioactive conformation 活性构象 03.099
bioactive peptide 活性肽 05.030
bioactive substance 生物活性物质 04.004
bioadhesion preparation 生物黏附制剂 02.459
bioadhesive 生物黏附 03.365
bioaffinity screening 生物亲和力筛选 03.363
bioassay 生物检定 07.211
bioavailability 生物利用度 07.078
biocatalyst 生物催化剂 05.082
biochemical antagonism 生化性拮抗 07.185
biochemical drug 生化药物 05.004
biochemical engineering 生化工程 05.017
biochemical mutant 生化变株 04.203
biochemical pharmacology 生化药理学 07.012
biochemical pharmacy 生化药学 05.001
biochemical toxicology 生化毒理学 07.296
biochip 生物芯片 05.456
biocompatibility 生物相容性 02.003
bioequivalence 生物等效性 02.002
biogen 生源 04.008
biogenetic synthesis 生源合成 03.209
bioinformatics 生物信息学 03.364
bioinorganic chemistry 生物无机化学 05.007
bioisostere 生物电子等排体 03.273
biolistics 基因枪法，* 微弹轰击法 05.433
biological activity 生物活性 05.006
biological half-life 生物半衰期 07.084
biological indicator 生物指示剂 02.044
biological oxidation 生物氧化 05.114
biological reference material 生物标准物质 06.016
biological specificity 生物学特异性 07.164
biomacromolecule 生物大分子 05.003
biomarker of effect 效应生物学标志 07.367
biomass 生物量 04.238
biomembrane 生物膜 05.270
bionics 仿生学 05.225
bioorganic chemistry 生物有机化学 05.008
biopharmaceutics 生物药剂学 02.001
biopharmaceutics classification system 生物制药分类系统 03.366
biopharmacy 生物药学 01.015
bioreactor 生物反应器 05.161
biosensor 生物传感器 05.189
biosynthesis 生物合成 03.208
biosynthesis gene cloning 生物合成基因克隆 04.219
biosynthesis pathway 生物合成途径 04.016
biotechnological drug 生物技术药物 05.005
biotransformation 生物转化 07.095
blank control 空白对照 07.174
blender 捣碎器 05.267

blocked mutant　阻断变株　04.024
blood-brain barrier　血脑屏障　03.292
blood coagulation　血液凝固　05.115
blood coagulation factor　凝血因子　05.052
blood drug level　血药浓度　08.101
blood-lipid modulators　调血脂药　11.063
blood product　血液制品　09.051
blood viscosity　血液黏度　05.224
blotting　印迹　05.353
blow-out pipette　吹出式吸管　06.506
blue shift　蓝移　06.240
boiling range　沸程　06.079
boiling sterilization　煮沸灭菌　02.369
bolus　推注　08.077
bond angle　键角　03.011
bonding orbit　成键轨道　03.018
bond length　键长　03.009
bound drug　结合药物　07.066
bound water　结合水分　02.113
bovine serum albumin chiral stationary phase　牛血清白蛋白手性固定相　06.356
bradykinin　缓激肽　05.074
branched metabolic pathway　分支代谢途径　04.013
brand drug　品牌药　08.066
broad spectrum antibiotic　广谱抗生素　04.151
bromate titration　溴酸盐滴定法　06.212
buccal administration　含服　08.039
buccal patch　口腔贴片　02.146
buccal tablet　口含片　02.053
budget impact analysis　预算影响分析　10.091
building block　构建单元　04.029
bulk density　堆密度　02.036
bulk drug　原料药　03.234
Bunsen valve　本生阀　06.215
buoyant density　浮力密度　05.423
burden of disease　疾病负担　10.038
burette　滴定管　06.507
by-product　副产物　03.227

C

cadmium styphnate　收敛酸镉　06.222
calcineurin inhibitor　钙调磷酸酶抑制药　07.207
calcium salt　钙盐　06.108
cancer pharmacology　肿瘤药理学　07.014
candidate gene　候选基因　05.430
capillary electrochromatography　毛细管电色谱法　06.315
capillary electrophoresis　毛细管电泳　06.317
capillary gel electrophoresis　毛细管凝胶电泳　06.318
capillary isotachophoresis　毛细管等速电泳　06.320
capillary melting point determination　毛细管熔点测定　06.077
capillary zone electrophoresis　毛细管区带电泳　06.319
cap-plate method　管碟法　04.281
capsule　胶囊剂　02.136
capsule core　囊心　02.141
capsule wall　囊壁　02.139
capsule wall material　囊材　02.140
captive intermediate　自制自用中间体　03.231
carbacephems　碳头孢烯类　04.088
carbapenems　碳青霉烯类　04.085
carbohydrate　糖类，* 碳水化合物　05.134
carbohydrate chemistry　糖化学　03.253
carbonic anhydrase inhibitors　碳酸酐酶抑制剂　11.094
carcinogen　致癌物　07.269
carcinogenesis　致癌作用　07.281
cardinal utility　基数效用　10.010
cardiotonics　强心药　11.050
cardio toxicity　心毒性　07.234
cardiovascular pharmacology　心血管药理学　07.008
cardiovascular toxicology　心血管系统毒理学　07.301
carminatives　驱风药　11.084
carrier linked prodrug　载体联结前药　03.277
carrier transporation　载体转运　07.192
cascade superfusion technique　瀑布超灌流技术　07.214
case-control study　病例对照研究　10.019
case report form　病例报告表　10.018
catabolic repression　分解代谢阻遏　04.018
catalytic site　催化部位　05.092

catalytic thermometric titration 催化热滴定 06.147
category scale 类别尺度法 10.059
cation exchange resin 阳离子交换树脂 02.388
CAT titration 氯胺 T 滴定法 06.209
CBA 成本–效益分析 10.027
cDNA library cDNA 文库 03.354
CEA 成本–效果分析 10.025
CEAC 成本–效果可接受曲线 10.026
cell concentration 菌体浓度 04.247
cell free system 无细胞系统 05.461
cell fusion 细胞融合 05.167
cell growth control 菌体生长控制 04.253
cell growth monitor 菌体生长监测 04.252
cell hybridization 细胞杂交 05.168
cellobiohydrolase chiral stationary phase 纤维素水解酶手性固定相，* CBH 柱 06.352
cellular pharmacology 细胞药理学 07.019
cellulose-based chiral stationary phase 纤维素型手性固定相 06.358
central nervous system stimulants 中枢兴奋药 11.037
centripetal development 向心展开 06.385
cephems 头孢烯类 04.086
ceramic filter 陶瓷滤器 02.399
cerebral vasodilators 脑血管扩张药 11.061
certificate of analysis 检验报告书 06.003
certification committee for drugs 药品认证管理中心 09.069
certification scheme on the quality of pharmaceutical products moving in international commerce 国际贸易药品质量签证体系 09.017
certified reference material 有证标准样品 06.017
chalone 抑素 05.064
characteristics 性状 06.071
charge density 电荷密度 03.031
charge-dipole interaction 电荷偶极相互作用 03.033
charge transfer 电荷转移 03.032
charge-transfer spectrum 电荷转移光谱 06.247
check valve 单向阀 06.426
chelate 螯合物 03.171
chelation 螯合作用 05.232
chemical antagonism 化学性拮抗 07.183
chemical biology 化学生物学 03.379
chemical bond 化学键 03.002
chemical carcinogen 化学致癌物 07.289
chemical delivery system 化学给药系统 03.377
chemical drug 化学药品 09.024
chemical equilibrium 化学平衡 03.178
chemical genomics 化学基因组学 03.378
chemical identification 化学鉴别 04.076
chemical incompatibility 化学配伍禁忌 08.042
chemical kinetics 化学反应动力学 03.179
chemically bonded phase 化学键合相，* 键合相 06.341
chemical modification 化学修饰 04.116
chemical mutagen 化学诱变剂 04.185
chemical reference substancum 化学对照品 06.020
chemical similarity 化学相似性 03.380
chemical specificity 化学特异性 07.165
chemical sterilization 化学灭菌 02.374
chemiluminescence immunoassay 化学发光免疫分析法 06.256
cheminformatics 化学信息学 03.381
chemotherapy 化学治疗 07.022
chewable tablet 咀嚼片 02.055
chewing 咀嚼用 08.081
Chinese materia medica 中药学 01.017
Chinese Pharmaceutical Association 中国药学会 01.029
Chinese Pharmacological Society 中国药理学会 01.030
Chinese Pharmacopoeia 中国药典 09.101
Chinese Pharmacopoeia Commission 国家药典委员会 09.053
chiral auxiliary 手性辅基 03.062
chiral axis 手性轴 03.065
chiral carbon atom 手性碳原子 03.060
chiral catalyst 手性催化剂 03.061
chirality 手性 03.058
chiral molecule 手性分子 03.066
chiral plane 手性面 03.063
chiral reagent 手性试剂 03.064
chiral separation 手性拆分 06.350
chiral stationary phase 手性固定相 06.351
chi-square test 卡方检验 03.303
chloramine-T titration 氯胺 T 滴定法 06.209
chloride 氯化物 06.101
choice of drug 药物选用 08.112
choleretics 利胆药 11.081

cholesterol-lowering activity　降胆固醇活性　04.162
cholesterol-lowering substance　降胆固醇物质　04.163
cholinesterase inhibitors　胆碱酯酶抑制药，* 抗胆碱酯酶药　11.043
cholinomimetics　拟胆碱药　11.039
ChPC　国家药典委员会　09.053
chromatid break　染色单体断裂　07.352
chromatid-type aberration　染色单体型畸变　07.351
chromatogram　色谱图　05.202
chromatographic purity　色谱纯度　06.031
chromatographic work station　色谱工作站　06.380
chromatography　色谱法　05.201
chromophore　生色团　03.141
chromosomal pattern aberration　染色体型畸变　07.354
chromosome aberration　染色体畸变　07.282
chromosome gap　染色体裂隙　07.349
chromosome mediated resistance　染色体介导耐药性　04.148
chromosome numerical aberration　染色体数目畸变　07.353
chronic threshold concentration　慢性阈浓度　07.334
chronic threshold dose　慢性阈剂量　07.332
chronic toxic effect zone　慢性毒效应区　07.336
chronic toxicity　慢性毒性　07.225
chronopharmacology　时辰药理学　07.021
chronotoxicity　时辰毒性　07.322
cipher prescription　协定处方　08.095
circadian rhythm　昼夜节律　07.154
circular development　环形展开　06.386
circular dichroism　圆二色性　05.219
cisoid conformation　顺式构象　03.096
cis-trans isomerism　顺反异构　03.070
cistron　顺反子　05.330
clarity　澄清度　06.098
classical constant temperature method　经典恒温法　02.231
clavulanic acid　克拉维酸　04.128
clean area　洁净区　02.391
clearance　清除率　07.093
cleared lysate　澄清裂解液　05.403
climatic zone　气候带　06.038
clinical guideline　临床指南　10.061
clinical pharmacist　临床药师　08.057
clinical pharmacokinetics　临床药动学　08.058
clinical pharmacology　临床药理学　07.003
clinical pharmacy　临床药学　01.004
clinical toxicology　临床毒理学　07.298
clinical trial　临床试验　09.031
clone　克隆，* 无性繁殖系　05.351
cloning　克隆，* 无性繁殖系　05.351
cloud point　昙点　02.186
cluster analysis　聚类分析　03.329
coacervation　凝聚　02.507
coagulase　凝固酶　04.158
coagulation　凝固作用　05.250
coagulation factors　凝血因子类　11.069
coagulation value　聚沉值　02.193
coalescence　合并　02.471
coastal drug control　口岸药品检验　09.029
coating　包衣　02.099
cocarcinogen　助癌剂　07.283
coding　编码　05.372
codon　密码子　05.373
coenzyme　辅酶　05.095
cofactor　辅因子　05.094
cohesiveness　黏着性　02.064
cold filling　冷灌法　02.287
cold on-column injector　冷柱头进样器　06.412
cold place　冷处　06.567
cold storage　冷藏　05.443
collagen　胶原　05.067
colloid　胶体　05.242
colloidal particle　胶粒　05.243
collosol　溶胶　02.315
colon-located preparation　结肠定位制剂　02.451
colony　集落　05.309
color and clarity　颜色与澄清度　06.072
color fading　褪色　02.076
coloring agent　着色剂　02.330
column overload　柱超载　06.378
column switching　柱切换　06.428
combinatorial biosynthesis　组合生物合成　04.028
combinatorial chemistry　组合化学　03.256
combinatorial docking　组合分子对接　03.336
combinatorial library　组合库　03.257
combinatorial screening　组合筛选　05.471
comet assay　彗星试验　07.382

CoMFA 比较分子力场分析法 03.334
commercial intermediate 商品中间体 03.232
comminution 粉碎 02.083
comminution degree 粉碎度 02.119
comminution ratio 粉碎比 02.118
community pharmacy 社会药房 09.039
comparative molecular field analysis 比较分子力场分析法 03.334
compatibility 相容性 05.310
compatibility of drugs 药物配伍 08.109
competitive antagonism 竞争性拮抗 07.150
competitive inhibition 竞争性抑制 05.311
competitive inhibitor 竞争性抑制剂 03.344
competitive muscular relaxant 竞争性肌松药 07.201
complement 补体 05.051
complementarity 互补性 05.313
complementary base 互补碱基 05.388
complementary DNA 互补 DNA 05.360
complementary strand 互补链 05.365
complement receptor 补体受体 05.399
complete medium 完全培养基 04.212
complete protein 完全蛋白质 05.060
complex 络合物 03.172
complexant 络合剂 05.233
complex coacervation 复凝聚法 02.475
compliance 顺应性 02.236
component 组分 05.312
compound medicine 复方药 09.014
compressed tablet 压制片 02.051
compressibility 可压性 02.063
compressing force 压缩力 02.170
computer-aided drug design 计算机辅助药物设计 03.299
computer-aided fermentation 计算机辅助发酵 04.265
computer controlled fermenter 计算机控制发酵罐 04.266
computer graphics 计算机图形学 03.298
concentration 浓度 03.184
concentration-effect curve 浓度–效应曲线 07.072
concentration-time curve 浓度–时间曲线，* 药–时曲线 07.070
condensation reaction 缩合反应 06.198
condensation substance 缩合物 06.231
cone penetration 锥入度 06.137
configuration 构型 03.078
conformation 构象 03.086
conformational analysis 构象分析 03.088
conformational effect 构象效应 03.100
conformational isomerism 构象异构 03.089
conformational search 构象搜寻 03.087
conformer 构象异构体 03.090
congealing point 凝点 06.080
congener 同源物 03.247
conical graduate 量杯 06.502
conjugated protein 缀合蛋白质 05.047
conjugation 共轭 03.041，接合[作用] 04.191
connectivity function 连接函数 03.322
consistence test 抽针试验 06.152
consistometer 稠度计 02.339
consolidation 固结 02.335
constant weight 恒重 06.070
constituent 组分 05.312
construct validity 结构效度 10.049
contact angle 接触角 02.327
container for injection 注射用容器 02.383
content uniformity 装量差异 06.129
contingent evaluation 条件价值评估法 10.075
continuous culture 连续培养 05.444
continuous development 连续展开 06.387
continuous feeding 连续补料 04.241
continuous fermentation 连续发酵 04.229
contour chromatogram 等高线色谱图 06.433
contraindication 禁忌证 08.036
contrast for MRI diagnosis 顺磁性造影剂 11.135
controllability 可控性 02.234
controlled-release capsule 控释胶囊 02.143
controlled-release preparation 控释制剂 02.448
controlled-release tablet 控释片 02.144
controlled trial 对照试验 08.127
convective mixing 对流混合 02.132
Convention on Psychotropic Substances 精神药物公约 09.028
convergence 收敛 06.157
cool and dark place 凉暗处 06.568
cool place 阴凉处 06.566
coordination compound 配位化合物 05.231
coprecipitate 共沉淀物 02.442

core　片芯　02.067
corneal reflex　角膜反射　07.387
correlation coefficient　相关系数　03.309
correlation test　相关性检验　03.306
corticosterone　皮质酮　03.362
cosolvency　潜溶　02.182
cosolvent　共溶剂　02.316
cost　成本　10.006
cost analysis　成本分析　10.022
cost-benefit analysis　成本–效益分析　10.027
cost-consequence analysis　成本–结果分析　10.023
cost containment　成本控制　10.024
cost-effectiveness acceptability curve　成本–效果可接受曲线　10.026
cost-effectiveness analysis　成本–效果分析　09.004，10.025
cost-minimization analysis　最小成本分析　10.103
cost-utility analysis　成本–效用分析　10.028
co-synthesis　共合成　04.025
coulometric method　*库仑法　06.140
countercurrent　逆流，*反流　05.314
countercurrent distribution　逆流分布法，*反流分布法　05.315
countercurrent extraction decanter　逆流萃取倾析机　04.267
counterfeit drug　假药　09.025
covalent bond　共价键　03.004
cream　乳膏　02.245
creaming　分层　02.470
CRF　病例报告表　10.018
criterion validity　校标效度　10.017
critical coagulation concentration　临界聚沉浓度　02.195
critical micelle concentration　临界胶束浓度　02.303
critical micellization temperature　临界胶束温度　02.467
critical process　关键工艺　09.015
critical relative humidity　临界相对湿度　02.226
cross breeding　杂交育种　04.169
cross contamination　交叉污染　09.026
crosslinking　交联　06.524
cross reference　交叉参考　06.571
cross resistance　交叉耐药性　04.038
cross tolerance　交叉耐受性　07.142
crown ether chiral stationary phase　冠醚型手性固定相　06.361
crude extract　粗提物　05.264
crushing strength　破碎强度　02.077
crystal　结晶　03.118
crystal form　晶型　02.178
crystal habit　晶癖　02.023
crystallinity　结晶性　06.085
crystal water　结晶水　03.121
C-terminal　羧基末端　05.037
CUA　成本–效用分析　10.028
cultural characteristic　培养特征　04.064
cumulative toxicity　蓄积毒性　07.247
custom chemical　专门定制化学品　03.229
custom intermediate　专门定制中间体　03.230
cyanide　氰化物　06.106
cyclodextrin chiral stationary phase　环糊精手性固定相　06.353
cyclodextrin inclusion compound　环糊精包合物　02.509
cylinder method　转筒法　06.527
cytochrome　细胞色素　05.269
cytokine　细胞因子　05.071
cytokines　细胞因子类　11.137
cytostatic activity　抑制细胞活性　04.156
cytostatics　细胞抑制药　11.125
cytotoxicity　细胞毒性　04.161

D

DALY　伤残调整生命年　10.069
Danish concentrator　丹氏浓缩器　06.116
dansyl chloride　丹酰氯　06.254
date of expiration　有效期　02.220
DDD　限定日剂量　10.080
deacetyl cephalosporin C　脱乙酰头孢菌素 C　04.127
dead-stop titration　永停滴定法　06.142
dead volume　死体积　06.329

death of the developing organism 发育生物体死亡 07.371
death receptor 死亡受体 07.030
decade 十倍程 06.469
decahydrate 十水合物 06.562
decay 衰变 06.112
decision analysis 决策分析 10.054
decision tree 决策树 10.055
decolorization 脱色 05.277
decomposition point 分解点 03.124
defined daily dose 限定日剂量 10.080
deflection point 拐点 06.236
deflocculating agent 反絮凝剂 02.349
deflocculation 反絮凝 02.192
deformation vibration 变形振动 06.273
degassing 脱气 06.420
deglutition 吞服 08.079
degradation 降解 05.113
degree of circularity 圆形度 02.205
degree of hydration 水合度 06.545
degree of mixing 混合度 02.127
deionized water 去离子水 02.387
delayed neurotoxicity 迟发性神经毒性 07.284
delayed-release preparation 迟释制剂 02.449
delayed toxic effect 迟发型毒性作用 07.228
deliverable volume 装量 06.128
demulsification 破乳 02.351
denaturant 变性剂 05.021
denaturation 变性 05.020
density gradient centrifugation 密度梯度离心 05.446
density gradient centrifugation method 密度梯度离心法 02.208
deoxynucleoside 脱氧核苷 05.123
deoxyribonuclease 脱氧核糖核酸酶 05.459
deoxyribonucleic acid 脱氧核糖核酸 05.126
deoxyribose 脱氧核糖 05.143
depolarizing muscular relaxant 去极化型肌松药 07.200
depolymerization 解聚 05.283
deposition 沉积 05.284
deproteinization 去蛋白作用 05.285
depsipeptide antibiotics 酯肽类抗生素，* 肽酯类抗生素 04.111
derivative spectrophotometry 导数分光光度法 06.244
dermatotoxicology 皮肤毒理学 07.309
descending development 下行展开 06.382
desolvation 去溶剂化 05.229
detectability 检测限 06.048
detergent 洗涤剂 02.320
detoxification treatment 脱毒治疗，* 药物戒断法 07.123
deuterated triglycine sulfate detector 氘化三甘氨硫酸酯检测器 06.292
deuterium 氘 03.204
development abnormality 发育异常 07.279
developmental toxicology 发育毒理学 07.303
Dewar flask 杜瓦瓶 06.217
diagnostic agents 诊断用药 11.134
dialysis solution for artificial kidney 人工肾透析液，* 血液透析液 08.070
dialyzate 透析液 05.163
dialyzer 透析器 05.162
diamagnetic shielding 反磁性屏蔽 06.490
diastereomer 非对映[异构]体 03.075
diastereomeric excess 非对映体过量 03.105
diazomethane 重氮甲烷 06.449
2, 6-dichlorindophenol titration 2, 6-氯靛酚滴定法 06.227
die 模圈 02.059
differential medium 鉴别培养基 04.068
differential pulse polarography 示差脉冲极谱法 06.452
differential scanning calorimetry 差示扫描量热法 06.513
differential thermal analysis 差热分析 06.512
diffuse reflection 漫反射 06.285
diffusion 扩散 02.318
diffusion coefficient 扩散系数 02.319
diffusion current 扩散电流 06.460
digestants 助消化药 11.089
digestion 消化 05.237
digestive enzymes 消化酶类药 11.086
digestive system pharmacology 消化系统药理学 07.007
dihedral angle 二面角 03.013
dihydrate 二水合物 06.550
diluent agent 稀释剂 02.075

dilution method 稀释法 04.284
dimer 二聚体 03.147
diphasic titration 两相滴定 06.144
direct-acting carcinogen 直接致癌物 07.271
direct-acting mutagen 直接诱变剂 07.287
direct action 直接作用 07.144
direct compressing method 粉末直接压片法 02.117
direct compression 直接压片 02.082
direct cost 直接成本 10.097
directed screening 定向筛选 04.032
direct gene transfer 直接基因转移技术 05.469
direct inlet probe 直接进样杆 06.479
direct liquid introduction 直接液体进样 06.443
direct medical cost 直接医疗成本 10.099
direct non-medical cost 直接非医疗成本 10.098
disability-adjusted life year 伤残调整生命年 10.069
disc electrophoresis 圆盘电泳 05.216
discounting 贴现 10.001
discriminant analysis 判别分析 03.328
disease specific instrument 疾病专用量表 10.039
disinfectants 消毒防腐药 11.136
disinfection 消毒 02.362
disintegrate 崩解度 02.101
disintegrating agent 崩解剂 02.079
disintegration 崩解 02.081
disintegration relay 崩解迟缓 02.100
disintegration time 崩解时限 02.102
disk susceptibility 纸片敏感度 04.164
dismutation reaction 歧化反应 05.227
dispensing 调剂，* 配方 08.020
dispensing error 配方错误 08.060
dispensing fee 处方调配费 08.018
dispensing pharmaceutics 调剂学 08.021
disperse system 分散体系 02.190
dispersible tablet 分散片 02.116
dispersion 分散法 02.332
displacement value 置换价 02.262
disposable syringe 一次性注射器 02.382
dissociation 解离 03.181
dissolution 溶出度 06.522
dissolution media 溶出介质 06.539
dissolution profile 溶出曲线 06.540
dissolution profile comparison 溶出曲线比较 06.541
dissolution rate 溶出速率 02.237
dissolution transfinite 溶出超限 02.157
dissolved oxygen 溶解氧 04.263
dissymmetry 非对称 03.057
distillation 蒸馏 03.188
distilled water 蒸馏水 06.200
disulfide bond 二硫键 05.041
diuretics 利尿药 11.091
divi-tab 可掰片，* 划痕片 08.055
DNA 脱氧核糖核酸 05.126
DNA adduct DNA 加合物 07.362
DNA marker DNA 标记 05.394
DNA sequencing DNA 测序 05.395
dodecahydrate 十二水合物 06.564
dominant lethal test 显性致死试验 07.254
donor 供体 05.012
dosage form design 剂型设计 02.010
dosage regimen 给药方案 08.029
dose 剂量 08.046
dose-effect relationship 剂量–效应曲线 07.343
dose titration 剂量调整 08.047
double bond 双键 03.134
double helix model 双螺旋模型 05.124
double isotope dilution method 同位素二重稀释法 03.206
double strength 倍量[剂]型，* 双倍浓度溶液 08.125
doubly charged ion 双价离子 06.465
douche 冲洗 08.090
down regulation 下调节 07.138
2D-QSAR 二维定量构效关系 03.332
3D-QSAR 三维定量构效关系 03.333
draught 顿服 08.080
drift 漂移 06.328
driping 滴注 08.019
dripping pill 滴丸剂 02.110
drug 药品 09.054
drug absorption 药物吸收 07.039
drug abuse 药物滥用 09.093
drug addiction 药物成瘾性 07.252
drug administration law 药品管理法 09.058
Drug Administration Law of the People’s Republic of China 中华人民共和国药品管理法 09.102
drug administrative agency 药品监督管理机构 09.062
drug advertisement 药品广告 09.059

drug allergy　药物变态反应　07.320
drug anaphylaxis　药物过敏反应　07.321
drug approval number　药品批准文号　09.066
drug certification　药品认证　09.068
drug combination　联合用药　08.056
drug consultation　药学咨询，*用药咨询　08.116
drug delivery system　药物传递系统　02.006
drug dependence　药物依赖性　07.116
drug dependent organism　赖药菌　04.039
drug design　药物设计　03.238
drug development　药物开发　03.243
drug discovery　药物发现　03.241
drug disposition　药物处置　07.043
drug distribution　药物分布　07.040
drug distributor　药品经营企业　09.064
drug evaluation committee　药品审评委员会　09.071
drug excretion　药物排泄　07.041
drug habituation　药物习惯性　08.110
drug half-life　药物半衰期　07.082
drug-induced disease　药源性疾病　08.010
drug information　药学信息　08.119
drug information for consumer　消费者用药信息　08.094
drug interaction　药物相互作用　08.111
drug likeness　类药性　03.237
drug manufacturer　药品生产企业　09.072
drug metabolism enzyme　药物代谢酶　07.079
drug of first choice　首选药　08.072
drug price management　药品价格管理　09.060
drug-protein binding displacement　药物–蛋白结合置换　08.015
drug quality assurance　药品质量保证　09.078
drug quality control　药品质量控制　09.080
drug quality management　药品质量管理　09.079
drug recall　药品召回　09.077
drug-receptor complex　药物受体复合物　03.372
drug reference substance　药品标准物质　09.055
drug registration　药品注册　09.081
drug regulatory department　药品监督管理机构　09.062
drug release　药物释放　06.523
drugs re-evaluation　药品再评价　09.076
drug standard　药品标准　06.001
drug supervision　药品监督　09.061
drug susceptible test　药敏试验　08.104
drug synthesis　药物合成　03.244
drug target　药物靶标　03.370
drug-target binding force　药物靶标结合力　03.369
drug testing institute　药品检验机构　09.063
drug toxicity　药物毒性　07.316
drug toxicology　药物毒理学　07.317
drug utilization index　药物利用指数　08.102
drug utilization review　药物利用评价　10.105
drum filter　鼓型过滤机　04.269
dry cell weight　干菌量　04.244
dry granulation　干法制粒　02.091
dry heat air sterilization　干热空气灭菌　02.366
dry heat sterilization　干热灭菌　02.364
drying　干燥　02.121
dry packing method　干装柱法　06.400
dual wavelength spectrophotometry　二波长分光光度法　06.494
duckbill valve　鸭嘴阀　06.410
DUR　药物利用评价　10.105
dynamic thermomechanometry　动态热机械法　06.521

E

ear drop　滴耳剂　02.355
eclipsed conformation　*重叠构象　03.093
economic evaluation　经济评价　10.052
ectoenzyme　[胞]外酶　05.098
ED_{50}　半数有效量　04.139
effect　效应　07.098
effective diameter　有效径　02.032
50% effective dose　半数有效量　04.139
effectiveness　效果　10.081
effective particle size　有效粒径　02.201
effector　效应物　05.320
effector site　效应物部位　05.321
effervescent tablet　泡腾片　02.154
efficacy　疗效　10.082

efflux pump inhibitor　外排泵抑制剂　04.150
ejection force　推片力　02.065
elastic deformation　弹性形变　02.210
elastic recovery　弹性复原率　02.109
electrical conductivity　电导率　06.461
electrodialysis　电渗析，* 电透析　05.295
electrofusion　电融合　04.197
electron donating substituent　推电子取代基　03.138
π electron effect　π电子效应　03.040
electronic configuration　电子构型　06.234
electron impact ionization　电子轰击离子化　06.497
electron transition　电子跃迁　06.493
electron withdrawing substituent　吸电子取代基　03.139
electroosmotic flow　电渗流　06.326
electrophoresis　电泳　06.316
electrophoretogram　电泳图　05.212
electroporation　电穿孔　04.198
electroporesis　电穿孔导入法　02.299
electrospray interface　电喷雾接口　06.445
electrostatic potential　静电势　03.029
electrostatic spray　静电喷雾　06.475
elemental diet　要素膳　05.058
elimination　消除　07.091
elimination rate constant　消除速率常数　07.092
eluant　洗脱剂　03.198
eluate　洗脱物　05.206
elution　洗脱　03.197
embryonic development　胚胎发育　07.256
embryotoxicity　胚胎毒性　07.233
empty capsule　空胶囊　02.142
emulsification cross linkage　乳化交联法　02.483
emulsifier　乳化剂　02.346
emulsifying　乳化　02.345
emulsifying base　乳化基质　02.250
emulsion　乳剂　02.340
emulsion aerosol　乳剂型气雾剂　02.278
enantiomer　对映[异构]体　03.074
enantiomeric excess　对映体过量　03.104
enantioselective metabolism　对映体选择代谢　03.106
enantioselectivity　对映有择　03.115
enantiotropic change　对映性变化　03.114
enantiotropy　对映现象　03.113
encapsulation　包囊　02.506
enclosed molecule　客分子　02.446
end absorption　末端吸收　06.235
endoenzyme　[胞]内酶　05.097
endonuclease　内切核酸酶　05.109
endopeptidase　内肽酶　05.110
endoreduplication　核内复制　07.346
endothelin antagonist　内皮素拮抗剂　03.352
endotoxin　内毒素　07.230
end-product regulation　终产物调节　04.019
enediyine antibiotics　烯二炔类抗生素　04.113
enema　灌肠剂　02.357
eneyine antibiotics　烯炔类抗生素　04.112
enhancement ratio　增渗比　02.301
enhancer　增强子　05.368
enrichment medium　富集培养基，* 增菌培养基　04.069
enteral absorption　消化道吸收　07.055
enteric capsule　肠溶胶囊　02.104
enteric coat　肠溶衣　02.074
enteric coated preparation　肠溶制剂　02.450
enteric coated tablet　肠溶片　02.056
enteric coating　肠溶包衣　02.103
enthalpy of association　缔合焓　03.325
entrapped efficiency　包封率　02.499
enzymatic activity　酶活性　05.111
enzymatic reaction　酶促反应　05.112
enzymatic resolution　酶法拆分　03.112
enzymatic synthesis　酶合成　03.215
enzyme　酶　05.080
enzyme catalysis　酶催化　03.214
enzyme drug　酶类药物　05.081
enzyme electrode　酶电极　05.239
enzyme immunoassay　酶免疫分析　06.258
enzyme inducing interaction　酶诱导相互作用　08.012
enzyme inhibiting interaction　酶抑制相互作用　08.013
enzyme inhibitor　酶抑制剂　03.343
enzyme-linked immunosorbent assay　酶联免疫吸附测定　05.197
enzymolysis　酶解作用　05.105
epimer　差向异构体　03.076
episome　附加体，* 游离基因　05.424
EQ-5D　欧洲五维生存质量量表　10.065
equilibrium moisture　平衡水分　02.115

equilibrium solubility 平衡溶解度 02.177
equivalent diameter 等效径 02.030
ergot alkaloids 麦角生物碱类 11.109
erosion matrix tablet 溶蚀性骨架片 02.455
error correct feedback method 误差修正反馈法 06.190
erythro configuration 赤型构型 03.081
essential amino acid 必需氨基酸 05.026
essential drug list 基本药物目录 09.018
essential fatty acid 必需脂肪酸 05.150
estimation of biological potency 生物效价测定 05.009
estrogens 雌激素类 11.107
ethanol precipitation 醇沉 05.404
ethnic drug 民族药 01.027
ethnopharmacology 传统药理学 07.016
etiological treatment 对因治疗 07.104
eudismic ratio [对映]异构体活性比，*[对映]异构体优劣比 03.108
eufomer 非等活性[对映]异构体 03.107
eukaryote 真核生物 05.327
eutectic mixture 低共熔混合物 02.440
eutectic point 低共熔点 02.416
evaporation 蒸发 05.282
exact mass 准确质量 06.474
excipient 赋形剂 02.221
excitation 兴奋 07.105
excited state 激发态 03.025
exocytosis 胞吐 07.054
exon 外显子 05.385
exonuclease 外切核酸酶 05.107
exopeptidase 外肽酶 05.108
exotoxin 外毒素 07.231
expected value 期望值 10.067
expectorants 祛痰药 11.078
expert judgment 专家判断法 10.101
expert system 专家系统 06.182
expiration date 药品失效期 09.041
exposure dose 暴露剂量 07.363
expression vector 表达载体 05.392
extein 外显肽 05.448
extended-spectrum β-lactamase 超广谱 β-内酰胺酶 04.146
external application 外用 07.124
external conversion of energy 能量外转换 06.233
external standard method 外标法 06.067
extract 提取物 05.263
extraction 提取 05.262
extraction gravimetry 提取重量法 06.148
extrapolation coefficient 外推系数 07.324
extrathermodynamics 超热力学 03.326
extreme microorganism 极端微生物 04.056
ex vivo test 半体内试验 07.171
eye cream 眼用乳膏剂 02.256
eye drop 滴眼剂 02.433
eye gel 眼用凝胶剂 02.257
eye ointment 眼膏剂 02.255

F

facilitated diffusion 易化扩散 07.049
facilitory transport 易化转运 07.048
factor analysis 析因分析 03.278
factorial experiment 析因实验 03.279
falling ball viscosimeter 落球黏度计 02.211
false transmitter 伪递质 07.160
faradaic current 电解电流，* 法拉第电流 06.459
fast Fourier transform 快速傅里叶变换 06.189
fast green 固绿 06.223
fate of drug 药物体内过程 07.042
feature selection 特征选择 06.158
fed-batch fermentation 补料分批发酵 04.228
feedback inhibition 反馈抑制 04.020
feedback regulation 反馈调节 04.022
feedback repression 反馈阻遏 04.021
feeding 补料 04.240
feed rate 补料速率 04.242
Fehling's reaction 费林反应 06.218
female contraceptives 女性避孕药 11.117
fermentation 发酵 05.290
fermentation broth 发酵液 04.246
fermentation engineering 发酵工程 05.325

fermentation kinetics　发酵动力学　04.255
fermentation medium　发酵培养基　04.232
fermentation parameter　发酵参数　04.256
fermentation period　发酵周期　04.248
fermentation stage　发酵阶段　04.235
fermentation technology　发酵工艺　04.257
fermentation titer　发酵单位　04.249
fermentor　发酵罐　04.258
fertility index　生育指数　07.255
fetal resorption　胚胎吸收　07.257
fibrinolysis　血纤蛋白溶解　05.116
fibrinolytic system　血纤蛋白溶解系统　05.117
field effect　场效应　03.045
filament　灯丝　06.472
filamentous fungus　丝状真菌　04.062
filler　填充剂　02.166
filling ability　充填性　02.209
filling machine　灌装机　02.404
film　膜剂　02.153
film coat　薄膜衣　02.072
film coated tablet　薄膜衣片　02.058
film dispersion method　薄膜分散法　02.494
film-former　成膜材料　02.105
film method　膜法　06.290
filter　滤器　05.291
filter cake　滤饼　02.400
filtering cartridge　滤筒　02.401
filter press　板框压滤机　04.270
filtrate　滤液　05.292
filtration　过滤　05.293，滤过，* 水溶性扩散　07.051
filtration sterilization　滤过灭菌，* 过滤灭菌　02.373
finger print　指纹图谱　06.498
finger print region　指纹区　06.268
finished product　成品　09.005
FIP　国际药学联合会　01.031
first-dose response　首剂效应　08.033
first-order kinetics　一级动力学　07.067
first-order reaction　一级反应　02.216
first-pass effect　首过效应　07.190
first-pass metabolism　首关代谢，* 首过代谢　08.014
fixed dose procedure　固定剂量法　07.377
flame sterilization　火焰灭菌　02.365
flavoring agent　芳香剂　02.321
flexibility　柔性　03.047
flocculating agent　絮凝剂　02.348
flocculation　絮凝　02.191
flow cell　流动吸收池　06.249
flow cuvette　流动吸收池　06.249
flowing steam sterilization　流通蒸汽灭菌　02.043
flow injection analysis　流动注射分析　06.509
flow rate　流速　02.034
flow-through cell method　流[通]池法　06.532
fluid energy mill　流能磨　02.336
fluidity　流动性　02.033
fluidized bed coating　流化床包衣　02.068
fluidized bed dryer　流化床干燥器　02.151
fluidized bed granulation　流化床制粒　02.094
fluorescamine　荧胺　06.253
fluorescence immunoassay　荧光免疫分析　06.257
fluorescent agent　荧光剂　06.395
foam aerosol　泡沫气雾剂　02.277
foaming agent　起泡剂　02.188
foaming stabilizer　稳泡剂　02.189
focused drug discovery　定向新药发现　03.242
folding　折叠　05.044
food additive　食品添加剂　05.324
foreign odor　异臭　06.074
foreign pigment　有色杂质　06.042
forgetting factor method　遗忘因子法　06.178
formazane　甲臜　06.300
formol titration　甲醛滴定　05.160
formula　处方　02.011
formulary　药品处方集　08.016
forward mutation　正向突变　07.357
fraction　部分　05.166
fractional distillation　分馏　03.192
fractional precipitation　分级沉淀　05.171
fractionation　分级[分离]　05.165
fragment　片段　05.383
frameshift mutagen　移码突变剂　07.360
free drug　游离药物　07.065
free energy　自由能　03.323
freely movable liquid　自由流动液体　02.174
free radical　自由基　03.142
free water　自由水　02.112
Free-Wilson method　弗里-威尔逊法　03.313
freeze drying　冷冻干燥　02.431
freezing point depression　冰点降低　02.415

friability 脆碎度 02.078
friction cost method 摩擦成本法 10.106
frontier orbit 前沿轨道 03.021
full agonist 完全激动药 07.032
full antagonist 完全拮抗药 07.035
functional deficiency 功能缺陷 07.373
functional genomics 功能基因组学 03.353
functional group 官能团 03.136
functional immunity 功能性免疫 05.427
fungus 真菌 04.061
fusant 融合体 04.200
fused-silica open tubular column 熔融二氧化硅空心柱，* 熔融石英开管柱 06.406
fusion protein 融合蛋白 05.455

G

gargle 漱口 08.074
gas phase reaction 气相反应 03.221
gas purifier 气体净化器 06.404
gastric lavage 洗胃 08.087
gastric retention preparation 胃内滞留制剂 02.458
gastric transit time 胃通过时间 08.092
gastro-kinetic agent 胃肠促动药 07.204
gauche conformation * 邻位交叉构象 03.095
gear pump 齿轮泵 06.424
gel 凝胶剂 02.258
gelatinization 糊化 02.125
gelation 胶凝作用 05.235
gel chromatography 凝胶色谱法 05.205
gel electrophoresis 凝胶电泳 05.213
gel filtration 凝胶过滤 03.194
geminal coupling 偕偶 06.486
gene 基因 05.328
gene addition 基因添加 05.436
gene chip 基因芯片 05.437
gene cluster 基因簇 04.220
gene-directed enzyme-prodrug therapy 基因导向酶促前药治疗 03.355
gene engineered antibiotic 基因工程抗生素 04.223
gene expression 基因表达 05.391
gene intercalation 基因嵌入 05.432
gene knockout 基因敲除 05.434
gene library 基因文库 05.380
gene mapping 基因定位 05.331
gene mutation 基因突变 07.258
gene pool 基因库 05.379
general action 全身作用 07.102
general anesthetics 全身麻醉药，* 全麻药 11.019
general chapter 药典附录 06.007
general identification test 一般鉴别试验 06.089
general instrument 通用量表 10.076
generalizability 外推性 10.077
general notice 凡例 06.008
gene recombination 基因重组 05.438
generic drug 仿制药品 09.011
generic name of drug 药品通用名 09.075
gene subtraction 基因删减 05.435
gene targeting 基因打靶 05.431
gene therapy 基因疗法 05.393
genetic code 遗传密码 05.381
genetic engineering 基因工程 05.015
genetic information 遗传信息 05.329
genetic manipulation 基因操作 05.377
genetic marker 遗传标记 04.202
genetic polymorphism 遗传多态性 03.357
genetic toxicology 遗传毒理学 07.297
genome 基因组 05.378
genomics 基因组学 03.358
genotoxic carcinogen 遗传毒性致癌物 07.259
geometrical isomerism 几何异构 03.069
geometric assay 几何学测定法 02.199
geometric mean diameter 几何平均径 02.198
geriatric pharmacy 老年药学 01.026
germination stage 发芽阶段 04.233
glass solution 玻璃溶液 02.443
glidant 助流剂 02.062
globar 硅碳棒 06.284
glucocorticoids 糖皮质激素类 11.105
glucosidase inhibitors 葡糖苷酶抑制药 11.066
glycobiology 糖生物学 03.254
glycoconjugate 糖缀合物 03.255
glycolipid 糖脂 05.154

glycopeptide 糖肽 05.076
glycopeptide antibiotics 糖肽类抗生素 04.109
glycoprotein 糖蛋白 05.075
Golay column 戈雷柱，* 开口管柱 06.405
gold standard 金标准 10.051
good agricultrual practice for Chinese crude drugs 中药材生产质量管理规范 09.103
good clinical practice 药物临床实验质量管理规范 09.091
good manufacturing practice 药品生产质量管理规范 09.073
good pharmacy practice 优良药房管理规范 08.128
good supplying practice 药品经营质量管理规范 09.065
G-protein coupled receptor G 蛋白偶联受体 07.026
gradient 梯度 05.278
gradient centrifugation 梯度离心 05.210
gradient elution 梯度洗脱 05.207
gradient plating 梯度培养法 04.216
granulator 颗粒机 02.092
granule 颗粒剂 02.128
granule density 粒密度 02.038
graphite ferrule 石墨卡套 06.414
greasy base 油脂性基质 02.251
grip strength 握力强度 07.388
ground state 基态 03.024
growth factor 生长因子 05.072
growth hormones 生长激素类 11.118
growth retardation 生长迟缓 07.372

H

habituation 习惯性 07.118
haematolysis test 溶血试验 07.340
half life 半衰期 02.219
hammer mill 锤击式粉碎机 02.108
Hammett equation 哈米特方程 03.312
Hansch equation 汉施方程 03.314
hard capsule 硬胶囊剂 02.138
hard drug 硬药 03.275
hardness 硬度 02.080
hazardness 危害性 07.318
head-space concentrating injector 顶空浓缩进样器 06.411
health maintenance organization 健康维护组织 10.044
health-related quality of life 健康相关生存质量 10.045
health state 健康状态 10.048
health technology assessment 卫生技术评估 10.043
health utility 健康效用 10.046
health utility index 健康效用指数 10.047
healthy-years equivalent 健康当量年 10.042
heatable reservoir inlet 加热贮槽进样器 06.480
heat stability 热稳定性 02.016
heavy liquid separation 重液分离法 02.207
heavy metal 重金属 06.103
helical chirality 螺旋手性 03.059
α-helix α 螺旋 05.042
hematotoxicology 血液毒理学 07.306
hemiheptahydrate 三倍半水合物 06.553
hemihydrate 半水合物 06.547
heminonahydrate 四倍半水合物 06.555
hemipentahydrate 二倍半水合物 06.551
hemiundecahydrate 五倍半水合物 06.557
hemorheology 血液流变学 05.223
hemostatics 止血药，* 促凝血药 11.068
heparinoid 类肝素 05.144
hepato-enteral circulation 肝肠循环 07.189
hepatotoxicant 肝毒物 07.260
hepatotoxicology 肝脏毒理学 07.307
heptaenes 七烯类 04.103
heptahydrate 七水合物 06.559
heterogeneous reaction 多相反应 03.218
heterokaryon 异核体 04.201
heteropolysaccharide 杂多糖 05.138
heterospecific regulation 异种调节 07.140
hexaenes 六烯类 04.102
hexahydrate 六水合物 06.558
hidden layer 隐含层 06.195
high content screening 高内涵筛选 03.260
high density fermentation 高密度发酵 05.426

I

ICER　增量成本–效果比　10.094
identification　鉴别　06.090
idiophase　生产期　04.011
idiosyncrasy　特异质　07.119
idiotroph　营养特需型　04.026
image analysis　图像分析　06.163
immersion refractometer　浸入折射计　06.094
immobilized culture　固定化培养　05.428
immobilized enzyme　固定化酶　05.268
immunoassay　免疫测定　05.190
immunoblotting　免疫印迹　05.193
immunoelectrophoresis　免疫电泳　05.191
immunoglobulins　免疫球蛋白类　11.101
immunoliposome　免疫脂质体　02.498
immunomodulation　免疫调节　03.360
immunomodulators　免疫调节药　11.099
immunopharmacology　免疫药理学　07.017
immunosuppressants　免疫抑制药　11.100
immunotoxicology　免疫毒理学　07.311
impact crusher　冲击式粉碎机　02.107
impact force　冲击力　02.106
implant　植入剂　02.463
implantable drug delivery system　埋植给药系统　02.437
implant tablet　植入片　02.057
import drug　进口药品　06.006
impurity　杂质　06.040
inactivation　失活　05.102
incidence rate　发病率　10.108
inclusion body　包含体　05.398
inclusion complex　包合物　02.444
incompatibility　配伍禁忌　08.061
incremental cost　增量成本　10.093
incremental cost-effectiveness analysis　增量成本–效果分析　10.095
incremental cost- effectiveness ratio　增量成本–效果比　10.094
incremental effectiveness　增量效果　10.096
incubation　孵化　05.289
indicating electrode　指示电极　06.456
indication　适应证　08.037
indicator variable　指示变量　03.315
indirect-acting carcinogen　* 间接致癌物　07.270
indirect-acting mutagen　间接诱变剂　07.288
indirect action　间接作用　07.145
indirect cost　间接成本　10.041
individual difference　个体差异　08.027
individualized therapy　个体化治疗　08.028
induced mutation　诱发突变　04.173
σ inductive effect　σ诱导效应　03.039
inductively coupled plasma-atomic emission spectroscopy　电感耦合等离子体–原子发射光谱　06.265
inductively coupled plasma-mass spectroscopy　电感耦合等离子体–质谱　06.266
inductively coupled plasma-optical emission spectroscopy　电感耦合等离子体–发射光谱　06.264
industrial pharmacy　工业药学　01.002
influencing factor testing　影响因素试验　02.228
informed consent form　知情同意书　09.099
infra-red reference spectrum　红外参考图谱　06.021
infusion　输液　02.429，滴注　08.019
infusion set　输液装置　08.082
infusion via indwelling venous catheter　静脉留置针输液　08.053
inhalant　吸入剂　02.283
inhalation　吸入　08.093
inhalation anesthetics　吸入麻醉药　11.020
inhalation powder　粉雾剂　02.269
inhaler　吸入器　08.086
inhibition zone　抑菌圈　04.282
inhibitor　抑制剂　05.103
inhomogeneous reaction　非均相反应　03.217
initial response　始初反应　07.149
initiating stage　引发阶段　07.293
initiation codon　起始密码子　05.384
initiator　引发剂　07.261
injecting septum　进样隔膜胶垫　06.409
injection　注射剂　02.379
injection valve　进样阀　06.427
injector　注射器　02.425

J

K

L

M

molecular electrostatic potential　分子静电势　03.030
molecular fluorescent method　分子荧光分析法　06.248
molecular formula　分子式　03.116
molecular geometry　分子几何[结构]　03.295
molecular graphics　分子图形　03.297
molecular imprinted polymer　分子印迹聚合物　06.368
molecular mechanics　分子力学　03.053
molecular pharmacology　分子药理学　07.018
molecular recognition　分子识别　03.338
molecular refraction　分子折射度　03.288
molecular sequence alignment　分子序列比对　03.296
molecular sieve　分子筛　05.226
molecular simulation　分子模拟　03.337
molecular structure　分子结构　03.001
molecular topology　分子拓扑　03.294
molecular weight　分子量　03.117
Molisch test　莫利希试验，* α-萘酚试验　06.230
monoamine oxidase inhibitor　单胺氧化酶抑制药　07.208
monobactams　单环 β-内酰胺类　04.089
monoclonal antibody　单克隆抗体　05.306
monodirectional cross resistance　单向交叉抗药性　07.120
monodisperse aerosol generation interface　单分散气雾形成接口　06.446
monohydrate　一水合物　06.548
monomer　单体　03.144
Monte Carlo simulation　蒙特卡罗模拟　10.063
montmorillonite clay　蒙脱土　06.416
moral hazard　道德风险　10.033
morphological characteristic　形态特征　04.065
mortar　研钵　06.503
MOS　安全范围　07.249
mother liquor　母液　05.296
mouse protection test　小鼠保护试验　04.138
moving belt interface　传送带接口　06.442
mucilage　胶浆剂　02.260
mucopolysaccharide　糖胺聚糖，* 黏多糖　05.141
mucopolysaccharide drug　糖胺聚糖类药物　05.131
mucosa aerosol　黏膜用气雾剂　02.281
multicomponent spectrophotometry　多组分光谱分析　06.246
multicopy plasmid　多拷贝质粒　05.413
multidimensional chromatography　多维色谱法　06.323
multidimensional detection　多维检测　06.432
multidrug resistance protein　多药耐药蛋白　03.157
multilamellar vesicle　多室脂质体　02.491
multiple center clinical trial　多中心临床研究　06.004
multiple column chromatography　多柱色谱法　06.307
multiple compartment model　多室模型　07.197
multiple development　多次展开　06.384
multiple-effect still　多效蒸馏水器　02.385
multiple emulsion　复合型乳剂　02.343
multiple frequency absorption band　倍频吸收带　06.282
multiple parallel synthesis　多头平行合成　03.212
multisource pharmaceutical product　多来源药品　06.010
multisubstrate analog　多底物类似物　03.283
multivesicular liposome　多囊脂质体　02.492
multiway sensitivity analysis　多因素敏感性分析　10.031
muscular relaxants　肌肉松弛药，*肌松药　11.023
mutabiosynthesis　突变生物合成　04.027
mutagen　诱变剂　04.183
mutagenecity　致突变作用　07.285
mutagenic breeding　诱变育种　04.168
mutagenicity　致突变性　07.358
mutant　突变体　04.175
mutant prevention concentration　防细菌耐药突变浓度　04.135
mutant selection window　突变选择窗　04.136
mutation　突变　05.332
mutation frequency　突变频率　07.355
mutation rate　突变率　04.176
mutilayer tablet　多层片　02.052
mycelium　菌丝体　04.245
mydriatics　扩瞳药　11.139

N

nanoemulsion　纳米乳　02.468
nanomaterial　纳米材料　02.485
nanoparticle　纳米粒　02.486
nano-science and technology　纳米科技　02.484
p-naphtholbenzein　对萘酚苯甲醇　06.220
narcotic analgesics　麻醉性镇痛药　11.024
narcotic drug　麻醉药品　09.033
nasal drop　滴鼻剂　02.356
nasal inhaler　鼻用吸入器　08.084
national essential drug policy　国家基本药物政策　09.019
National Institute for Clinical Excellence　英国国立临床规范研究所　10.089
national medicine policy　国家药物政策　09.021
natural products chemistry　天然产物化学　03.252
natural selection　自然选育　04.167
n-dimensional space　*n* 维空间　06.185
near-infrared spectrophotometry　近红外分光光度法　06.263
nebulizer　喷雾器　02.289
needle-free injection system　无针注射系统　02.300
negative control　阴性对照　07.175
negative feedback　负反馈　06.191
negative mutant　负变株　04.182
negative regulator gene　负调节基因　04.222
nephrotoxicant　肾毒物　07.268
nephrotoxicity　肾毒性　07.272
nephrotoxicology　肾脏毒理学　07.308
net benefit　净效益　10.053
neuroganglion blockers　神经节阻滞药　11.054
neuropharmacology　神经药理学　07.005
neurotoxicity　神经毒性　07.232
neurotoxicology　神经毒理学　07.305
neurotransmitter　神经递质　07.156
neutral fat　中性脂肪　05.152
neutralization　中和　05.176
new chemical entity　新化学实体　03.233
new drug　新药　09.045
new drug application　新药申请　09.046
new drug approval　新药审批　09.047
new drug innovation　药物创新　09.088
new drugs for hospital　医院新药　08.118
Newtonian fluid　牛顿流体　05.257
NICE　英国国立临床规范研究所　10.089
nichrome coil　镍铬线圈　06.283
ninhydrin reagent　茚三酮试剂　06.205
nitric oxide synthase inhibitor　一氧化氮合成酶抑制剂　03.351
nitrile groups chemically bonded silica　氰基硅烷键合硅胶，* 氰基柱　06.345
nitrogen adsorption method　氮气吸附法　02.202
nitrogen equilibrium　氮平衡　05.059
nitrosoguanidine　亚硝基胍，* 1-甲基-3-硝基-1-亚硝基胍　04.189
nocardicin　诺卡菌素　04.129
node　节点　06.180
non-adverse effect　非有害作用　07.365
nonahydrate　九水合物　06.561
nonaqueous solvent　非水溶剂　02.322
nonbonding orbit　非键轨道　03.020
nonbound water　非结合水分　02.114
non-clinical good laboratory practice　药物非临床研究质量管理规范　09.090
non-clinical research　药物非临床试验　09.089
non-essential amino acid　非必需氨基酸　05.420
non-genotoxic carcinogen　非遗传毒性致癌物　07.280
non-homogeneous liquid preparation　非均相液体制剂，* 非均相液体药剂　02.310
non-isothermal method　非等温法　02.022
non-Newtonian fluid　非牛顿流体　05.258
non-predictable ADR　不可预测不良反应　08.005
nonprescription drug　非处方药　09.007
non-protein nitrogen　非蛋白质氮　05.062
non-saponifiable matter　不皂化物　06.117
nonsteroidal antiinflammatory drug　非甾体抗炎药　11.025
non-volatile matter　不挥发物　06.124
nootropics　益智药　11.038
normalization method　归一化法　06.068
normal phase　正相　06.335

O

orthophenanthroline 邻二氮菲 06.214
osmolarity 渗量 02.422
osmosis 渗透[作用] 05.240
osmotic pressure 渗透压 02.421
osmotic pump tablet 渗透泵片 02.462
OTC 非处方药 09.007
ototoxicity 耳毒性 04.165
ototoxicology 耳毒理学 07.312
outcome 产出 10.050
outlier 离群值 06.065
outpatient prescription 门诊处方 08.059
output layer 输出层 06.193
overall conversion yield 总转化产量 04.251
over dose 过量 08.038
over-effect 过度作用 08.031
over-medication 用药过度 08.122
overpressure thinlayer chromatography 过压薄层色谱法 06.312
over-the-counter drug 非处方药 09.007
ovomucoid chiral stationary phase 卵黏蛋白手性固定相 06.360
oxacephems 氧头孢烯类 04.087
oxapenams 氧青霉烷类 04.084
Oxford unit 牛津单位 04.280
oxygen consumption rate 氧消耗率 04.254
oxygen flask combustion 氧瓶燃烧法 06.211

P

package insert 药品说明书 09.074
packing material 填料 06.333
paddle over the disk method 桨碟法 06.533
painting 涂抹 08.076
palladium ion colorimetry 钯离子比色法 06.298
pan coating 锅包衣 02.069
pancreatic lipase inhibitors 胰脂酶抑制药 11.083
paper disk method 纸片法 04.045
paper electrophoresis 纸电泳法 04.078
parallel control 平行对照 07.173
parallel determination 平行测定 07.212
parallelogram 平行程序法 07.380
paralysis 麻痹 07.386
paramorph 同质异晶体 03.119
paramorphism 同质异晶[现象] 03.120
parasexual cycle 准性生殖循环 04.192
parasympathomimetics 拟副交感神经药 11.040
parent compound 母体化合物 03.248
parenteral administration 非消化道给药 07.057
parenteral nutrition 肠外营养 08.052
parent strain 亲株 04.172
partial agonist 部分激动药 07.033
partial antagonist 部分拮抗药 07.036
partial least square method 偏最小二乘法 06.171
particle 粒子 02.196
particle beam 粒子束 06.481
particle size 粒度 02.039
particle size distribution 粒度分布 02.037
particulate matter 不溶性微粒 06.081
particulate matter monitoring 微粒监测 02.414
partition coefficient 分配系数 02.238
passive cutaneous anaphylaxis 被动皮肤过敏试验 07.394
passive targeting preparation 被动靶向制剂 02.511
passive transport 被动转运 07.046
paste 糊剂 02.244
patch 贴剂 02.294
patent 专利 03.383
pathway engineering 途径工程 04.030
pattern 模式 06.156
pattern recognition 模式识别 03.331
peak asymmetry 峰不对称度 06.324
peak concentration 药峰浓度 07.076
peak time 药峰时间 07.077
peak valley 峰谷 06.331
penams 青霉烷类 04.082
penems 青霉烯类 04.083
penetration enhancer 透皮吸收促进剂 02.248
penicillinase 青霉素酶 04.144
penicillin-binding protein 青霉素结合蛋白 04.131
penicillin resistant *Streptococcus pneumoniae* 耐青霉素肺炎链球菌 04.142
pentaenes 五烯类 04.101
pentahydrate 五水合物 06.556

pentosan 戊聚糖 05.137
pepsin chiral stationary phase 胃蛋白酶手性固定相 06.354
peptidase 肽酶 05.458
peptide 肽 05.029
peptide antibiotics 肽类抗生素 04.108
peptide bond 肽键 05.034
peptide chain 肽链 05.036
peptide deformylase 肽脱甲酰基酶 05.416
peptide nucleic acid 肽核酸 03.153
peptidomimetics 肽模拟物 03.154
peptoid 类肽 03.150
peptolide antibiotics 酯肽类抗生素，* 肽酯类抗生素 04.111
peptone 胨，*蛋白胨 05.033
percent saturation 百分饱和度 05.260
periodate cleavage 高碘酸裂解 05.274
peripheral vasodilators 外周血管扩张药，* 外周血管舒张药 11.060
peritoneal dialysis solution 腹膜透析液 08.026
permeability 通透性 03.291
permitted daily exposure 允许日接触量 06.047
permutite 人造沸石 05.169
peroxide value 过氧化值 06.126
persistent period 持续期 07.074
personalized therapy 个体化治疗 08.028
P-glycoprotein inhibitor P 糖蛋白抑制剂 03.346
pharmaceutical affair 药事 09.084
pharmaceutical affairs law and regulation 药事法规 09.085
pharmaceutical affairs organization 药事组织 09.087
pharmaceutical analysis 药物分析 01.012
pharmaceutical care * 药学服务 08.138
pharmaceutical cell biology 药学细胞生物学 05.465
pharmaceutical chemistry 药物化学 01.009
pharmaceutical dosage form 药物剂型 02.009
pharmaceutical engineering 制药工程学 01.011
pharmaceutical equivalence 药学等价 08.114
pharmaceutical industry 医药行业 09.096
pharmaceutical management committee 药事管理委员会 08.106
pharmaceutical marketing 医药营销学 09.097
pharmaceutical preparation 药物制剂 02.007
pharmaceuticals under special control 特殊管理的药品 09.013
pharmaceutical technology 制药工艺学 01.010
pharmaceutics 药剂学 01.008
pharmacist 药师 09.083
pharmacist intervention 药师干预 08.105
pharmacodynamic interaction 药效学相互作用 08.113
pharmacodynamics 药效学，* 药效动力学 07.001
pharmacoeconomic guidelines 药物经济学指南 10.085
pharmacoeconomics 药物经济学 01.020
pharmacoepidemiology 药物流行病学 01.022
pharmacogenetical ADR 遗传药理学不良反应 08.006
pharmacogenetics 药物遗传学 01.023
pharmacogenomics 药物基因组学 03.371
pharmacognosy 生药学 01.016
pharmacokinetic antagonism 药动学拮抗 07.186
pharmacokinetic interaction 药动学相互作用 08.107
pharmacokinetics 药动学，* 药物代谢动力学 07.002
pharmacological active substance 药理活性物质 04.005
pharmacology 药理学 01.013
pharmacology of traditional Chinese materia medica 中药药理学 07.004
pharmacophore 药效团 03.264
pharmacopoeia 药典 09.052
pharmacotherapeutics 药物治疗学 01.014
pharmacovigilance 药物警戒 09.092
pharmacy 药学 01.001
pharmacy administration 药事管理学 01.021，药事管理 09.086
pharmacy ethics 药学伦理学 09.094
pharmacy fee 药事服务费 08.115
pharmacy intravenous admixture service 静脉药物集中配置 08.054
phase inversion 转相 02.350
phase solubility analysis 相溶解度分析 06.149
phase transfer catalysis 相转移催化 03.223
phase transition temperature 相变温度 02.493
phenyl groups chemically bonded silica 苯基硅烷键合硅胶，* 苯基柱 06.343
phenyl isocyanide 异腈化苯 06.199
pH indicator absorbance ratio method pH 指示剂吸光

positive control　阳性对照　07.176
positive mutant　正变株　04.181
positive regulator gene　正调节基因　04.221
post antibiotic effect　抗生素后效应　04.140
post-column derivatization　柱后衍生化　06.448
potential carcinogen　潜在致癌物　07.295
potential drug interaction　潜在的药物相互作用　08.067
potential energy　势能　03.028
potentiation　增强　07.136
pour plate method　倾注培养　04.073
powder　散剂　02.159，粉末　02.197
powder density　粉体密度　02.206
powder fineness　颗粒细度　06.082
powder inhalant　粉末吸入剂　02.279
powder technology　粉体学　02.024
precipitation　沉淀　04.272
precipitation method　沉淀法　05.186
preclinical　临床前　08.126
precoated plate　预制板　06.392
pre-column derivatization　柱前衍生化　06.447
precursor　前体　04.009
preference　偏好　10.066
preferred conformation　优势构象　03.098
prefilled syringe　载药注射器　08.083
preformulation　处方设计前工作　02.012
pregelatinized starch　预胶化淀粉　02.173
pregnancy category index　妊娠期用药安全性分级　08.071
preliminary compression granulation　预压制粒　02.093
preliminary identification　早期鉴别　04.075
preliminary screening　初筛　04.031
prepackaging　预包装　08.129
preparation area　配制区　02.395
preparation center　制剂中心　08.131
preparation of Chinese materia medica　中药制剂　02.008
preparation of traditional Chinese medicine　中药制剂　02.008
preparation room　制剂室　08.130
preparative chromatography　制备色谱法　05.318
preparative liquid chromatograph　制备液相色谱仪　06.308
preparative thin layer chromatography　制备薄层色谱法　05.319
prescreening　初筛　04.031
prescription　处方　02.011
prescription drug　处方药　09.006
prescription review　处方审核　08.017
present value　现值　10.079
pressure container　耐压容器　02.286
pressure filling　压灌法　02.288
pressure filtration　加压过滤　02.403
pressure sterilization　热压灭菌　02.368
pressure vessel　耐压容器　02.286
prevalence rate　患病率　10.107
primary action　原发作用　07.147
primary metabolite　初级代谢产物　04.006
primary reference material　一级标准物质　06.012
primary structure　一级结构　03.173
primer　引物　05.338
principal component analysis　主成分分析　06.176
principal component regression method　主成分回归法　06.177
probabilistic sensitivity analysis　概率敏感性分析　10.032
probe　探针　05.390
procarcinogen　前致癌物　07.270
process analysis　过程分析　06.192
prodrug　前体药物，* 前药　02.515
producing strain　产生菌　04.053
proenzyme　酶原　05.104
proficiency testing scheme　能力验证计划　06.510
progestins　孕激素类　11.114
progestogens　孕激素类　11.114
programmable wavelength detector　程序波长检测器　06.430
programmed cell death　细胞程序性死亡　05.462
prokaryote　原核生物　05.326
prokinin　激肽原　05.065
promoter　启动子　05.367，促长剂　07.262
promotion　促长阶段　07.294
propellant　抛射剂　02.285
prophage　原噬菌体　04.208
prostaglandin　前列腺素　05.078
prostaglandins　前列腺素类　11.129
prostate hyperplasia inhibitors　前列腺增生抑制药

Q

R

reproducibility　再现性　06.054
reproductive system pharmacology　生殖系统药理学　07.010
reproductive toxicology　生殖毒理学　07.302
research perspective　研究角度　10.084
residual basic hydrolysis method　剩余碱水解法　06.146
residual effect　后遗效应　07.227
residual period　残留期　07.075
residual titration　剩余滴定法　06.145
residue　残基　05.035
residue on evaporation　蒸发残渣　06.123
residue on ignition　炽灼残渣　06.122
resistance　耐药性　04.037
resistant organism　耐药菌　04.036
resolution　拆分　03.109
resolving agent　拆分剂　03.110
resonance　共振　03.042
resonance effect　共振效应　03.043
respiratory absorption　呼吸道吸收　07.061
respiratory inhalation aerosol　呼吸道吸入气雾剂　02.275
respiratory quotient　呼吸商　04.250
respiratory toxicology　呼吸系统毒理学　07.300
response surface　响应面　06.161
response time　响应时间　06.437
restriction endonuclease　限制[性内切核酸]酶　05.342
restriction fragment length polymorphism　限制性片段长度多态性　07.345
retention gap　保留隘口　06.440
retention sample　留样　06.036
retrosynthetic analysis　逆向合成分析　03.330
re-uptake　再摄取　07.162
revalidation　再验证　06.058
reversed phase　反相　06.336
reverse mutant　回复变株　04.180
reverse mutation　回复突变　04.179
reverse osmosis　反渗透　02.386
reverse-phase chromatography　反相色谱法　04.275
reverse-phase evaporation vesicle method　逆相蒸发法　02.495
reverse transcriptase　逆转录酶　05.343
reverse transcription　逆转录，＊反转录　05.359
reversible competitive antagonism　可逆性竞争性拮抗　07.151
reversible effect　可逆效应　07.264
revertant　回复变株　04.180
ribonucleic acid　核糖核酸　05.125
ribose　核糖　05.142
ribosome　核糖体　05.128
ribosylation　核糖基化　05.130
ribozyme　核酶　05.127
rider peak　驼峰　06.332
ridge regression　岭回归　06.160
righting reflex　翻正反射　07.385
rigid analog　刚性类似物　03.049
rigidity　刚性　03.048
rinsing　冲洗　08.090
RNA　核糖核酸　05.125
RNA polymerase　RNA 聚合酶　03.347
RNA polymerase inhibitor　RNA 聚合酶抑制剂　03.348
robustness　耐用性　06.057
rocking vibration　平面摇摆振动　06.277
rodent carcinogenicity bioassay　啮齿类致癌试验　07.376
roller compaction method　滚压法　02.124
rotamer　旋转异构体　03.091
rotary tablet machine　旋转压片机　02.098
rotating bottle method　转瓶法　06.526
rotation viscosimeter　旋转黏度计　02.212
route of administration　给药途径　08.030
R/*S* configuration　*R*/*S* 构型　03.079
rubber closure　橡皮塞　02.426
ruggedness　粗放度　06.056
rule of five　成药五规则　03.236

S

safety　安全性　02.233
safety evaluation　安全评价　07.251
safety factor　安全系数　07.250
safety index　安全指数　07.248
Sakaguchi test　坂口试验　06.228
salicylism　水杨酸反应　07.112

saline cathartics 盐类泻药 11.087
saliva drug level 唾液药物浓度 08.099
salivation 流涎 07.392
salt bridge 盐桥 06.458
salt fractionation 盐分级分离 05.178
salting in 盐溶 05.179
salting out 盐析 03.186
sample applicator 点样器 06.499
sample on-line pretreatment 试样在线预处理 06.441
Sandell's sensitivity 桑德尔灵敏度 06.237
saponification value 皂化值 02.428
saturated calomel electrode 饱和甘汞电极 06.454
saturation 饱和 03.185
saved-young-life equivalent 挽救年轻生命当量 10.078
scale-up 放大试验 04.264
Schiff's base 席夫碱 06.210
scissoring vibration 剪式振动 06.276
screening model 筛选模型 04.046
sealing 封口 02.407
sealing coat 隔离层 02.071
sealing machine 封口机 02.411
secondary action 继发作用 07.146
secondary ion mass spectrometry 次级离子质谱法 06.476
secondary metabolite 次级代谢产物 04.007
secondary reaction 继发反应 08.048
secondary reference material 二级标准物质 06.013
secondary structure 二级结构 03.174
second chemical equilibrium 二次化学平衡 06.435
second-order reaction 二级反应 02.217
sector mutation 扇形突变，* 角变 04.178
sedative 镇静 07.153
sedative-hypnotics 镇静催眠药 11.029
sedimentation 沉降 02.333
sedimentation analysis of protein 蛋白质沉降分析 05.054
sedimentation coefficient 沉降系数 05.180
sedimentation equilibrium 沉降平衡 05.181
sedimentation velocity 沉降速度 05.182
seed tank 种子罐 04.259
segregation 离析现象 02.147
selected medium 选择性培养基 04.214
selective decoupling 选择去偶 06.489
selective serotonin reuptake inhibitor 选择性 5-羟色胺再摄取抑制药 07.209
selective toxic effect 选择性毒作用 07.143
selective toxicity 选择性毒性 07.222
self-emulsifying drug delivery system 自乳化给药系统 02.469
self-medication 自我药疗 08.137
semiconservative replication 半保留复制 05.337
semifinished product 半成品 09.002
semi-micro determination of water 半微量水分测定法 06.141
semisynthetic cephalosporin 半合成头孢菌素 04.118
semisynthetic penicillin 半合成青霉素 04.117
sense strand 有义链 05.363
sensitive organism 敏感菌 04.034
sensitivity 敏感性 04.035，灵敏度 06.049
sensitivity analysis 敏感性分析 10.029
sensitization 致敏作用 02.194
separation 分离 05.183
septet 七重峰 06.485
sequence 序列 05.014
sequencer 序列分析仪，* 测序仪 05.200
sequential test 序贯试验 07.213
sequestration agent 螯合剂 02.225
sera 血清类 11.133
serum drug level 血清药物浓度 08.097
serum pharmacology 血清药理学 07.015
sesquihydrate 倍半水合物 06.549
sex hormones 性激素类 11.106
sex-linked recessive lethal test in *Drosophila melanogaster* 果蝇伴性隐性致死试验 07.383
SF-6D 健康调查量表 6 10.002
SF-12 健康调查量表 12 10.003
SF-36 健康调查量表 36 10.004
shape factor 形态因数 02.204
shape index 形状指数 02.203
shearing force 剪切力 02.130
shear mixing 剪切混合 02.131
shelf-life 货架期 06.037
shock caused by drug hyper-sensitiveness 药物过敏性休克 08.108
short form 6D 健康调查量表 6 10.002
short form 12 健康调查量表 12 10.003
short form 36 健康调查量表 36 10.004

short term toxicity　短期毒性　07.273
shotgun cloning　鸟枪法克隆　05.449
shoulder peak　肩峰　06.325
side chain　侧链　05.040
side effect　副作用　08.032
sieve　筛　02.086
sieve shaker　摇动筛　02.171
sieving　筛析　02.088
sieving method　筛分法　02.160
signal multiplier method　系数倍率法　06.169
signal processing　信号处理　06.162
silanophilic interaction　亲硅羟基作用　06.338
silent gene　沉默基因　05.401
silent mutation　*沉默突变　05.402
silica gel　硅胶　06.339
silica gel column chromatography　硅胶柱色谱法　04.274
silica gel G　硅胶 G　06.394
silica gel H　硅胶 H　06.393
silver chloride electrode　氯化银电极　06.455
silver electrode　银电极　06.457
similarity　相似性　06.187
simple coacervation　单凝聚法　02.474
simple diffusion　简单扩散　07.050
simple protein　单纯蛋白质　05.048
simulated gastric fluid　人工胃液　06.538
simulated intestinal fluid　人工肠液　06.537
single bond　单键　03.133
single chain antibody　单链抗体　05.407
Single Convention on Narcotic Drugs, 1961　1961 年麻醉品单一公约　09.001
single punch tablet machine　单冲压片机　02.097
single unilamellar vesicle　小单层脂质体　02.490
sink condition　漏槽条件　02.152
sinker　沉降篮　06.525
sintered glass filter　垂熔玻璃滤器　02.396
sister chromosome exchange　姐妹染色体互换　07.275
site of action　作用部位　07.099
size exclusion chromatography　分子排阻色谱法　06.310
skin aerosol　皮肤用气雾剂　02.282
skin test　皮试　08.063
slant cultivation　斜面培养　04.236
slide cultivation　玻片培养　04.074
slow reacting substance A　慢反应物质 A　07.276
slugging method　压片法　02.169
small interfering RNA　干扰小 RNA　05.464
smearing　涂抹　08.076
snake venom peptide　蛇毒多肽　03.152
social and behavioral pharmacy　社会和行为药学　09.038
societal perspective　社会角度　10.071
society pharmacy　社会药学　01.028
sodium butanesulfonate　丁烷磺酸钠　06.370
sodium decanesulfonate　癸烷磺酸钠　06.375
sodium dodecylsulfate　十二烷基硫酸钠　06.376
sodium heptanesulfonate　庚烷磺酸钠　06.373
sodium hexanesulfonate　己烷磺酸钠　06.372
sodium octanesulfonate　辛烷磺酸钠　06.374
sodium pentanesulfonate　戊烷磺酸钠　06.371
sodium tetraphenylborate　四苯硼钠　06.201
soft capsule　软胶囊剂　02.137
soft drug　软药　03.276
soft ionization　软离子化方法　06.470
soft pulse　软脉冲　06.483
soil microorganism　土壤微生物　04.054
sol　溶胶　02.315
solid dispersion　固体分散物　02.439
solid lipid nanoparticle　固体脂质纳米粒　02.487
solid phase organic synthesis　固相有机合成　03.220
solid phase reaction　固相反应　03.219
solid preparation　固体制剂　02.123
solid solution　固体溶液　02.441
solid state reaction　固相反应　03.219
solid tumor　实体瘤　04.160
solubility　溶解度　02.175
solubilization　增溶　02.306
solubilizer　增溶剂　02.307
soluble tablet　可溶片　02.135
solution　溶液　03.182
solution aerosol　溶液型气雾剂　02.272
solution ointment　溶液型软膏剂　02.242
solution phase synthesis　液相合成　03.222
solvate　溶剂合物　06.542
solvent　溶剂　03.183
solvent extraction　溶剂萃取　04.268
solvent-nonsolvent method　溶剂–非溶剂法　02.476

solvophobic interaction 疏溶剂作用 06.337
somatropins 生长激素类 11.118
sonophoresis 超声波导入法 02.298
Southern blot DNA 印迹 05.195
Soxhlet extractor 索氏抽提器 06.115
spare receptor 储备受体 07.168
spatula 称量勺 06.500
spec-finder 谱线检索 06.270
species variation 种属差异 07.096
specific absorbance 吸光系数 06.096
specific activity 比活 05.087
specification 药品说明书 09.074
specific gravity 比重 06.138
specific heat 比热 03.127
specificity 专一性 05.089
specific reaction 特异反应 05.184
specific reaction rate 特异反应比速，* 反应速率常数 05.185
specific rotation 比旋光 03.128
specific surface area 比表面积 02.025
specified impurity 指定杂质 06.044
spectral search 光谱检索 06.269
spectral subtraction method 光谱差减法 06.294
spectrographical identification 光谱鉴定法 04.080
spectrum of toxic effect 毒效应谱 07.366
spermatocides 杀精子药 11.116
sperm malformation 精子畸形 07.348
spheroplast 球形体 04.194
spirit �醑剂 02.314
splicing 剪接 05.366
split chromatography 分流色谱法 06.313
splitless 无分流 06.407
spontaneous mutation 自发突变 04.174
spore suspension 孢子悬浮液 04.237
spot reconcentration 斑点再浓集 06.390
spray 喷雾剂 02.268，喷雾 08.089
spray congealing 喷雾冻凝法 02.480
spray drying 喷雾干燥法 02.479
spread plate method 涂布培养 04.072
stability 稳定性 02.235
stability study 稳定性试验 06.032
stabilization 稳定作用 02.017
stabilizer 稳定剂 02.018
staggered conformation * 对位交叉构象 03.092
standard color solution 标准比色液 06.027
standard curve 标准曲线 04.283
standard deviation 标准差 03.305
standard error 标准误差 03.304
standard gamble 标准博弈法 10.016
standard operating procedure 标准操作规程 09.003
starch paste 淀粉浆 02.111
star graph 星图 03.316
starting material 起始物料 06.039
state drug reserve 国家药品储备 09.020
stationary phase coating 固定相涂布 06.402
statistical mechanics 统计力学 03.327
steady state average concentration 稳态血药浓度均值 07.089
steady state concentration 稳态血药浓度 07.085
steady state maximum concentration 稳态血药浓度峰值 07.087
steady state minimal concentration 稳态血药浓度谷值 07.088
stereoisomer 立体异构体 03.077
stereoselective synthesis 立体选择合成 03.211
stereoselectivity 立体选择性 03.051
stereospecificity 立体专一性 03.052
stereotype 定型活动 07.181
steric effect 空间效应 03.046
steric hindrance 位阻 03.050
sterile powder for injection 注射用无菌粉末 02.430
sterile preparation 灭菌制剂 02.358
sterilization 灭菌 02.360
steroid 甾族化合物，* 类固醇 05.155
steroid hormone 甾体激素 03.361
steroid hormone ulcer 甾体激素溃疡 07.113
sterol 甾醇，* 固醇 05.156
sticking 黏冲 02.066
stimulant 兴奋剂 09.049
Stock’s diameter 有效径 02.032
stoichiometry 化学计量学 06.261
stomach-floated drug delivery system 胃内漂浮给药系统 02.457
strain identification 菌种鉴别 04.063
strain improvement 菌种改良 04.166
straub tail 管状尾 07.391
streak cultivation 划线培养 04.071
streptomycete 链霉菌 04.058

stretching vibration 伸缩振动 06.271
structural-based drug design 基于结构药物设计 03.240
structural biology 结构生物学 03.375
structural gene 结构基因 05.439
structural genomics 结构基因组学 03.374
structural proteomics 结构蛋白质组学 03.373
structural similarity 结构相似度 03.376
structure abnormality 结构异常 07.374
structure-activity relationship 构效关系 03.285
structure elucidation 结构确证 06.029
subacute toxicity 亚急性毒性 07.224
sub-coat 粉衣层 02.070
subcutaneous injection 皮下注射 08.064
sublimation 升华 03.193
sublingual administration 舌下给药 08.078
sublingual tablet 舌下片 02.054
submerged aerobic fermentation 深层通气发酵 04.225
substandard drug 劣药 09.030
substituent 取代基 03.137
substituent effect 取代基效应 03.044
substitute 替代药 08.035
substrate 底物 05.088
subunit 亚基 03.143
successive reaction 连续反应 03.224
sugar coated tablet 糖衣片 02.165
sugar coating 糖包衣 02.164
suicide substrate of enzyme 酶自杀底物 05.083
sulfanilic acid 磺胺酸，* 对氨基苯磺酸 06.207
sulfate 硫酸盐 06.102
supercritical fluid chromatography 超临界流体色谱法 06.306
superhelix 超螺旋 05.349
superinfection 重叠感染 07.114
supernatant 上清液 05.294
supplemental agent 附加剂 02.222
suppository 栓剂 02.263
suppository base 栓剂基质 02.264
suppository basket 栓剂篮 06.528
surface activity 表面活性 05.249
surface energy 表面能 05.246
surface tension 表面张力 05.247
surfactant 表面活性剂 02.302
survival analysis 生存分析 10.072
suspending agent 助悬剂 02.334
suspension 混悬剂 02.331
suspension aerosol 混悬型气雾剂 02.280
suspension gel 混悬型凝胶剂 02.261
suspension granule 混悬型颗粒剂 02.129
suspension ointment 混悬型软膏剂 02.243
suspensoid 悬浮液 05.241
sustained-release injection 缓释注射剂 02.232
sustained-release preparation 缓释制剂 02.447
sustained-release tablet 缓释片 02.126
swallow 吞服 08.079
sweeting agent 甜味剂 02.329
swelling degree 膨胀度 06.083
symmetrical stretching vibration 对称伸缩振动 06.274
symmetry 对称 03.055
symmetry factor 对称因素 03.068
sympathomimetics 拟交感神经药 11.046
symptomatic treatment 对症治疗 07.103
synclinal conformation 顺错构象 03.095
synergism 协同 07.135
synonymous mutation 同义突变 05.402
synperiplanar conformation 顺叠构象 03.093
synthetic process 合成工艺路线 06.030
syringe 注射器 02.425
syringe pump 注射泵 06.425
syrup 糖浆剂 02.313
systemic action 全身作用 07.102
systemic injection 全身给药 07.058
system suitability 系统适用性 06.053

T

tablet 片剂 02.049
tablet coating 片剂包衣 02.073
tablet machine 压片机 02.096
tablet weight variation 片重差异 02.155
tachyphylaxis 快速耐受 07.126
Taq DNA polymerase Taq DNA 聚合酶 05.396

target 靶 07.163
target enzyme model 靶酶模型 04.051
targeting drug delivery system 靶向给药系统 02.510
targeting efficiency 靶向效率 02.514
target organ 靶器官 07.337
tautomer 互变异构体 03.073
tautomerism 互变异构 03.071
TD_{50} 半数中毒剂量 07.239
technical verification 复核 06.005
telomer 调聚物 03.149
temperate phage 温和噬菌体 04.209
temperature adjusting 改变温度法 02.477
template 模板 06.396
tensile strength 抗张强度 02.134
teratogen 致畸原 07.277
teratogenesis 致畸作用 07.286
terminal analysis 末端分析 05.046
termination 终止 05.369
tertiary structure 三级结构 03.175
χ^2-test 卡方检验 03.303
test in-waiting 待验 09.009
test of depressor substance 降压物质检查法 05.316
test organism 检定菌 04.042
test solution 供试品溶液 06.023
tetrabutylammonium hydroxide 氢氧化四丁基铵 06.377
tetracyclines 四环素类抗生素 04.097
tetraenes 四烯类 04.100
tetrahydrate 四水合物 06.554
tetrazoline colorimetry 四氮唑比色法 06.299
Thalleoquin reaction 拓奎反应 06.219
the health administrative departments under the State Council 国务院卫生行政管理部门 09.022
the pharmaceuticals supervisory and administrative departments under the State Council 国务院药品监督管理部门 09.023
therapeutic drug monitoring 治疗药物监测 08.134
therapeutic effect 治疗作用 07.109
therapeutic incompatibility 治疗性配伍禁忌 08.133
therapeutic index 治疗指数 08.124
therapeutic window 治疗窗 08.132
thermal analysis technique 热分析技术 06.511
thermal sterilization 热力灭菌法 02.046
thermochromism effect 热色效应 06.224
thermocouple detector 热电偶检测器 06.291
thermodynamics 热力学 06.515
thermoelectrometry 热电学法 06.514
thermo-energy analyzer 热能分析器 06.419
thermogravimetry 热重法 06.520
thermo-mechanical analysis 热机械分析 06.518
thermomicroscopy 热显微镜法 06.519
thermophotometry 热光学法 06.517
thermo-sensitive liposome 热敏脂质体 02.497
thermosonimetry 热发声法 06.516
thermospray interface 热喷雾接口 06.444
thin-layer chromatography 薄层色谱法 04.077
thin-layer electrophoresis 薄层电泳法 04.079
thiochrome reaction 硫色素反应 06.226
thiosemicarbazide colorimetry 氨基硫脲比色法 06.297
three-compartment model 三室模型 07.196
three-dimensional chromatogram 三维色谱图 06.434
three-dimensional quantitative structure-activity relationship 三维定量构效关系 03.333
three-dimensional structure 三维结构 03.177
three-phase aerosol 三相气雾剂 02.271
three wavelength spectrophotometry 三波长分光光度法 06.243
threo configuration 苏型构型 03.082
threshold analysis 阈值分析 10.092
threshold dose 阈剂量，* 最小有效量 07.125
threshold of adverse effect 不良反应阈 07.325
thrombolytics 溶血栓药 11.072
thyroid hormones 甲状腺素类 11.122
time-effect curve 时间–效应曲线，* 时效曲线 07.327
time-response relationship 时效关系 07.328
time to the plateau 趋坪时间 07.086
time trade-off 时间权衡法 10.034
titer 效价 04.243
tolerance 耐受性 07.141
toluene distillation method 甲苯蒸馏法 06.154
topical drug delivery system 局部给药系统 02.296
topical powder 外用粉雾剂 02.292
topological index 拓扑指数 03.318
torsion angle 扭转角 03.012
total parenteral nutrition 全胃肠外营养 02.048
total quality control 全面质量管理 09.037

total solid 总固体 06.125
toxic action 毒作用 07.218
toxicant 毒物 07.216
toxicant distribution 毒物分布 07.342
toxicant metabolism 毒物代谢 07.253
toxic dose 中毒量 08.136
toxic effect 毒效应 07.219
toxicity 毒性 07.220
toxicity sign 毒性体征 07.274
toxicity test 毒性试验 07.221
toxicodynamics 毒效学 07.235
toxicokinetics 毒物代谢动力学 07.236
toxicologist 毒理学家 07.313
toxicology 毒理学 07.215
toxicology or metabolic activation 增毒或代谢活化 07.381
toxic response 毒性反应 07.115
toxin 毒素 07.229
toxin receptor 毒素受体 07.314
traditional drug 传统药 09.008
training set 训练集 06.159
transcriptase 转录酶 05.344
transcription 转录 05.358
transcripton 转录子 05.345
transdermal absorption 透皮吸收 02.295
transdermal drug delivery system 透皮给药系统 02.293
transductant 转导子 05.376
transduction 转导 05.357
transfection 转染 05.356
transformant 转化子 05.375
transformation 转化 05.355
transformation of drug 药物转化 07.044
transgenic animal mutagenicity assay 转基因动物致突变试验 07.370
transgenic technique 转基因技术 03.359
transition probability 转换概率 10.102
transition state 过渡态 03.026
transition state analog 过渡态类似物 03.281
transition state analog inhibitor 过渡态类似物抑制剂 03.282
translation 翻译 05.371
translocation 易位 07.210
transoid conformation 反式构象 03.097
transplanted tumor 移植瘤 04.159
transport of drug 药物转运 07.045
transudate 渗出液 05.281
transudation 渗出 05.280
trauma therapeutic preparation 创面用制剂 02.438
tricyclic antidepressant 三环类抗抑郁药 07.206
tridecahydrate 十三水合物 06.565
trienes 三烯类 04.099
trihydrate 三水合物 06.552
trimer 三聚体 03.148
triple bond 三键 03.135
tritium 氚 03.205
trophophase 生长期 04.010
true density 真密度 02.035
trueness 正确度 06.062
trypsin inhibitor 胰蛋白酶抑制剂，* 抑肽酶 05.050
t-test *t* 检验 03.302
TTO 时间权衡法 10.034
turbulent flow 紊流，*湍流 02.378
twisting vibration 扭曲振动 06.279
two-compartment model 二室模型 07.195
two-dimensional development 双向展开 06.383
two-dimensional quantitative structure-activity relationship 二维定量构效关系 03.332
two-phase aerosol 二相气雾剂 02.270
two-step culture 两步培养法 05.445
tyrosine kinase-linked receptor 酪氨酸激酶受体 07.028

U

ultimate carcinogen 终致癌物 07.291
ultracentrifugation 超速离心 05.209
ultrafiltration membrane 超滤膜 04.278
ultra-high throughput screening 超高通量筛选 03.263
ultra performance liquid chromatography 超高效液相

V

W

X

Y

Z

汉 英 索 引

A

B

半水合物　hemihydrate　06.547
半体内试验　*ex vivo* test　07.171
半微量水分测定法　semi-micro determination of water, Karl Fischer method　06.141
棒图　bargraph　06.466
包封率　entrapped efficiency　02.499
包含体　inclusion body　05.398
包合物　inclusion complex　02.444
包囊　encapsulation　02.506
包衣　coating　02.099
孢子悬浮液　spore suspension　04.237
[胞]内酶　endoenzyme　05.097
胞吐　exocytosis　07.054
[胞]外酶　ectoenzyme　05.098
胞饮　pinocytosis　07.053
饱和　saturation　03.185
饱和甘汞电极　saturated calomel electrode　06.454
保护基　protective group　03.140
保留隘口　retention gap　06.440
暴露剂量　exposure dose　07.363
背材　backing material　06.391
钡盐　barium salt　06.107
倍半水合物　sesquihydrate　06.549
倍量[剂]型　double strength　08.125
倍频吸收带　multiple frequency absorption band　06.282
被动靶向制剂　passive targeting preparation　02.511
被动皮肤过敏试验　passive cutaneous anaphylaxis　07.394
被动转运　passive transport　07.046
被吸附物　adsorbate　05.261
本草学　bencaology　01.018
本内迪克特试剂　Benedict reagent　06.204
本生阀　Bunsen valve　06.215
苯基硅烷键合硅胶　phenyl groups chemically bonded silica　06.343
* 苯基柱　phenyl groups chemically bonded silica　06.343
崩解　disintegration　02.081
崩解迟缓　disintegration relay　02.100
崩解度　disintegrate　02.101
崩解剂　disintegrating agent　02.079
崩解时限　disintegration time　02.102
鼻用吸入器　nasal inhaler　08.084
比表面积　specific surface area　02.025
比活　specific activity　05.087
比较分子力场分析法　comparative molecular field analysis, CoMFA　03.334
比热　specific heat　03.127
比旋光　specific rotation　03.128
比重　specific gravity　06.138
比重瓶法　pycnometric method　06.150
必需氨基酸　essential amino acid　05.026
必需脂肪酸　essential fatty acid　05.150
边际成本　marginal cost　10.007
边际社会成本　marginal social cost　10.008
边际社会效益　marginal social benefit　10.015
边际效益　marginal benefit　10.014
边际效用　marginal utility　10.012
编码　coding　05.372
变构调节效应分子　allosteric effector　03.284
变量校正　variate calibration　06.165
变态反应　allergy　05.298
变形振动　deformation vibration　06.273
变性　denaturation　05.020
变性剂　denaturant　05.021
DNA 标记　DNA marker　05.394
标记化合物　labeled compound　03.203
标签　label　02.014
标准比色液　standard color solution　06.027
标准博弈法　standard gamble　10.016
标准操作规程　standard operating procedure　09.003
标准差　standard deviation　03.305
标准曲线　standard curve　04.283
标准物质　reference material　06.011
标准误差　standard error　03.304
标准样品　reference material　06.015
表达载体　expression vector　05.392
表观分布容积　apparent volume of distribution　07.090
表观黏度　apparent viscosity　06.134
表面活性　surface activity　05.249
表面活性剂　surfactant　02.302
表面能　surface energy　05.246
表面张力　surface tension　05.247
* 别构效应物　allosteric effector　03.284
冰点降低　freezing point depression　02.415
丙烯醛反应　acrolein reaction　06.197

C

06.306
超滤膜 ultrafiltration membrane 04.278
超螺旋 superhelix 05.349
超平面 hyperplane 06.186
超热力学 extrathermodynamics 03.326
超声波导入法 phonophoresis, sonophoresis 02.298
超声混合器 ultrasonic mixer 02.338
超速离心 ultracentrifugation 05.209
沉淀 precipitation 04.272
沉淀法 precipitation method 05.186
沉积 deposition 05.284
沉降 sedimentation 02.333
沉降篮 sinker 06.525
沉降平衡 sedimentation equilibrium 05.181
沉降速度 sedimentation velocity 05.182
沉降系数 sedimentation coefficient 05.180
沉默基因 silent gene 05.401
* 沉默突变 silent mutation 05.402
陈化 aging 05.238
称量勺 spatula 06.500
成本 cost 10.006
成本分析 cost analysis 10.022
成本–结果分析 cost-consequence analysis 10.023
成本控制 cost containment 10.024
成本–效果分析 cost-effectiveness analysis 09.004, CEA 10.025
成本–效果可接受曲线 cost-effectiveness acceptability curve, CEAC 10.026
成本–效益分析 cost-benefit analysis, CBA 10.027
成本–效用分析 cost-utility analysis, CUA 10.028
成键轨道 bonding orbit 03.018
成膜材料 film-former 02.105
成品 finished product 09.005
成药五规则 rule of five 03.236
成瘾性 addiction 07.117
程序波长检测器 programmable wavelength detector 06.430
程序外 DNA 合成 unschedule DNA synthesis 07.278
澄清度 clarity 06.098
澄清裂解液 cleared lysate 05.403
迟发型毒性作用 delayed toxic effect 07.228
迟发性神经毒性 delayed neurotoxicity 07.284
迟释制剂 delayed-release preparation 02.449
持家基因 housekeeping gene 05.442
持续期 persistent period 07.074
齿轮泵 gear pump 06.424
赤型构型 *erythro* configuration 03.081
炽灼残渣 residue on ignition 06.122
充填性 filling ability 02.209
冲击力 impact force 02.106
冲击式粉碎机 impact crusher 02.107
冲洗 douche, rinsing 08.090
重氮甲烷 diazomethane 06.449
重叠感染 superinfection 07.114
* 重叠构象 eclipsed conformation 03.093
重分布 redistribution 07.188
重复性 repeatability 06.055
重结晶 recrystallization 03.187
重组 recombination 05.350
重组体 recombinant 04.199
抽针试验 consistence test 06.152
稠度计 consistometer 02.339
出厂检验 batch release 06.069
初级代谢产物 primary metabolite 04.006
初筛 prescreening, preliminary screening 04.031
除另有规定外 unless otherwise stated 06.139
储备受体 spare receptor 07.168
处方 prescription, formula 02.011
处方设计前工作 preformulation 02.012
处方审核 prescription review 08.017
处方调配费 dispensing fee 08.018
处方药 prescription drug 09.006
氚 tritium 03.205
传出神经系统药理学 autonomic pharmacology 07.011
传送带接口 moving belt interface 06.442
传统药 traditional drug 09.008
传统药理学 ethnopharmacology 07.016
窗口图解技术 window diagram technique 06.167
创面用制剂 trauma therapeutic preparation 02.438
吹出式吸管 blow-out pipette 06.506
垂熔玻璃滤器 sintered glass filter 02.396
垂直层流洁净室 vertical laminar flow clean room 02.394
垂直层流洁净台 vertical laminar flow clean work-bench 02.393
锤击式粉碎机 hammer mill 02.108
纯度 purity 05.266

纯化　purification　05.265
纯化水　purified water　06.002
醇沉　ethanol precipitation　05.404
磁性微球　magnetic microsphere　02.508
磁阻　reluctance　06.468
雌激素类　estrogens　11.107
次级代谢产物　secondary metabolite　04.007
次级离子质谱法　secondary ion mass spectrometry　06.476
刺激性试验　irritant test　07.339
粗放度　ruggedness　06.056
粗提物　crude extract　05.264
* 促凝血药　hemostatics　11.068
促细胞分裂剂　mitogen　05.063
促长剂　promoter　07.262
促长阶段　promotion　07.294
猝灭荧光测定法　quenching fluorometry　06.255
催化部位　catalytic site　05.092
催化热滴定　catalytic thermometric titration　06.147
脆碎度　friability　02.078
错配　mispairing, mismatching　05.347

D

大单层脂质体　large unilamellar vesicle　02.489
大分子　macromolecule　05.405
大环内酯类抗生素　macrolide antibiotics　04.091
大孔树脂　macroporous resin　04.271
大气压离子化　atmospheric pressure ionization　06.471
大网络树脂　macroreticular resin　05.253
* 代谢　metabolism　05.010
代谢产物　metabolite　07.081
代谢工程　metabolic engineering　05.406
代谢拮抗物　metabolic antagonist　04.023
代谢调节　metabolic regulation　04.017
代谢途径　metabolic pathway　04.012
代谢型谷氨酸受体　metabotropic glutamate receptor　07.027
代谢性降解　metabolic degradation　07.193
代谢中间产物　metabolic intermediate　04.014
代谢终产物　metabolic end product　04.015
待验　test in-waiting　09.009
丹氏浓缩器　Danish concentrator　06.116
丹酰氯　dansyl chloride　06.254
单胺氧化酶抑制药　monoamine oxidase inhibitor　07.208
单标线吸管　one-mark pipette　06.504
单冲压片机　single punch tablet machine　02.097
单纯蛋白质　simple protein　05.048
单分散气雾形成接口　monodisperse aerosol generation interface　06.446
单环 β-内酰胺类　monobactams　04.089
单剂量包装　unit dose system　08.007
单键　single bond　03.133
单克隆抗体　monoclonal antibody　05.306
单离　isolation　05.164
单链抗体　single chain antibody　05.407
单凝聚法　simple coacervation　02.474
单体　monomer　03.144
单线标量瓶　one-mark volumetric flask　06.505
单向阀　check valve　06.426
单向交叉抗药性　monodirectional cross resistance　07.120
单因素敏感性分析　oneway sensitivity analysis　10.030
* 胆碱受体阻滞药　anticholinergics　11.041
胆碱酯酶抑制药　cholinesterase inhibitors　11.043
蛋白–蛋白相互作用　protein-protein interaction　03.155
*蛋白胨　peptone　05.033
蛋白结合　protein bind　07.064
蛋白酶　proteinase　05.408
蛋白酶解　proteolysis　05.106
G 蛋白偶联受体　G-protein coupled receptor　07.026
蛋白脂质　proteolipid　05.149
蛋白质　protein　05.027
蛋白质沉降分析　sedimentation analysis of protein　05.054
蛋白质工程　protein engineering　05.016
蛋白质剪接　protein splicing　05.409
蛋白质类药物　protein drug　05.053

蛋白质数据库　protein databank　03.342
蛋白质芯片　protein chip　05.410
蛋白质组　proteome　05.411
氮内酯类　azilides　04.095
氮平衡　nitrogen equilibrium　05.059
氮气吸附法　nitrogen adsorption method　02.202
氘　deuterium　03.204
氘化三甘氨硫酸酯检测器　deuterated triglycine sulfate detector　06.292
导数分光光度法　derivative spectrophotometry　06.244
捣碎器　blender　05.267
道德风险　moral hazard　10.033
灯丝　filament　06.472
等电沉淀　isoelectric precipitation　05.172
等电聚焦电泳　isoelectrofocusing　05.218
等度洗脱　isocratic elution　06.389
等高线色谱图　contour chromatogram　06.433
等离子体光谱化学　plasma spectrochemistry　06.267
等离子体解吸质谱法　plasma desorption mass spectrometry　06.477
等渗溶液　isoosmotic solution　02.419
等渗调节　isoosmotic adjustment　02.424
等速电泳　isotachophoresis　05.217
等温法　isothermal method　02.021
等吸光点法　isosbestic point method　06.242
等效径　equivalent diameter　02.030
等张溶液　isotonic solution　02.420
低共熔点　eutectic point　02.416
低共熔混合物　eutectic mixture　02.440
低密度脂蛋白　low density lipoprotein　03.159
低渗溶液　hypotonic solution　02.417
低压梯度泵　low pressure gradient pump　06.422
滴鼻剂　nasal drop　02.356
滴定管　burette　06.507
滴定液　volumetric solution　06.143
滴耳剂　ear drop　02.355
滴丸剂　dripping pill　02.110
滴眼剂　eye drop　02.433
滴注　driping, infusion　08.019
底物　substrate　05.088
缔合　association reaction　05.230
缔合熵　enthalpy of association　03.325
碲化汞–碲化镉复合半导体检测器　mercury cadmium telluride detector　06.293
点样器　sample applicator　06.499
点指数　vertex degree　03.319
碘仿反应　iodoform reaction　06.196
碘化物　iodide　06.105
碘值　iodine value　02.427
电穿孔　electroporation　04.198
电穿孔导入法　electroporesis　02.299
电导率　electrical conductivity　06.461
电感耦合等离子体–发射光谱　inductively coupled plasma-optical emission spectroscopy　06.264
电感耦合等离子体–原子发射光谱　inductively coupled plasma-atomic emission spectroscopy　06.265
电感耦合等离子体–质谱　inductively coupled plasma-mass spectroscopy　06.266
电荷密度　charge density　03.031
电荷偶极相互作用　charge-dipole interaction　03.033
电荷转移　charge transfer　03.032
电荷转移光谱　charge-transfer spectrum　06.247
电解电流　faradaic current　06.459
电离　ionization　03.034
电离常数　ionization constant　03.035
电喷雾接口　electrospray interface　06.445
电融合　electrofusion　04.197
电渗流　electroosmotic flow　06.326
电渗析　electrodialysis　05.295
* 电透析　electrodialysis　05.295
电压调控性通道　voltage dependent channel　07.108
电泳　electrophoresis　06.316
电泳图　electrophoretogram　05.212
电子等排体　isostere　03.272
电子构型　electronic configuration　06.234
电子轰击离子化　electron impact ionization　06.497
π电子效应　π electron effect　03.040
电子跃迁　electron transition　06.493
淀粉浆　starch paste　02.111
丁烷磺酸钠　sodium butanesulfonate　06.370
顶空浓缩进样器　head-space concentrating injector　06.411
定量构效关系　quantitative structure-activity relationship, QSAR　03.286
定量结构性质关系　quantitative structure-property relationship　03.287
定量气雾剂　metered-dose aerosol　02.274

定量吸入气雾剂 metered-dose inhalation aerosol 02.273
定量吸入器 metered-dose inhaler 02.284
定量限 limit of quantitation 06.052
定量药理学 quantitative pharmacology 07.020
定向筛选 directed screening 04.032
定向新药发现 focused drug discovery 03.242
定型活动 stereotype 07.181
动力学拆分 kinetic resolution 03.111
动脉注射 intra-arterial injection 08.022
动态热机械法 dynamic thermomechanometry 06.521
动物模型 animal model 07.177
动作电位时程 action potential duration 07.182
胨 peptone 05.033
毒理学 toxicology 07.215
毒理学家 toxicologist 07.313
毒素 toxin 07.229
毒素受体 toxin receptor 07.314
毒物 toxicant 07.216
毒物代谢 toxicant metabolism 07.253
毒物代谢动力学 toxicokinetics 07.236
毒物分布 toxicant distribution 07.342
毒效学 toxicodynamics 07.235
毒效应 toxic effect 07.219
毒效应谱 spectrum of toxic effect 07.366
毒性 toxicity 07.220
毒性反应 toxic response 07.115
毒性试验 toxicity test 07.221
毒性体征 toxicity sign 07.274
*毒蕈碱受体阻滞药 antimuscarinic agents 11.042
毒作用 toxic action 07.218
杜瓦瓶 Dewar flask 06.217
短期毒性 short term toxicity 07.273
堆密度 bulk density 02.036
*对氨基苯磺酸 sulfanilic acid 06.207
对称 symmetry 03.055
对称伸缩振动 symmetrical stretching vibration 06.274
对称因素 symmetry factor 03.068
对抗疗法 allopathy 07.130
对流混合 convective mixing 02.132
对萘酚苯甲醇 *p*-naphtholbenzein 06.220
*对位交叉构象 staggered conformation 03.092
对因治疗 etiological treatment 07.104
对映体过量 enantiomeric excess 03.104
对映体选择代谢 enantioselective metabolism 03.106
对映现象 enantiotropy 03.113
对映性变化 enantiotropic change 03.114
对映[异构]体 enantiomer 03.074
[对映]异构体活性比 eudismic ratio 03.108
*[对映]异构体优劣比 eudismic ratio 03.108
对映有择 enantioselectivity 03.115
对照品 reference substance 06.014
对照溶液 reference solution 06.022
对照试验 controlled trial 08.127
对照药材 reference crude drug 06.024
对症治疗 symptomatic treatment 07.103
顿服 draught 08.080
多倍体 polyploid 07.344
多不饱和脂肪酸 polyunsaturated fatty acid 05.151
多层片 mutilayer tablet 02.052
多重用药 polypharmacy 08.139
多次展开 multiple development 06.384
多底物类似物 multisubstrate analog 03.283
多核糖体 polysome 05.129
多晶型 polymorphism 02.179
多聚体 polymer 03.146
多拷贝质粒 multicopy plasmid 05.413
多克隆抗体 polyclonal antibody 05.414
多来源药品 multisource pharmaceutical product 06.010
多囊脂质体 multivesicular liposome 02.492
多室模型 multiple compartment model 07.197
多室脂质体 multilamellar vesicle 02.491
多肽 polypeptide 05.032
多肽类抗生素 polypeptide antibiotics 05.415
多肽类药物 polypeptide drug 05.055
多头平行合成 multiple parallel synthesis 03.212
多维检测 multidimensional detection 06.432
多维色谱法 multidimensional chromatography 06.323
*多烯大环内酯类抗生素 polyene antibiotics, polyene macrolide antibiotics 04.098
多烯类抗生素 polyene antibiotics, polyene macrolide antibiotics 04.098
多相反应 heterogeneous reaction 03.218
多效蒸馏水器 multiple-effect still 02.385
多药耐药蛋白 multidrug resistance protein 03.157

E

F

分子量 molecular weight 03.117
分子模拟 molecular simulation 03.337
分子排阻色谱法 size exclusion chromatography 06.310
分子筛 molecular sieve 05.226
分子生物学 molecular biology 05.002
分子识别 molecular recognition 03.338
分子式 molecular formula 03.116
分子图形 molecular graphics 03.297
分子拓扑 molecular topology 03.294
分子序列比对 molecular sequence alignment 03.296
分子药理学 molecular pharmacology 07.018
分子印迹聚合物 molecular imprinted polymer 06.368
分子荧光分析法 molecular fluorescent method 06.248
分子育种 molecular breeding 04.170
分子折射度 molecular refraction 03.288
分子蒸馏 molecular distillation 03.190
粉末 powder 02.197
粉末吸入剂 powder inhalant 02.279
粉末直接压片法 direct compressing method 02.117
粉碎 pulverization, comminution 02.083
粉碎比 comminution ratio 02.118
粉碎度 comminution degree 02.119
粉碎机 pulverizer 02.085
粉体密度 powder density 02.206
粉体学 powder technology 02.024
粉雾剂 inhalation powder 02.269
粉衣层 sub-coat 02.070
封口 sealing 02.407
封口机 sealing machine 02.411
峰不对称度 peak asymmetry 06.324
峰谷 peak valley 06.331
孵化 incubation 05.289
敷贴 application 08.024
弗里–威尔逊法 Free-Wilson method 03.313
伏安法 voltammetry 06.450
浮力密度 buoyant density 05.423
辐射灭菌 radiation sterilization 02.370
辅料 adjuvant 02.120
辅酶 coenzyme 05.095
辅因子 cofactor 05.094
负变株 negative mutant 04.182
负反馈 negative feedback 06.191
负荷剂量 loading dose 08.025
负链 minus strand 05.362
负调节基因 negative regulator gene 04.222
* 负载式经济评价 piggyback economic evaluation 10.005
附加剂 supplemental agent 02.222
附加体 episome 05.424
复方药 compound medicine 09.014
复合型乳剂 multiple emulsion 02.343
复核 technical verification 06.005
复凝聚法 complex coacervation 02.475
复性 renaturation 05.022
复制 replication 05.334
复制体 replisome 05.335
复制型 replicating form 05.339
复制子 replicon 05.336
副产物 by-product 03.227
副作用 side effect 08.032
富集培养基 enrichment medium 04.069
赋形剂 excipient 02.221
腹膜透析液 peritoneal dialysis solution 08.026

G

改变温度法 temperature adjusting 02.477
钙调磷酸酶抑制药 calcineurin inhibitor 07.207
钙盐 calcium salt 06.108
概率敏感性分析 probabilistic sensitivity analysis 10.032
干法制粒 dry granulation 02.091
干菌量 dry cell weight 04.244
干扰素诱导剂 interferon inducer 05.425
干扰小 RNA small interfering RNA 05.464
干热空气灭菌 dry heat air sterilization 02.366
干热灭菌 dry heat sterilization 02.364
干燥 drying 02.121
干燥失重 loss on drying 06.127
干装柱法 dry packing method 06.400
肝肠循环 hepato-enteral circulation 07.189
肝毒物 hepatotoxicant 07.260

肝药酶　liver drug enzyme　07.080
肝脏毒理学　hepatotoxicology　07.307
刚性　rigidity　03.048
刚性类似物　rigid analog　03.049
高碘酸裂解　periodate cleavage　05.274
高分辨气相色谱法　high resolution gas chromatography　06.302
高分子多孔小球　porous polymer bead　06.418
高分子溶液　macromolecular solution　02.312
高分子药物　polymer drug　03.170
高密度发酵　high density fermentation　05.426
高密度脂蛋白　high density lipoprotein　03.158
高内涵筛选　high content screening　03.260
高能磷酸化合物　high-energy phosphate compound　05.275
高渗溶液　hypertonic solution　02.418
高速离心　high speed centrifugation　05.208
高速逆流色谱法　high speed coutercurrent chromatography　06.311
高通量化学　high throughput chemistry　03.261
高通量筛选　high throughput screening　03.262
高效薄层色谱法　high performance thin-layer chromatography　06.303
高效空气过滤器　high efficiency air filter　02.390
高效液相色谱法　high performance liquid chromatography, HPLC　06.304
高压灭菌器　autoclave　02.047
戈雷柱　Golay column　06.405
隔离层　sealing coat　02.071
* 隔膜泵　reciprocating diaphragm pump　06.423
个体差异　individual difference　08.027
个体化治疗　individualized therapy, personalized therapy　08.028
各向异性　anisotropic　06.482
给体–受体手性柱　pirkle chiral column　06.362
给药方案　dosage regimen　08.029
给药途径　route of administration　08.030
庚烷磺酸钠　sodium heptanesulfonate　06.373
工业药学　industrial pharmacy　01.002
工作对照品　working reference substance　06.025
功能基因组学　functional genomics　03.353
功能缺陷　functional deficiency　07.373
功能性免疫　functional immunity　05.427
供试品溶液　test solution　06.023
供体　donor　05.012
共沉淀物　coprecipitate　02.442
共轭　conjugation　03.041
共沸点　azeotropic point　03.125
共沸法　azeotropic method　06.153
共沸混合物　azeotrope　03.126
共沸蒸馏　azeotropic distillation　03.191
共合成　co-synthesis　04.025
共济失调　ataxia　07.384
共价键　covalent bond　03.004
共溶剂　cosolvent　02.316
共振　resonance　03.042
共振效应　resonance effect　03.043
构建单元　building block　04.029
构象　conformation　03.086
构象分析　conformational analysis　03.088
构象搜寻　conformational search　03.087
构象效应　conformational effect　03.100
构象异构　conformational isomerism　03.089
构象异构体　conformer　03.090
构效关系　structure-activity relationship　03.285
构型　configuration　03.078
R/*S* 构型　*R*/*S* configuration　03.079
* 孤儿药　orphan drug　08.040
骨架片　matrix tablet　02.453
鼓型过滤机　drum filter　04.269
* 固醇　sterol　05.156
固定化酶　immobilized enzyme　05.268
固定化培养　immobilized culture　05.428
固定剂量法　fixed dose procedure　07.377
* AGP 固定相　α_1-acid glycoprotein chiral stationary phase　06.355
固定相涂布　stationary phase coating　06.402
固结　consolidation　02.335
固绿　fast green　06.223
固体分散物　solid dispersion　02.439
固体粒子间引力　inter-particle attraction　02.122
固体溶液　solid solution　02.441
固体脂质纳米粒　solid lipid nanoparticle　02.487
固体制剂　solid preparation　02.123
固相反应　solid state reaction, solid phase reaction　03.219
固相有机合成　solid phase organic synthesis　03.220
固有溶出速率　intrinsic dissolution rate　06.536

寡核苷酸 oligonucleotide 05.429
寡聚体 oligomer 03.145
寡肽 oligopeptide 05.031
寡糖 oligosaccharide 05.412
拐点 deflection point 06.236
关键工艺 critical process 09.015
官能团 functional group 03.136
冠醚型手性固定相 crown ether chiral stationary phase 06.361
管碟法 cap-plate method 04.281
管状尾 straub tail 07.391
灌肠剂 enema 02.357
灌洗液 irrigating solution 02.501
灌装机 filling machine 02.404
光电二极管阵列检测器 photodiode array detector 06.431
光毒性反应 phototoxic reaction 07.237
光度滴定法 photometric titration 06.295
光复活[作用] photoreactivation 04.187
光降解 photodegradation 02.223
光敏药物 photosensitive drug 02.019
光谱差减法 spectral subtraction method 06.294
光谱检索 spectral search 06.269
光谱鉴定法 spectrographical identification 04.080
光散射 light scattering 05.245
光稳定性 light stability 02.015
光纤在线检测技术 optical fiber on-line detection 06.535
光学纯度 optical purity 03.103
* 光学活性 optical activity 03.101
光学显微镜法 optical microscopy method 02.200
光致敏反应 photosensitivity reaction 07.238
光子 photon 06.232
广谱抗生素 broad spectrum antibiotic 04.151
归一化法 normalization method 06.068
硅胶 silica gel 06.339
硅胶 G silica gel G 06.394
硅胶 H silica gel H 06.393
硅胶柱色谱法 silica gel column chromatography 04.274
硅碳棒 globar 06.284
癸烷磺酸钠 sodium decanesulfonate 06.375
滚压法 roller compaction method 02.124
锅包衣 pan coating 02.069
国际标准品 international standard 06.018
国际单位 international unit, IU 05.159
国际非专有药名 International Nonproprietary Names 09.016
国际贸易药品质量签证体系 certification scheme on the quality of pharmaceutical products moving in international commerce 09.017
国际药物经济学与产出研究会 International Society for Pharmacoeconomic and Outcomes Research, ISPOR 10.035
国际药学联合会 International Pharmaceutical Federation, FIP 01.031
国家基本药物政策 national essential drug policy 09.019
国家药典委员会 Chinese Pharmacopoeia Commission, ChPC 09.053
国家药品储备 state drug reserve 09.020
国家药物政策 national medicine policy 09.021
国务院卫生行政管理部门 the health administrative departments under the State Council 09.022
国务院药品监督管理部门 the pharmaceuticals supervisory and administrative departments under the State Council 09.023
果蝇伴性隐性致死试验 sex-linked recessive lethal test in *Drosophila melanogaster* 07.383
过程分析 process analysis 06.192
过度作用 over-effect 08.031
过渡态 transition state 03.026
过渡态类似物 transition state analog 03.281
过渡态类似物抑制剂 transition state analog inhibitor 03.282
过量 over dose 08.038
过滤 filtration 05.293
* 过滤灭菌 filtration sterilization 02.373
过敏反应 anaphylactic response 05.303
过敏症 anaphylaxis 05.304
过压薄层色谱法 overpressure thinlayer chromatography 06.312
过氧化值 peroxide value 06.126

H

哈米特方程　Hammett equation　03.312
海洋微生物　marine microorganism　04.055
海洋药物　marine drug　05.147
含服　buccal administration　08.039
含量测定　assay　06.130
含量均匀度　uniformity of dosage unit　06.131
罕用药　orphan drug　08.040
汉施方程　Hansch equation　03.314
毫渗量　milliosmolarity　02.423
合并　coalescence　02.471
合成工艺路线　synthetic process　06.030
合剂　mixture　02.352
合理药物设计　rational drug design　03.239
合理用药　rational use of drug　08.041
核苷　nucleoside　05.122
核苷类抗生素　nucleoside antibiotics　04.105
核苷逆转录酶抑制剂　nucleoside reverse transcriptase inhibitor　03.349
核苷酸　nucleotide　05.121
核酶　ribozyme　05.127
核内复制　endoreduplication　07.346
核受体　nuclear receptor　07.029
核酸　nucleic acid　05.119
核酸类药物　nucleic acid drug　05.120
核糖　ribose　05.142
核糖核酸　ribonucleic acid, RNA　05.125
核糖基化　ribosylation　05.130
核糖体　ribosome　05.128
核团内给药　intra-nuclear administration　07.060
核药学　nuclear pharmacy　01.005
恒重　constant weight　06.070
红外参考图谱　infra-red reference spectrum　06.021
红移　red shift　06.241
后遗效应　residual effect　07.227
候选基因　candidate gene　05.430
呼吸道吸入气雾剂　respiratory inhalation aerosol　02.275
呼吸道吸收　respiratory absorption　07.061
呼吸商　respiratory quotient　04.250
呼吸系统毒理学　respiratory toxicology　07.300
糊化　gelatinization　02.125
糊剂　paste　02.244
互变异构　tautomerism　03.071
互变异构体　tautomer　03.073
互补 DNA　complementary DNA　05.360
互补碱基　complementary base　05.388
互补链　complementary strand　05.365
互补性　complementarity　05.313
化学对照品　chemical reference substancum　06.020
化学发光免疫分析法　chemiluminescence immunoassay　06.256
化学反应动力学　chemical kinetics　03.179
化学给药系统　chemical delivery system　03.377
化学基因组学　chemical genomics　03.378
化学计量学　stoichiometry　06.261
化学鉴别　chemical identification　04.076
化学键　chemical bond　03.002
化学键合相　chemically bonded phase　06.341
化学灭菌　chemical sterilization　02.374
化学配伍禁忌　chemical incompatibility　08.042
化学平衡　chemical equilibrium　03.178
化学生物学　chemical biology　03.379
化学特异性　chemical specificity　07.165
化学相似性　chemical similarity　03.380
化学信息学　cheminformatics　03.381
化学性拮抗　chemical antagonism　07.183
化学修饰　chemical modification　04.116
化学药品　chemical drug　09.024
化学诱变剂　chemical mutagen　04.185
化学治疗　chemotherapy　07.022
化学致癌物　chemical carcinogen　07.289
* 划痕片　divi-tab　08.055
划线培养　streak cultivation　04.071
环糊精包合物　cyclodextrin inclusion compound　02.509
β 环糊精键合硅胶　beta cyclodextrin bonded silica　06.347
环糊精手性固定相　cyclodextrin chiral stationary phase　06.353
环形展开　circular development　06.386

缓激肽　bradykinin　05.074
缓释片　sustained-release tablet　02.126
缓释制剂　sustained-release preparation　02.447
缓释注射剂　sustained-release injection　02.232
* 缓泻药　laxatives　11.088
换窝异亲抚养试验　litters cross fostering study　07.290
患病率　prevalence rate　10.107
磺胺酸　sulfanilic acid　06.207
挥发油测定器　volatile oil determination apparatus　06.155
回复变株　reverse mutant, revertant　04.180
回复突变　reverse mutation　04.179
回归分析　regression analysis　03.311
回归系数　regression coefficient　03.310
回收　recovery　05.286
荟萃分析　meta-analysis　10.036
彗星试验　comet assay　07.382
混合　mixing　02.089
混合度　degree of mixing　02.127
混合固定相　mixed stationary phase　06.417
混合机　mixer　02.090
混悬剂　suspension　02.331
混悬型颗粒剂　suspension granule　02.129
混悬型凝胶剂　suspension gel　02.261
混悬型气雾剂　suspension aerosol　02.280
混悬型软膏剂　suspension ointment　02.243
活化能　activation energy　03.180
活性　activity　05.086
活性部位　active site　05.090
活性构象　bioactive conformation　03.099
活性肽　bioactive peptide　05.030
活性肽药物　active peptide drug　05.056
活性物质　active substance　05.297
活性中心　active center　05.091
火焰灭菌　flame sterilization　02.365
货架期　shelf-life　06.037

J

机会成本　opportunity cost　10.037
肌内注射　intramuscular injection　08.065
肌肉松弛药　muscular relaxants　11.023
*肌松药　muscular relaxants　11.023
积分仪　integrator　06.379
基本培养基　minimal medium　04.213
基本药物目录　essential drug list　09.018
基数效用　cardinal utility　10.010
基态　ground state　03.024
基线分离峰　baseline resolved peak　06.330
基线剂量　benchmark dose　07.347
基因　gene　05.328
基因表达　gene expression　05.391
基因操作　genetic manipulation　05.377
基因重组　gene recombination　05.438
基因簇　gene cluster　04.220
基因打靶　gene targeting　05.431
基因导向酶促前药治疗　gene-directed enzyme-prodrug therapy　03.355
基因定位　gene mapping　05.331
基因工程　genetic engineering　05.015
基因工程抗生素　gene engineered antibiotic　04.223
基因库　gene pool　05.379
基因疗法　gene therapy　05.393
基因嵌入　gene intercalation　05.432
基因枪法　biolistics　05.433
基因敲除　gene knockout　05.434
基因删减　gene subtraction　05.435
基因添加　gene addition　05.436
基因突变　gene mutation　07.258
基因文库　gene library　05.380
基因芯片　gene chip　05.437
基因组　genome　05.378
基因组学　genomics　03.358
基于结构药物设计　structural-based drug design　03.240
基于抗体治疗药　antibody-based therapeutics　03.367
基质金属蛋白酶抑制剂　matrix-metalloproteinase inhibitor　03.350
畸形　malformation　07.265
激动　agonism　07.132
激动药　agonist　07.031

健康调查量表 12　short form 12, SF-12　10.003
健康调查量表 36　short form 36, SF-36　10.004
健康维护组织　health maintenance organization, HMO　10.044
健康相关生存质量　health-related quality of life, HR-QOL　10.045
健康效用　health utility　10.046
健康效用指数　health utility index, HUI　10.047
健康质量量表　quality of well-being, QWB　10.060
健康状态　health state　10.048
鉴别　identification　06.090
鉴别培养基　differential medium　04.068
键长　bond length　03.009
* 键合相　chemically bonded phase　06.341
键角　bond angle　03.011
桨碟法　paddle over the disk method　06.533
降胆固醇活性　cholesterol-lowering activity　04.162
降胆固醇物质　cholesterol-lowering substance　04.163
降解　degradation　05.113
降血糖药　antihyperglycemics　11.065
降压物质检查法　test of depressor substance　05.316
* 降压药　antihypertensive drug　11.053
交叉参考　cross reference　06.571
交叉耐受性　cross tolerance　07.142
交叉耐药性　cross resistance　04.038
交叉污染　cross contamination　09.026
交联　crosslinking　06.524
胶浆剂　mucilage　02.260
胶粒　colloidal particle　05.243
胶囊剂　capsule　02.136
胶凝作用　gelation　05.235
胶束　micelle　02.466
胶束电动毛细管色谱法　micellar electrokinetic capillary chromatography　06.321
胶束色谱法　micellar chromatography　06.314
胶束增敏荧光分析法　micellar enhanced spectrofluorometric method　06.260
胶体　colloid　05.242
胶团　micelle　02.185
胶原　collagen　05.067
* 角变　sector mutation　04.178
角膜反射　corneal reflex　07.387
搅拌轴转速　agitator shaft speed　04.262
校标效度　criterion validity　10.017
接触角　contact angle　02.327
接合[作用]　conjugation　04.191
接种量　inoculum size　04.231
节点　node　06.180
拮抗　antagonism　07.133
拮抗药　antagonist　07.034
洁净区　clean area　02.391
结肠定位制剂　colon-located preparation　02.451
结构蛋白质组学　structural proteomics　03.373
结构基因　structural gene　05.439
结构基因组学　structural genomics　03.374
[结构]类似物　analog　03.267
结构确证　structure elucidation　06.029
结构生物学　structural biology　03.375
结构相似度　structural similarity　03.376
结构效度　construct validity　10.049
结构异常　structure abnormality　07.374
结合部位　binding site　05.093
结合常数　binding constant　03.010
结合水分　bound water　02.113
结合药物　bound drug　07.066
结晶　crystal　03.118
结晶水　crystal water　03.121
结晶性　crystallinity　06.085
姐妹染色体互换　sister chromosome exchange　07.275
解聚　depolymerization　05.283
解离　dissociation　03.181
解折叠　unfolding　05.045
介质　mediator　07.157
戒断反应　abstinence reaction　07.122
戒断症状　abstinence symptom　08.044
界面缩聚法　interface polycondensation　02.482
界面张力　interfacial tension　05.248
金标准　gold standard　10.051
金字塔法　pyramiding study　07.379
近红外分光光度法　near-infrared spectrophotometry　06.263
近似致死剂量　approximate lethal dose　07.323
进口药品　import drug　06.006
进样阀　injection valve　06.427
进样隔膜胶垫　injecting septum　06.409
浸入折射计　immersion refractometer　06.094
禁忌证　contraindication　08.036

K

抗变态反应药　antiallergic agents　11.096
抗病毒模型　antiviral model　04.048
抗病毒药　antiviral drug　11.009
抗雌激素类药　antiestrogens　11.108
抗代谢药　antimetabolites　11.127
抗胆碱药　anticholinergics　11.041
* 抗胆碱酯酶药　cholinesterase inhibitors　11.043
抗滴虫药　antitrichomonals　11.018
抗癫痫药　antiepileptics　11.033
抗动脉粥样硬化药　antiatherosclerotics　11.062
抗毒蕈碱药　antimuscarinic agents　11.042
抗肥胖药　antiadipositas drug　11.064
抗分枝杆菌药　antimycobacterial drug　11.004
抗风湿药　antirheumatic agents　11.026
抗感染药　antiinfective drug　11.001
抗高血氨药　antihyperammonemics　11.082
抗高血压药　antihypertensive drug　11.053
抗骨质疏松药　anti-osteoporotic agents　11.121
抗黑热病药　antikala-azar drug　11.012
抗红细胞增生药　antipolycythemics　11.126
抗寄生虫模型　antiparasitic model　04.049
抗寄生虫药　antiparasitic drug　11.010
抗甲状腺药　antithyroid drug　11.123
抗焦虑药　anxiolytics　11.034
抗结核药　antituberculotic drug　11.005
抗惊厥药　anticonvulsants　11.035
抗精神病药　antipsychotics　11.036
抗菌活性　antibacterial activity　04.130
抗菌剂　antibacterial agent　04.230
抗菌模型　antimicrobial model　04.047
抗菌谱　antimicrobial spectrum　04.040
* 抗菌素　antibiotic　04.002
抗菌药　antibacterial drug　11.003
抗溃疡药　antiulcerative drug　11.079
抗利尿药　antidiuretics　11.092
抗麻风药　antileprotic drug　11.006
抗梅毒药　antisyphilitic drug　11.007
抗黏剂　antiadherent　02.133
抗凝血药　anticoagulants　11.070
抗疟药　antimalarial drug　11.013
抗偏头痛　antimigraine drug　11.027
抗贫血药　antianemia drug　11.074
抗生素　antibiotic　04.002
抗生素国际标准品　international standard for antibiotics　06.019
抗生素后效应　post antibiotic effect　04.140
抗生作用　antibiosis　04.033
抗噬菌体变株　antiphage mutant　04.206
抗丝虫药　antifilarial drug　11.014
抗酸药　antacids　11.080
抗体　antibody　05.305
抗体导向酶促前药治疗　antibody-directed enzyme-prodrug therapy　03.356
抗痛风药　antigout drug　11.028
抗微生物药　antimicrobial drug　11.002
抗心绞痛药　antianginal drug　11.052
抗心律失常药　antiarrhythmics　11.051
抗雄激素类药　antiandrogens　11.111
抗血吸虫药　antischistosomal drug　11.015
抗血小板药　antiplatelet drug　11.071
抗氧剂　antioxidant　02.224
抗抑郁药　antidepressants　11.030
抗躁狂药　antimaniacs　11.031
抗张强度　tensile strength　02.134
抗真菌药　antifungal drug　11.008
抗震颤麻痹药　antiparkinsonian agents　11.032
抗肿瘤活性　antitumor activity　04.155
抗肿瘤模型　antitumor model　04.050
抗肿瘤药　antineoplastics　11.124
抗重症肌无力药　antimyasthenics　11.044
抗组胺药　antihistaminics　11.098
科伯试剂　Kober reagent　06.301
颗粒机　granulator　02.092
颗粒剂　granule　02.128
颗粒细度　powder fineness　06.082
可掰片　divi-tab　08.055
可读框　open reading frame　05.440
可负担性　affordability　10.057
可控性　controllability　02.234
可逆效应　reversible effect　07.264
可逆性竞争性拮抗　reversible competitive antagonism　07.151
可溶片　soluble tablet　02.135
可压性　compressibility　02.063
克拉夫特点　Krafft point　02.305
克拉维酸　clavulanic acid　04.128
克隆　clone, cloning　05.351
刻度法　rating scale　10.058

客分子　enclosed molecule　02.446
空白对照　blank control　07.174
空间谱带展宽　band broading in space　06.439
空间效应　steric effect　03.046
空胶囊　vacant capsule, empty capsule　02.142
空气过滤器　air filter　04.260
空气净化　air purification　02.376
空气消毒气雾剂　air-disinfectant aerosol　02.276
空气悬浮法　air suspension method　02.481
孔隙率　porosity　02.026
控释胶囊　controlled-release capsule　02.143
控释片　controlled-release tablet　02.144
控释制剂　controlled-release preparation　02.448
口岸药品检验　coastal drug control　09.029
口服定位释药系统　oral site-specific drug delivery system　02.460
口服吸收度　oral absorbability　04.154
口含片　buccal tablet　02.053
口腔速溶片　rapidly dissolving oral tablet　02.145
口腔贴片　buccal patch　02.146
口腔吸入器　oral inhaler　08.085
库检索　library searching　06.164
* 库仑法　coulometric method　06.140
快速傅里叶变换　fast Fourier transform　06.189
快速耐受　tachyphylaxis　07.126
扩散　diffusion　02.318
扩散电流　diffusion current　06.460
扩散系数　diffusion coefficient　02.319
扩瞳药　mydriatics　11.139
扩增　amplification　05.301

L

拉封　pull-seal　02.408
赖药菌　drug dependent organism　04.039
蓝移　blue shift　06.240
老年药学　geriatric pharmacy　01.026
酪氨酸激酶受体　tyrosine kinaselinked receptor　07.028
雷氏盐　Reinecke salt　06.202
类别尺度法　category scale　10.059
类蛋白质　proteinoid　05.028
类肝素　heparinoid　05.144
* 类固醇　steroid　05.155
类肽　peptoid　03.150
类同新药　me-too drug　03.235
A 类药品不良反应　ADR type A　08.002
B 类药品不良反应　ADR type B　08.003
C 类药品不良反应　ADR type C　08.004
类药性　drug likeness　03.237
冷藏　cold storage　05.443
冷处　cold place　06.567
冷冻　refrigeration　05.287
冷冻干燥　freeze drying　02.431
冷灌法　cold filling　02.287
冷柱头进样器　cold on-column injector　06.412
离群值　outlier　06.065
离析现象　segregation　02.147
离线分析　offline analysis　06.495
离子导入技术　iontophoresis　02.297
离子对试剂　ion-pair reagent　06.369
离子–分子复合物　ion-molecule complex　06.464
离子键　ionic bond　03.003
离子交换　ion exchange　03.199
离子交换色谱法　ion exchange chromatography　05.203
离子交换树脂　ion exchange resin　05.211
离子交换纤维素　ion-exchange cellulose　06.349
离子强度　ionic strength　05.276
离子色谱法　ion chromatography　06.309
离子通道受体　ion channel linked receptor　07.025
理化特性　physicochemical characterization　03.122
理化性质描述符　physicochemical descriptor　03.123
理性筛选　rational screening　04.218
立式扩散池　vertical diffusion cell　06.534
立体选择合成　stereoselective synthesis　03.211
立体选择性　stereoselectivity　03.051
立体异构体　stereoisomer　03.077
立体专一性　stereospecificity　03.052
利胆药　choleretics　11.081
利尿药　diuretics　11.091
粒度　particle size　02.039
粒度分布　particle size distribution　02.037

M

麻痹 paralysis 07.386
麻醉性镇痛药 narcotic analgesics 11.024
麻醉药品 narcotic drug 09.033
马尔可夫模型 Markov model 10.062
马奎斯试验 Marquis test 06.203
埋植给药系统 implantable drug delivery system 02.437
迈克耳孙干涉仪 Michelson interferometer 06.252
麦角生物碱类 ergot alkaloids 11.109
麦芽酚反应 maltol reaction 06.229
脉冲制剂 pulsatile-release preparation 02.452
曼德林试剂 Mandelin reagent 06.206
慢反应物质 A slow reacting substance A 07.276
慢性毒效应区 chronic toxic effect zone 07.336
慢性毒性 chronic toxicity 07.225
慢性阈剂量 chronic threshold dose 07.332
慢性阈浓度 chronic threshold concentration 07.334
漫反射 diffuse reflection 06.285
毛细管等速电泳 capillary isotachophoresis 06.320
毛细管电色谱法 capillary electrochromatography 06.315
毛细管电泳 capillary electrophoresis 06.317
毛细管凝胶电泳 capillary gel electrophoresis 06.318
毛细管区带电泳 capillary zone electrophoresis 06.319
毛细管熔点测定 capillary melting point determination 06.077
酶 enzyme 05.080
酶促反应 enzymatic reaction 05.112
酶催化 enzyme catalysis 03.214
酶电极 enzyme electrode 05.239
酶法拆分 enzymatic resolution 03.112
酶合成 enzymatic synthesis 03.215
酶活性 enzymatic activity 05.111
酶解作用 enzymolysis, zymolysis 05.105
酶类药物 enzyme drug 05.081
酶联免疫吸附测定 enzyme-linked immunosorbent assay 05.197
酶免疫分析 enzyme immunoassay 06.258
酶抑制剂 enzyme inhibitor 03.343
酶抑制相互作用 enzyme inhibiting interaction 08.013
酶诱导相互作用 enzyme inducing interaction 08.012
酶原 proenzyme, zymogen 05.104
酶自杀底物 suicide substrate of enzyme 05.083
每日允许摄入量 acceptable daily intake 07.319
门诊处方 outpatient prescription 08.059
蒙特卡罗模拟 Monte Carlo simulation 10.063
蒙脱土 montmorillonite clay 06.416
迷宫实验 maze test 07.179
密度梯度离心 density gradient centrifugation 05.446
密度梯度离心法 density gradient centrifugation method 02.208
密码子 codon 05.373
免疫测定 immunoassay 05.190
免疫电泳 immunoelectrophoresis 05.191
免疫毒理学 immunotoxicology 07.311
免疫球蛋白类 immunoglobulins 11.101
免疫调节 immunomodulation 03.360
免疫调节药 immunomodulators 11.099
免疫药理学 immunopharmacology 07.017
免疫抑制药 immunosuppressants 11.100
免疫印迹 immunoblotting, Western blot 05.193
免疫脂质体 immunoliposome 02.498
灭菌 sterilization 02.360
灭菌制剂 sterile preparation 02.358
民族药 ethnic drug 01.027
敏感菌 sensitive organism 04.034
敏感性 sensitivity 04.035
敏感性分析 sensitivity analysis 10.029
模圈 die 02.059
模式 pattern 06.156
模式识别 pattern recognition 03.331
模型化与参数估计 modeling and parameter estimation 06.184
模制片 molded tablet 02.050
膜电位 membrane potential 05.220
膜毒理学 membrane toxicology 07.315
膜法 film method 06.290
膜过滤 membrane filtration 04.276

N

O

P

片重差异　tablet weight variation　02.155
偏共振去偶　off resonance decoupling　06.488
偏好　preference　10.066
偏倚　bias　06.063
* 偏振计　polarimeter　06.092
偏最小二乘法　partial least square method　06.171
漂移　drift　06.328
品牌药　brand drug　08.066
平喘药　antiasthmatics　11.077
平衡溶解度　equilibrium solubility, apparent solubility　02.177
平衡水分　equilibrium moisture　02.115
平均粒径　mean diameter　02.028
平面摇摆振动　rocking vibration　06.277
平行测定　parallel determination　07.212
平行程序法　parallelogram　07.380
平行对照　parallel control　07.173
平行经济评价　piggyback economic evaluation　10.005
瓶子充填加塞和封口机　vial-filling-stoppering-sealing machine　02.412
破乳　demulsification　02.351
破碎强度　crushing strength　02.077
葡聚糖凝胶　polydextran gel　06.367
葡糖苷酶抑制药　glucosidase inhibitors　11.066
谱线检索　spec-finder　06.270
瀑布超灌流技术　cascade superfusion technique　07.214

Q

七重峰　septet　06.485
七水合物　heptahydrate　06.559
七烯类　heptaenes　04.103
期望寿命　life expectancy, LE　10.090
期望值　expected value　10.067
歧化反应　dismutation reaction　05.227
启动子　promoter　05.367
起泡剂　foaming agent　02.188
起始密码子　initiation codon　05.384
起始物料　starting material　06.039
气候带　climatic zone　06.038
气流粉碎机　jet mill　02.156
气体净化器　gas purifier　06.404
气雾剂　aerosol　02.267
气相反应　gas phase reaction　03.221
气压式蒸馏水器　vapor compression still　02.384
器官毒理学　organ toxicology　07.304
器官灌注　organ perfusion　07.178
迁移　migration　05.236
迁移时间　migration time　06.327
前列腺素　prostaglandin　05.078
前列腺素类　prostaglandins　11.129
前列腺增生抑制药　prostate hyperplasia inhibitors　11.112
前体　precursor　04.009
前体药物　prodrug　02.515
前沿轨道　frontier orbit　03.021
* 前药　prodrug　02.515
前致癌物　procarcinogen　07.270
潜伏化　latentiation　03.274
潜伏期　latency　07.073
潜溶　cosolvency　02.182
潜在的药物相互作用　potential drug interaction　08.067
潜在致癌物　potential carcinogen　07.295
浅色效应　hypochromic effect　06.239
嵌入　intercalation　05.450
强光照射试验　photostability test　06.035
强心药　cardiotonics　11.050
羟值　hydroxyl value　06.119
鞘内注射　intrathecal injection　08.068
亲硅羟基作用　silanophilic interaction　06.338
亲和力　affinity　07.166
亲和色谱法　affinity chromatography　05.204
亲水基团　hydrophilic group　02.324
亲水凝胶骨架制剂　hydrogel matrix preparation　02.454
亲水亲油平衡值　hydrophile-lipophile balance value　02.304
亲水软膏　hydrophilic ointment　02.253
亲水性　hydrophilicity　03.290
亲油基团　lipophilic group　02.325

亲株 parent strain 04.172
青霉素结合蛋白 penicillin-binding protein 04.131
青霉素酶 penicillinase 04.144
青霉烷类 penams 04.082
青霉烯类 penems 04.083
氢键 hydrogen bond 03.006
氢氧化四丁基铵 tetrabutylammonium hydroxide 06.377
轻泻药 laxatives 11.088
倾注培养 pour plate method 04.073
清除率 clearance 07.093
* 清蛋白 albumin 05.397
氰化物 cyanide 06.106
氰基硅烷键合硅胶 nitrile groups chemically bonded silica 06.345
* 氰基柱 nitrile groups chemically bonded silica 06.345
琼脂块法 agar block method 04.044
琼脂扩散法 agar diffusion method 04.043
琼脂糖凝胶 agarose gel 06.365
球磨机 ball mill 02.084
球形体 spheroplast 04.194
区带电泳 zone electrophoresis 05.214
驱肠虫药 anthelmintics 11.016
驱风药 carminatives 11.084
驱蛔虫药 ascaricides 11.017
祛痰药 expectorants 11.078
趋坪时间 time to the plateau 07.086
取代基 substituent 03.137
取代基效应 substituent effect 03.044
6-APA6α-取代物 6-APA 6α-substituent 04.123
6-APA6β-取代物 6-APA 6β-substituent 04.122
7-ACA7α-取代物 7-ACA 7α-substituent 04.125
7-ACA7β-取代物 7-ACA 7β-substituent 04.124
7-ACA3-取代物修饰 7-ACA 3-substituent modification 04.126
去蛋白作用 deproteinization 05.285
去极化型肌松药 depolarizing muscular relaxant 07.200
去离子水 deionized water 02.387
去溶剂化 desolvation 05.229
全程化药学服务 integrated pharmaceutical care 08.069
* 全麻药 general anesthetics 11.019
全酶 holoenzyme 05.096
全面质量管理 total quality control 09.037
全身给药 systemic injection 07.058
全身麻醉药 general anesthetics 11.019
全身主动过敏试验 active systemic anaphylaxis 07.395
全身作用 general action, systemic action 07.102
全胃肠外营养 total parenteral nutrition 02.048
权威物质 authentic substance 06.026
醛糖 aldose 05.135
醛糖还原酶抑制药 aldose reductase inhibitors 11.067
醛甾酮抑制药 aldosterone inhibitors 11.093
确认 qualification 06.059
群体药动学 population pharmacokinetics 08.011

R

染色单体断裂 chromatid break 07.352
染色单体型畸变 chromatid-type aberration 07.351
染色体畸变 chromosome aberration 07.282
染色体介导耐药性 chromosome mediated resistance 04.148
染色体裂隙 chromosome gap 07.349
染色体数目畸变 chromosome numerical aberration 07.353
染色体型畸变 chromosomal pattern aberration 07.354
热电偶检测器 thermocouple detector 06.291
热电学法 thermoelectrometry 06.514
热发声法 thermosonimetry 06.516
热分析技术 thermal analysis technique 06.511
热光学法 thermophotometry 06.517
热机械分析 thermo-mechanical analysis 06.518
热力灭菌法 thermal sterilization 02.046
热力学 thermodynamics 06.515
热敏脂质体 thermo-sensitive liposome 02.497
热能分析器 thermo-energy analyzer 06.419
热喷雾接口 thermospray interface 06.444
热谱带 hot bands 06.251

S

try 06.243
三环类抗抑郁药 tricyclic antidepressant 07.206
三级结构 tertiary structure 03.175
三键 triple bond 03.135
三聚体 trimer 03.148
三室模型 three-compartment model 07.196
三水合物 trihydrate 06.552
三维定量构效关系 three-dimensional quantitative structure-activity relationship, 3D-QSAR 03.333
三维结构 three-dimensional structure 03.177
三维色谱图 three-dimensional chromatogram 06.434
三烯类 trienes 04.099
三相气雾剂 three-phase aerosol 02.271
* 三氧化二铝 alumina 06.340
散剂 powder 02.159
桑德尔灵敏度 Sandell's sensitivity 06.237
色谱纯度 chromatographic purity 06.031
色谱法 chromatography 05.201
色谱工作站 chromatographic work station 06.380
色谱图 chromatogram 05.202
杀精子药 spermatocides 11.116
杀菌剂 bactericide 02.045
杀菌浓度 bacteriocidal concentration 04.152
筛 sieve 02.086
筛分法 sieving method 02.160
筛析 sieving 02.088
筛选模型 screening model 04.046
扇形磁场质谱仪 magnetic sector mass spectrometer 06.467
扇形突变 sector mutation 04.178
伤残调整生命年 disability-adjusted life year, DALY 10.069
商品中间体 commercial intermediate 03.232
上冲 upper punch 02.060
上清液 supernatant 05.294
上调节 up regulation 07.137
上下法 up and down method 07.378
上行展开 ascending development 06.381
舌下给药 sublingual administration 08.078
舌下片 sublingual tablet 02.054
蛇毒多肽 snake venom peptide 03.152
社会和行为药学 social and behavioral pharmacy 09.038
社会角度 societal perspective 10.071
社会药房 community pharmacy 09.039
社会药学 society pharmacy 01.028
X 射线单晶衍射 X-ray diffraction of single crystal 06.086
X 射线粉末衍射 X-ray diffraction of powder 06.087
射线增敏药 radio sensitizers 11.128
摄取 uptake 07.161
伸缩振动 stretching vibration 06.271
* 伸展 unfolding 05.045
砷斑 arsenic stain 06.121
砷盐 arsenic salt 06.104
深层通气发酵 submerged aerobic fermentation 04.225
深色效应 hyperchromic effect 06.238
神经递质 neurotransmitter 07.156
神经毒理学 neurotoxicology 07.305
神经毒性 neurotoxicity 07.232
神经节阻滞药 neuroganglion blockers 11.054
神经介质耗竭 mediator exhaustion 07.159
神经药理学 neuropharmacology 07.005
肾毒物 nephrotoxicant 07.268
肾毒性 nephrotoxicity 07.272
肾上腺皮质激素类 adrenocorticotropic hormones 11.102
肾上腺素受体激动药 adrenoreceptor agonists 11.047
肾上腺素受体拮抗药 adrenoreceptor antagonists 11.059
* 肾上腺素受体阻滞药 adrenoreceptor antagonists 11.059
肾上腺素作用翻转 adrenaline reversal 07.198
肾素抑制药 renin inhibitors 11.055
肾脏毒理学 nephrotoxicology 07.308
肾脏系统药理学 renal pharmacology 07.009
渗出 transudation 05.280
渗出液 transudate 05.281
渗量 osmolarity 02.422
渗漏率 leakage ratio 02.500
渗漏突变体 leaky mutant 04.177
渗透泵片 osmotic pump tablet 02.462
渗透压 osmotic pressure 02.421
渗透[作用] osmosis 05.240
升华 sublimation 03.193
升压药 hypertensors 11.048

生产期 idiophase 04.011
生存分析 survival analysis 10.072
生存质量 quality of life 10.073
生化变株 biochemical mutant 04.203
生化毒理学 biochemical toxicology 07.296
生化工程 biochemical engineering 05.017
生化性拮抗 biochemical antagonism 07.185
生化药理学 biochemical pharmacology 07.012
生化药物 biochemical drug 05.004
生化药学 biochemical pharmacy 05.001
生理生化特征 physiological and biochemical property 04.066
生理适应性 adaptive physiological response 07.129
生理性拮抗 physiologic antagonism 07.184
生理依赖性 physical dependence 08.008
生色团 chromophore 03.141
生物半衰期 biological half-life 07.084
生物标准物质 biological reference material 06.016
生物传感器 biosensor 05.189
生物催化剂 biocatalyst 05.082
生物大分子 biomacromolecule 05.003
生物等效性 bioequivalence 02.002
生物电子等排体 bioisostere 03.273
生物反应器 bioreactor 05.161
生物合成 biosynthesis 03.208
生物合成基因克隆 biosynthesis gene cloning 04.219
生物合成途径 biosynthesis pathway 04.016
生物活性 biological activity 05.006
生物活性物质 bioactive substance 04.004
生物技术药物 biotechnological drug 05.005
生物检定 bioassay 07.211
生物利用度 bioavailability 07.078
生物量 biomass 04.238
生物膜 biomembrane 05.270
生物黏附 bioadhesive 03.365
生物黏附制剂 bioadhesion preparation 02.459
生物亲和力筛选 bioaffinity screening 03.363
生物无机化学 bioinorganic chemistry 05.007
生物相容性 biocompatibility 02.003
生物效价测定 estimation of biological potency 05.009
生物芯片 biochip 05.456
生物信息学 bioinformatics 03.364
生物学特异性 biological specificity 07.164
生物氧化 biological oxidation 05.114
生物药剂学 biopharmaceutics 02.001
生物药学 biopharmacy 01.015
生物有机化学 bioorganic chemistry 05.008
生物指示剂 biological indicator 02.044
生物制品批签发 lot release of biological product 09.040
生物制药分类系统 biopharmaceutics classification system 03.366
生物转化 biotransformation 07.095
生药学 pharmacognosy 01.016
生育指数 fertility index 07.255
生源 biogen 04.008
生源合成 biogenetic synthesis 03.209
生长迟缓 growth retardation 07.372
生长激素类 growth hormones, somatropins 11.118
生长期 trophophase 04.010
生长因子 growth factor 05.072
生殖毒理学 reproductive toxicology 07.302
生殖系统药理学 reproductive system pharmacology 07.010
剩余滴定法 residual titration 06.145
剩余碱水解法 residual basic hydrolysis method 06.146
失活 inactivation 05.102
湿度 humidity 02.161
湿法制粒 moist granulation, wet granulation 02.095
湿化学 wet chemistry 06.543
湿热灭菌 moist heat sterilization 02.367
湿装柱法 wet packing method 06.401
十八烷基硅烷键合硅胶 octadecylsilane chemically bonded silica 06.346
十倍程 decade 06.469
十二水合物 dodecahydrate 06.564
十二烷基硫酸钠 sodium dodecylsulfate 06.376
十二元环大环内酯类 12-membered ring macrolides 04.092
十六元环大环内酯类 16-membered ring macrolides 04.094
十三水合物 tridecahydrate 06.565
十水合物 decahydrate 06.562
十四元环大环内酯类 14-membered ring macrolides 04.093
十一水合物 undecahydrate 06.563

石蜡糊法　nujol mull method　06.289
石墨卡套　graphite ferrule　06.414
时辰毒性　chronotoxicity　07.322
时辰药理学　chronopharmacology　07.021
时间谱带展宽　band broading in time　06.438
时间权衡法　time trade-off, TTO　10.034
时间–效应曲线　time-effect curve　07.327
时效关系　time-response relationship　07.328
* 时效曲线　time-effect curve　07.327
识别　recognition　05.346
实体瘤　solid tumor　04.160
实验室信息管理系统　laboratory information management system　03.368
食品添加剂　food additive　05.324
始初反应　initial response　07.149
世界卫生组织　World Health Organnization　09.042
示差脉冲极谱法　differential pulse polarography　06.452
势能　potential energy　03.028
视觉模拟法　visual analog scale, VAS　10.074
试样在线预处理　sample on-line pretreatment　06.441
适应原样作用　adaptogen-like effect　07.187
适应证　indication　08.037
释放度　release rate　02.162
噬菌体　bacteriophage　05.457
收敛　convergence　06.157
收敛酸镉　cadmium styphnate　06.222
收敛酸锌　zinc styphnate　06.221
收敛药　astringents　11.085
收率　yield　03.225
手性　chirality　03.058
手性拆分　chiral separation　06.350
手性催化剂　chiral catalyst　03.061
手性分子　chiral molecule　03.066
手性辅基　chiral auxiliary　03.062
手性固定相　chiral stationary phase　06.351
手性面　chiral plane　03.063
手性试剂　chiral reagent　03.064
手性碳原子　chiral carbon atom　03.060
手性轴　chiral axis　03.065
首关代谢　first-pass metabolism　08.014
* 首过代谢　first-pass metabolism　08.014
首过效应　first-pass effect　07.190
首剂效应　first-dose response　08.033
首选药　drug of first choice　08.072
受体　receptor　07.023
受体靶标　receptor target　03.161
受体激动剂　receptor agonist　03.162
受体拮抗剂　receptor antagonist　03.163
H_2受体拮抗剂　H_2 receptor antagonist　03.345
受体拮抗模型　receptor-antagonist model　04.052
受体结合试验　receptor binding assay　03.164
受体理论　receptor theory　03.165
受体–配体复合物　receptor-ligand complex　03.167
受体–配体模拟　receptor-ligand mimic　03.168
受体–配体相互作用　receptor-ligand interaction　03.169
受体调节　receptor regulation　07.128
受体调控性通道　receptor operated channel　07.107
受体亚型　receptor subtype　07.024
疏溶剂作用　solvophobic interaction　06.337
疏水键　hydrophobic bond　03.007
疏水性　hydrophobicity　03.289
疏水作用　hydrophobic interaction　05.013
输出层　output layer　06.193
输入层　input layer　06.194
输液　infusion　02.429
输液装置　infusion set　08.082
竖毛　piloerection　07.393
数值分类法　numerical taxonomy　06.168
漱口　gargle　08.074
衰变　decay　06.112
衰减　attenuation　06.436
衰减全反射　attenuated total reflection　06.286
栓剂　suppository　02.263
栓剂基质　suppository base　02.264
栓剂篮　suppository basket　06.528
* 双倍浓度溶液　double strength　08.125
双价离子　doubly charged ion　06.465
双键　double bond　03.134
双螺旋模型　double helix model　05.124
双向交叉抗药性　bidirectional cross resistance　07.121
双向展开　two-dimensional development　06.383
水包油乳剂　oil-in-water emulsion　02.342
水合　hydration　05.234
水合度　degree of hydration　06.545
水合物　hydrate　06.546

水解 hydrolysis 05.228
水平式层流洁净台 horizontal laminar flow clean workbench 02.392
水溶性基质 water-soluble base 02.246
* 水溶性扩散 filtration, aqueous transport 07.051
水杨酸反应 salicylism 07.112
顺磁性造影剂 contrast for MRI diagnosis 11.135
顺错构象 synclinal conformation 03.095
顺叠构象 synperiplanar conformation 03.093
顺反异构 *cis-trans* isomerism 03.070
顺反子 cistron 05.330
顺式构象 cisoid conformation 03.096
顺势疗法 homeopathy 07.131
顺应性 compliance 02.236
丝状真菌 filamentous fungus 04.062
死体积 dead volume 06.329
死亡受体 death receptor 07.030
四倍半水合物 heminonahydrate 06.555
四苯硼钠 sodium tetraphenylborate 06.201
四氮唑比色法 tetrazoline colorimetry 06.299
四环素类抗生素 tetracyclines 04.097
四级结构 quaternary structure 03.176
四水合物 tetrahydrate 06.554
四烯类 tetraenes 04.100
松片 loosing 02.163
苏型构型 *threo* configuration 03.082
速度常数 rate constant 02.020
塑料安瓿 plastic ampule 02.381
酸 acid 03.129
酸度 acidity 03.130
酸式滴定管 acid burette 06.508
酸性染料比色法 acid-dye colorimetry 06.296
酸性糖胺聚糖 acidic mucopolysaccharide 05.132
α_1 酸性糖蛋白手性固定相 α_1-acid glycoprotein chiral stationary phase 06.355
酸值 acid value 06.118
算术平均径 average diameter 02.029
随机分组 random allocation 07.172
随机筛选 random screening 04.217
随机肽库 random peptide library 03.258
损伤蓄积 adverse accumulation 07.368
羧基末端 C-terminal 05.037
缩合反应 condensation reaction 06.198
缩合物 condensation substance 06.231
缩瞳药 miotic agents 11.138
索氏抽提器 Soxhlet extractor 06.115
锁钥原理 lock and key principle 03.166

T

胎盘屏障 placental barrier 07.191
肽 peptide 05.029
肽核酸 peptide nucleic acid 03.153
肽键 peptide bond 05.034
肽类抗生素 peptide antibiotics 04.108
肽链 peptide chain 05.036
肽酶 peptidase 05.458
肽模拟物 peptidomimetics 03.154
肽脱甲酰基酶 peptide deformylase 05.416
* 肽酯类抗生素 depsipeptide antibiotics, peptolide antibiotics 04.111
昙点 cloud point 02.186
弹性复原率 elastic recovery 02.109
弹性形变 elastic deformation 02.210
探针 probe 05.390
碳青霉烯类 carbapenems 04.085
* 碳水化合物 carbohydrate 05.134
碳酸酐酶抑制剂 carbonic anhydrase inhibitors 11.094
碳头孢烯类 carbacephems 04.088
糖胺聚糖 mucopolysaccharide 05.141
糖胺聚糖类药物 mucopolysaccharide drug 05.131
糖包衣 sugar coating 02.164
糖蛋白 glycoprotein 05.075
P 糖蛋白抑制剂 P-glycoprotein inhibitor 03.346
糖化学 carbohydrate chemistry 03.253
糖浆剂 syrup 02.313
糖类 carbohydrate 05.134
糖皮质激素类 glucocorticoids 11.105
糖醛酸 alduronic acid, uronic acid 05.140
糖生物学 glycobiology 03.254
糖肽 glycopeptide 05.076

糖肽类抗生素　glycopeptide antibiotics　04.109
糖衣片　sugar coated tablet　02.165
糖脂　glycolipid　05.154
糖缀合物　glycoconjugate　03.255
陶瓷滤器　ceramic filter　02.399
淘汰药品　obsolete drug　09.043
特殊管理的药品　pharmaceuticals under special control　09.013
特性黏度　intrinsic viscosity　06.135
特性溶解度　intrinsic solubility　02.176
特异反应　specific reaction　05.184
特异反应比速　specific reaction rate　05.185
特异质　idiosyncrasy　07.119
特征选择　feature selection　06.158
梯度　gradient　05.278
梯度离心　gradient centrifugation　05.210
梯度培养法　gradient plating　04.216
梯度洗脱　gradient elution　05.207
提取　extraction　05.262
提取物　extract　05.263
提取重量法　extraction gravimetry　06.148
体内试验　*in vivo* test　07.170
体内–体外相关性　*in vitro-in vivo* correlation　02.464
体外试验　*in vitro* test　07.169
替代药　substitute　08.035
天然产物化学　natural products chemistry　03.252
添加剂　additive　02.013
甜味剂　sweeting agent　02.329
填充剂　filler　02.166
填料　packing material　06.333
条件价值评估法　contingent evaluation　10.075
调剂　dispensing　08.020
调剂学　dispensing pharmaceutics　08.021
调节基因　regulatory gene　05.333
调聚物　telomer　03.149
调血脂药　blood-lipid modulators　11.063
J 调制法　J-modulation method　06.491
调质　modulator　07.158
贴标签　labeling　08.075
贴剂　patch　02.294
贴现　discounting　10.001
铁调节蛋白　iron regulatory protein　03.156
呫吨　xanthene　06.225
烃类基质　hydrocarbon base　02.254
通气量　air flow　04.261
通透性　permeability　03.291
通用量表　general instrument　10.076
同多糖　homopolysaccharide　05.139
同分异构体　isomer　03.266
同工酶　isozyme　05.099
同化激素类　anabolic hormones　11.113
同晶型　isomorphism　03.271
同聚物　homopolymer　03.269
同位素　isotope　03.201
同位素二重稀释法　double isotope dilution method　03.206
同位素示踪　isotopic tracing　05.187
同位素效应　isotope effect　03.202
同系物　homolog　03.268
同义突变　synonymous mutation　05.402
同源模建　homology modeling　03.339
同源物　congener　03.247
同源性　homology　05.018
同质异晶体　paramorph　03.119
同质异晶[现象]　paramorphism　03.120
同种调节　homospecific regulation　07.139
酮内酯类　ketolides　04.096
酮糖　ketose　05.136
瞳孔反射　pupillary reflex　07.390
统计力学　statistical mechanics　03.327
头孢烯类　cephems　04.086
透皮给药系统　transdermal drug delivery system　02.293
透皮吸收　transdermal absorption　02.295
透皮吸收促进剂　penetration enhancer　02.248
透析器　dialyzer　05.162
透析液　dialyzate　05.163
突变　mutation　05.332
突变率　mutation rate　04.176
突变频率　mutation frequency　07.355
突变生物合成　mutabiosynthesis　04.027
突变体　mutant　04.175
突变选择窗　mutant selection window　04.136
图像分析　image analysis　06.163
涂布培养　spread plate method　04.072
涂抹　painting, smearing　08.076
途径工程　pathway engineering　04.030
土壤微生物　soil microorganism　04.054

*湍流　turbulent flow　02.378
团聚　agglomeration　02.167
推电子取代基　electron donating substituent　03.138
推片力　ejection force　02.065
推注　bolus　08.077
褪色　color fading　02.076
吞服　deglutition, swallow　08.079
脱毒治疗　detoxification treatment　07.123
脱辅蛋白质　apoprotein　05.049
脱敏　antianaphylaxis　07.127
脱气　degassing　06.420
脱色　decolorization　05.277
脱氧核苷　deoxynucleoside　05.123
脱氧核糖　deoxyribose　05.143
脱氧核糖核酸　deoxyribonucleic acid, DNA　05.126
脱氧核糖核酸酶　deoxyribonuclease　05.459
脱乙酰头孢菌素 C　deacetyl cephalosporin C　04.127
驼峰　rider peak　06.332
拓奎反应　Thalleoquin reaction　06.219
拓扑指数　topological index　03.318
唾液药物浓度　saliva drug level　08.099

W

外标法　external standard method　06.067
外毒素　exotoxin　07.231
外排泵抑制剂　efflux pump inhibitor　04.150
外切核酸酶　exonuclease　05.107
外肽酶　exopeptidase　05.108
外推系数　extrapolation coefficient　07.324
外推性　generalizability　10.077
外显肽　extein　05.448
外显子　exon　05.385
外消旋化合物　racemic compound　03.084
外消旋混合物　racemic mixture　03.083
外用　external application　07.124
外用粉雾剂　topical powder　02.292
外周血管扩张药　peripheral vasodilators　11.060
* 外周血管舒张药　peripheral vasodilators　11.060
弯曲力　bending strength　02.168
弯曲振动　bending vibration　06.272
完全蛋白质　complete protein　05.060
完全激动药　full agonist　07.032
完全拮抗药　full antagonist　07.035
完全培养基　complete medium　04.212
烷化剂　alkylation agent　04.188
烷基三甲基季铵化合物　alkyl trimethyl ammonium compound　05.273
烷氧基测定　alkyloxy determination　06.120
挽救年轻生命当量　saved-young-life equivalent　10.078
往复隔膜泵　reciprocating diaphragm pump　06.423
往复架法　reciprocating holder method　06.529
往复筒法　reciprocating cylinder method　06.531
危害性　hazardness　07.318
微 RNA　microRNA　05.460
微波反应　microwave reaction　03.213
微波灭菌　microwave sterilization　02.372
* 微弹轰击法　biolistics　05.433
微粉化　micronization　02.041
微粉磨　micronizer　02.040
微观不均一性　microheterogeneity　05.019
微过滤　microfiltration　04.277
微核试验　micronucleus test　07.341
微晶　microcrystal　06.084
微晶纤维素　microcrystalline cellulose　06.363
微孔过滤　millipore filtration　05.188
微孔滤膜　microporous membrane　02.402
微粒　microparticle　02.042
微粒监测　particulate matter monitoring　02.414
微粒体　microsome　05.272
微量水分测定法　micro determination of water　06.140
微量吸收池　micro cell　06.250
微囊　microcapsule　02.472
微囊化　microencapsulation　02.465
微球　microsphere　02.473
微乳　microemulsion　02.344
微乳液电动色谱法　microemulsion electrokinetic chromatography　06.322
微生物测定法　microbioassay　04.041
微生物限度检查　microbial limit test　06.100

微生物效价测定　microbiological assay　04.279
微生物药物　microbial medicine　04.001
微生物药学　microbial pharmacy　01.019
微透析　microdialysis　07.059
韦氏比重秤法　Westphal balance method, hydrostatic method　06.151
维持剂量　maintenance dose　08.091
n 维空间　*n*-dimensional space　06.185
维生素　vitamin　05.079
维生素类　vitamins　11.130
伪递质　false transmitter　07.160
伪多晶型　pseudopolymorphism　02.180
伪一级反应　pseudo first-order reaction　02.218
尾吹气　make-up gas　06.408
卫生技术评估　health technology assessment, HTA　10.043
未知杂质　unknown impurity　06.041
位阻　steric hindrance　03.050
胃肠促动药　gastro-kinetic agent　07.204
胃蛋白酶手性固定相　pepsin chiral stationary phase　06.354
胃内漂浮给药系统　stomach-floated drug delivery system　02.457
胃内滞留制剂　gastric retention preparation　02.458
胃通过时间　gastric transit time　08.092
胃质子泵抑制剂　proton pump-inhibitor　07.203
温和噬菌体　temperate phage　04.209
cDNA 文库　cDNA library　03.354
紊流　turbulent flow　02.378
稳定剂　stabilizer　02.018
稳定性　stability　02.235
稳定性加速试验　accelerated stability test　06.034
稳定性试验　stability study　06.032
稳定作用　stabilization　02.017
稳泡剂　foaming stabilizer　02.189
稳态血药浓度　steady state concentration　07.085
稳态血药浓度峰值　steady state maximum concentration　07.087
稳态血药浓度谷值　steady state minimal concentration　07.088
稳态血药浓度均值　steady state average concentration　07.089
握力强度　grip strength　07.388
无臭　odorlessness　06.073
无定形物　amorphism　06.088
无定型　amorphous form　02.181
无分流　splitless　06.407
无机杂质　inorganic impurity　06.046
无菌　asepsis　05.307
无菌操作法　aseptic operation　02.375
无菌制剂　aseptic preparation　02.359
无菌状态　aseptic condition　04.226
无水物　anhydride　06.544
无细胞系统　cell free system　05.461
* 无性繁殖系　clone, cloning　05.351
无针注射系统　needle-free injection system　02.300
五倍半水合物　hemiundecahydrate　06.557
五重峰　quintet　06.484
五水合物　pentahydrate　06.556
五烯类　pentaenes　04.101
戊聚糖　pentosan　05.137
戊烷磺酸钠　sodium pentanesulfonate　06.371
物理化学靶向制剂　physical and chemical targeting preparation　02.513
物理灭菌　physical sterilization　02.363
物理学配伍禁忌　physical incompatibility　08.043
物理诱变剂　physical mutagen　04.184
误差修正反馈法　error correct feedback method　06.190

X

吸电子取代基　electron withdrawing substituent　03.139
吸附　adsorption　03.195
吸附剂　adsorbent　03.196
吸光度　absorbance　06.095
吸光度比值　absorbance ratio　06.097
吸光系数　specific absorbance　06.096
吸入　inhalation　08.093
吸入剂　inhalant　02.283
吸入麻醉药　inhalation anesthetics　11.020

08.094
消化　digestion　05.237
消化道吸收　enteral absorption　07.055
消化酶类药　digestive enzymes　11.086
消化系统药理学　digestive system pharmacology　07.007
消水肿药　antiedemics　11.095
小单层脂质体　single unilamellar vesicle　02.490
小鼠保护试验　mouse protection test　04.138
L5178Y 小鼠淋巴瘤 TK 基因正向突变试验　L5178Y mouse lymphoma assay　07.361
效度　validity　10.104
效果　effectiveness　10.081
效价　titer　04.243
效益　benefit　10.013
效应　effect　07.098
效应生物学标志　biomarker of effect　07.367
效应物　effector　05.320
效应物部位　effector site　05.321
效用　utility　10.009
协定处方　cipher prescription　08.095
协同　synergism　07.135
偕偶　geminal coupling　06.486
斜面培养　slant cultivation　04.236
心毒性　cardio toxicity　07.234
心内注射　intracardiac injection　07.062
心血管系统毒理学　cardiovascular toxicology　07.301
心血管药理学　cardiovascular pharmacology　07.008
辛烷磺酸钠　sodium octanesulfonate　06.374
辛烷基硅烷键合硅胶　octylsilane chemically bonded silica　06.344
新陈代谢　metabolism　05.010
新化学实体　new chemical entity　03.233
新药　new drug　09.045
新药申请　new drug application　09.046
新药审批　new drug approval　09.047
新药再审查　reexamination of new drugs　09.048
信度　reliability　10.083
信号处理　signal processing　06.162
信息　message　05.175
兴奋　excitation　07.105
兴奋剂　stimulant　09.049
星图　star graph　03.316
行为毒理学　behavioral toxicology　07.299
行为药理学　behavioral pharmacology　07.013
形态特征　morphological characteristic　04.065
形态因数　shape factor　02.204
形状指数　shape index　02.203
性激素类　sex hormones　11.106
性状　characteristics　06.071
* 雄激素拮抗药　antiandrogens　11.111
雄激素类　androgens　11.110
休止角　angle of repose　02.031
修复　repair　05.340
修饰　modification　05.023
修饰酶　modification enzyme　05.085
溴酸盐滴定法　bromate titration　06.212
虚拟筛选　virtual screening　03.340
虚拟样品库　virtual library　03.341
许可证　license　09.050
酊剂　spirit　02.314
序贯试验　sequential test　07.213
序列　sequence　05.014
序列分析仪　sequencer　05.200
序数效用　ordinal utility　10.011
絮凝　flocculation　02.191
絮凝剂　flocculating agent　02.348
蓄积　accumulation　07.094
蓄积毒性　cumulative toxicity　07.247
悬浮液　suspensoid　05.241
旋光度　optical rotation　06.091
旋光活性　optical activity　03.101
旋光计　polarimeter　06.092
旋光异构　optical isomerism　03.102
旋转黏度计　rotation viscosimeter　02.212
旋转压片机　rotary tablet machine　02.098
旋转异构体　rotamer　03.091
选择去偶　selective decoupling　06.489
选择性毒性　selective toxicity　07.222
选择性毒作用　selective toxic effect　07.143
选择性培养基　selected medium　04.214
选择性 5-羟色胺再摄取抑制药　selective serotonin reuptake inhibitor　07.209
血管紧张素　angiotensin　07.106
血管紧张素受体阻滞药　angiotensin receptor blockers, ARB　11.058
血管紧张素转换酶抑制药　angiotensin converting enzyme inhibitors　11.057

血管扩张药 vasodilators 11.056
血管收缩药 vasoconstrictors 11.049
血浆半衰期 plasma half-life 07.083
血浆代用品 plasma substitute 11.075
血浆药物浓度 plasma drug level 08.096
血脑屏障 blood-brain barrier 03.292
血清类 sera 11.133
血清药理学 serum pharmacology 07.015
血清药物浓度 serum drug level 08.097
血纤蛋白溶解 fibrinolysis 05.116
血纤蛋白溶解酶原 plasminogen 05.118
血纤蛋白溶解系统 fibrinolytic system 05.117
血药浓度 blood drug level 08.101
血液毒理学 hematotoxicology 07.306
血液流变学 hemorheology 05.223
血液黏度 blood viscosity 05.224
血液凝固 blood coagulation 05.115
* 血液透析液 dialysis solution for artificial kidney 08.070
血液制品 blood product 09.051
训练集 training set 06.159

Y

压灌法 pressure filling 02.288
压片法 slugging method 02.169
压片机 tablet machine 02.096
压缩力 compressing force 02.170
压制片 compressed tablet 02.051
鸭嘴阀 duckbill valve 06.410
亚基 subunit 03.143
亚急性毒性 subacute toxicity 07.224
亚硝基胍 nitrosoguanidine 04.189
研钵 mortar 06.503
研究角度 research perspective 10.084
盐分级分离 salt fractionation 05.178
盐类泻药 saline cathartics 11.087
盐皮质激素类 mineralocorticoids 11.104
盐桥 salt bridge 06.458
盐溶 salting in 05.179
盐析 salting out 03.186
颜色与澄清度 color and clarity 06.072
眼毒理学 ophthotoxicology 07.310
眼膏剂 eye ointment 02.255
眼用凝胶剂 eye gel 02.257
眼用乳膏剂 eye cream 02.256
眼用软膏 ophthalmic ointment 02.505
眼用植入剂 ophthalmic insert 02.436
眼用制剂 ophthalmic preparation 02.432
眼用注射剂 ophthalmic injection 02.435
厌氧菌 anaerobe 04.137
验证 verification 09.032
羊毛硫菌素类 lantibiotics 04.115
阳离子交换树脂 cation exchange resin 02.388
阳性对照 positive control 07.176
氧化铝 alumina 06.340
氧化铝柱色谱法 alumina column chromatography 04.273
氧瓶燃烧法 oxygen flask combustion 06.211
氧青霉烷类 oxapenams 04.084
氧头孢烯类 oxacephems 04.087
氧消耗率 oxygen consumption rate 04.254
摇动筛 sieve shaker 02.171
药典 pharmacopoeia 09.052
药典附录 general chapter, appendix 06.007
药动团 kinetophore 03.265
药动学 pharmacokinetics 07.002
药动学拮抗 pharmacokinetic antagonism 07.186
药动学相互作用 pharmacokinetic interaction 08.107
药峰浓度 peak concentration 07.076
药峰时间 peak time 07.077
药剂学 pharmaceutics 01.008
药理活性物质 pharmacological active substance 04.005
药理学 pharmacology 01.013
药历 medication profile, medication record 08.103
药敏试验 drug susceptible test 08.104
药品 drug 09.054
药品标准 drug standard 06.001
药品标准物质 drug reference substance 09.055
药品不良反应 adverse drug reaction 09.056
药品不良事件 adverse drug event 09.057

药品处方集　formulary　08.016
药品管理法　drug administration law　09.058
药品广告　drug advertisement　09.059
药品价格管理　drug price management　09.060
药品监督　drug supervision　09.061
药品监督管理机构　drug administrative agency, drug regulatory department　09.062
药品检验机构　drug testing institute　09.063
药品经营企业　drug distributor　09.064
药品经营质量管理规范　good supplying practice　09.065
药品批准文号　drug approval number　09.066
药品评价机构　institution for drug reevaluation　09.067
药品认证　drug certification　09.068
药品认证管理中心　certification committee for drugs　09.069
药品审评机构　institution for drug evaluation　09.070
药品审评委员会　drug evaluation committee　09.071
药品生产企业　drug manufacturer　09.072
药品生产质量管理规范　good manufacturing practice　09.073
药品失效期　expiration date　09.041
药品说明书　package insert, specification　09.074
药品通用名　generic name of drug　09.075
药品再评价　drugs re-evaluation　09.076
药品召回　drug recall　09.077
药品质量保证　drug quality assurance　09.078
药品质量管理　drug quality management　09.079
药品质量控制　drug quality control　09.080
药品注册　drug registration　09.081
药品注册商标　registered trademark of drug　09.082
药筛　medicinal sieve　02.087
药师　pharmacist　09.083
药师干预　pharmacist intervention　08.105
* 药–时曲线　concentration-time curve　07.070
药事　pharmaceutical affair　09.084
药事法规　pharmaceutical affairs law and regulation　09.085
药事服务费　pharmacy fee　08.115
药事管理　pharmacy administration　09.086
药事管理委员会　pharmaceutical management committee　08.106
药事管理学　pharmacy administration　01.021
药事组织　pharmaceutical affairs organization　09.087
药物靶标　drug target　03.370
药物靶标结合力　drug-target binding force　03.369
药物半衰期　drug half-life　07.082
药物变态反应　drug allergy　07.320
药物成瘾性　drug addiction　07.252
药物处置　drug disposition　07.043
药物传递系统　drug delivery system　02.006
药物创新　new drug innovation　09.088
* 药物代谢动力学　pharmacokinetics　07.002
药物代谢酶　drug metabolism enzyme　07.079
药物–蛋白结合置换　drug-protein binding displacement　08.015
药物毒理学　drug toxicology　07.317
药物毒性　drug toxicity　07.316
药物发现　drug discovery　03.241
药物非临床试验　non-clinical research　09.089
药物非临床研究质量管理规范　non-clinical good laboratory practice　09.090
药物分布　drug distribution　07.040
药物分析　pharmaceutical analysis　01.012
药物过敏反应　drug anaphylaxis　07.321
药物过敏性休克　shock caused by drug hyper-sensitiveness　08.108
药物合成　drug synthesis　03.244
药物化学　pharmaceutical chemistry, medicinal chemistry　01.009
药物基因组学　pharmacogenomics　03.371
药物剂型　pharmaceutical dosage form　02.009
* 药物戒断法　detoxification treatment　07.123
药物经济学　pharmacoeconomics　01.020
药物经济学指南　pharmacoeconomic guidelines　10.085
药物警戒　pharmacovigilance　09.092
药物开发　drug development　03.243
药物滥用　drug abuse　09.093
药物利用评价　drug utilization review, DUR　10.105
药物利用指数　drug utilization index　08.102
药物临床实验质量管理规范　good clinical practice　09.091
药物流行病学　pharmacoepidemiology　01.022
药物排泄　drug excretion　07.041
药物配伍　compatibility of drugs　08.109
药物设计　drug design　03.238

药物释放 drug release 06.523
药物受体复合物 drug-receptor complex 03.372
药物体内过程 fate of drug 07.042
药物吸收 drug absorption 07.039
药物习惯性 drug habituation 08.110
药物相互作用 drug interaction 08.111
药物选用 choice of drug 08.112
药物学 materia medica 01.007
药物依赖性 drug dependence 07.116
药物遗传学 pharmacogenetics 01.023
药物制剂 pharmaceutical preparation 02.007
药物治疗管理 medication therapeutical management 08.138
药物治疗学 pharmacotherapeutics 01.014
药物转化 transformation of drug 07.044
药物转运 transport of drug 07.045
* 药效动力学 pharmacodynamics 07.001
药效团 pharmacophore 03.264
药效学 pharmacodynamics 07.001
药效学相互作用 pharmacodynamic interaction 08.113
药学 pharmacy 01.001
药学等价 pharmaceutical equivalence 08.114
* 药学服务 pharmaceutical care 08.138
药学伦理学 pharmacy ethics 09.094
药学细胞生物学 pharmaceutical cell biology 05.465
药学信息 drug information 08.119
药学咨询 drug consultation 08.116
药用气体 medicinal gas 11.140
药源性疾病 drug-induced disease 08.010
要素膳 elemental diet 05.058
液层理论 liquid layer theory 02.227
液固萃取 liquid-solid extraction 06.388
* 液体药剂 liquid preparation 02.308
液体制剂 liquid preparation 02.308
液相合成 solution phase synthesis 03.222
液中干燥法 in-liquid drying 02.478
一般鉴别试验 general identification test 06.089
一次性注射器 disposable syringe 02.382
一级标准物质 primary reference material 06.012
一级动力学 first-order kinetics 07.067
一级反应 first-order reaction 02.216
一级结构 primary structure 03.173
一室模型 one-compartment model 07.194
一水合物 monohydrate 06.548
一氧化氮合成酶抑制剂 nitric oxide synthase inhibitor 03.351
医疗机构制剂 hospital preparation 08.117
医疗用毒性药品 virulent for medical 09.095
医药电子商务 medical and pharmaceutical electronic commerce 01.024
医药行业 pharmaceutical industry 09.096
医药营销学 pharmaceutical marketing 09.097
医院新药 new drugs for hospital 08.118
医院药房 hospital pharmacy 09.098
医院药学 hospital pharmacy 01.003
胰蛋白酶抑制剂 trypsin inhibitor 05.050
胰激肽原 kallidinogen 05.066
胰脂酶抑制药 pancreatic lipase inhibitors 11.083
移码突变剂 frameshift mutagen 07.360
移植瘤 transplanted tumor 04.159
遗传标记 genetic marker 04.202
遗传毒理学 genetic toxicology 07.297
遗传毒性致癌物 genotoxic carcinogen 07.259
遗传多态性 genetic polymorphism 03.357
遗传密码 genetic code 05.381
遗传信息 genetic information 05.329
遗传药理学不良反应 pharmacogenetical ADR 08.006
遗忘因子法 forgetting factor method 06.178
异臭 foreign odor 06.074
异构化 isomerization 03.072
异构酶 isomerase 05.466
异核体 heterokaryon 04.201
异腈化苯 phenyl isocyanide 06.199
异头物 anomer 05.467
异种调节 heterospecific regulation 07.140
抑菌圈 inhibition zone 04.282
抑素 chalone 05.064
* 抑肽酶 trypsin inhibitor 05.050
抑制剂 inhibitor 05.103
抑制细胞活性 cytostatic activity 04.156
易化扩散 facilitated diffusion 07.049
易化转运 facilitory transport 07.048
易炭化物 readily carbonizable substance 06.109
易位 translocation 07.210
易氧化物 readily oxidizable substance 06.110
疫苗 vaccine 11.132

匀浆　homogenate　05.170
匀浆化　homogenization　05.279
匀浆器　homogenizer　05.198
允许日接触量　permitted daily exposure　06.047
孕激素类　progestogens, progestins　11.114
运动黏度　kinematic viscosity　06.136

Z

杂多糖　heteropolysaccharide　05.138
杂合抗生素　hybrid antibiotic　04.224
杂化　hybridization　03.016
杂化轨道　hybrid orbit　03.017
杂交　hybridization　04.190
杂交瘤细胞　hybridoma　05.302
杂交探针　hybridization probe　05.468
杂交育种　cross breeding　04.169
杂质　impurity　06.040
甾醇　sterol　05.156
甾体激素　steroid hormone　03.361
甾体激素溃疡　steroid hormone ulcer　07.113
甾族化合物　steroid　05.155
载体　vector　05.271
载体联结前药　carrier linked prodrug　03.277
载体转运　carrier transporation　07.192
载药注射器　prefilled syringe　08.083
载脂蛋白　apolipoprotein　05.068
再摄取　re-uptake　07.162
再生　regeneration　05.288
再现性　reproducibility　06.054
再验证　revalidation　06.058
在线脱气设备　on-line degasser　06.421
脏器制剂疗法　organotherapy　05.011
早期鉴别　preliminary identification　04.075
皂化值　saponification value　02.428
皂土-34　bentone-34　06.415
增白细胞药　leukopoietics　11.131
增毒或代谢活化　toxicology or metabolic activation　07.381
* 增菌培养基　enrichment medium　04.069
增量成本　incremental cost　10.093
增量成本–效果比　incremental cost-effectiveness ratio, ICER　10.094
增量成本–效果分析　incremental cost-effectiveness analysis　10.095
增量效果　incremental effectiveness　10.096
增强　potentiation　07.136
增强子　enhancer　05.368
增溶　solubilization　02.306
增溶剂　solubilizer　02.307
增渗比　enhancement ratio　02.301
增塑剂　plasticizer　02.461
遮光　protection from light　06.569
β 折叠　β-pleated sheet　05.043
折叠　folding　05.044
真核生物　eukaryote　05.327
真菌　fungus　04.061
真空蒸馏　vacuum distillation　03.189
真密度　true density　02.035
诊断用药　diagnostic agents　11.134
振动弛豫　vibrational relaxation　06.280
振动偶合　vibrational coupling　06.281
镇静　sedative　07.153
镇静催眠药　sedative-hypnotics　11.029
镇咳药　antitussives　11.076
镇吐药　antiemetics　11.090
蒸发　evaporation　05.282
蒸发残渣　residue on evaporation　06.123
蒸馏　distillation　03.188
蒸馏水　distilled water　06.200
正变株　positive mutant　04.181
正交函数法　orthogonal function method　06.173
正交设计　orthogonal design　03.280
正链　plus strand　05.361
正确度　trueness　06.062
正调节基因　positive regulator gene　04.221
正相　normal phase　06.335
正向突变　forward mutation　07.357
知情同意书　informed consent form　09.099
知识产权　intellectual property　03.382
脂多糖　lipopolysaccharide　05.145
脂类药物　lipid drug　05.146
脂肽类抗生素　lipopeptide antibiotics　04.110

自由基正离子　radical cation　05.323
自由流动液体　freely movable liquid　02.174
自由能　free energy　03.323
自由水　free water　02.112
自愿呈报制度　voluntary reporting system　08.034
自制自用中间体　captive intermediate　03.231
自主活动　locomotor activity　07.180
总固体　total solid　06.125
总转化产量　overall conversion yield　04.251
阻断变株　blocked mutant　04.024
组胺受体拮抗药　histamine receptor antagonists　11.103
组分　component, constituent　05.312
组合分子对接　combinatorial docking　03.336
组合化学　combinatorial chemistry　03.256
组合库　combinatorial library　03.257
组合筛选　combinatorial screening　05.471
组合生物合成　combinatorial biosynthesis　04.028
最大耐受剂量　maxium tolerate dose　07.246
最低未占轨道　lowest unoccupied orbit　03.023
最低抑菌浓度　minimum inhibitory concentration　04.132
50%最低抑菌浓度　50% minimum inhibitory concentration, MIC_{50}　04.134
90%最低抑菌浓度　90% minimum inhibitory concentration, MIC_{90}　04.133
最低装量　minimum fill　06.132
最高占据轨道　highest occupied orbit　03.022
k 最近邻域法　*k*-nearest neighbor method　06.188
最适温度　optimum temperature　05.177
最小成本分析　cost-minimization analysis　10.103
最小毒性作用剂量　minimal toxic threshold value　07.375
最小二乘法　least square method　06.170
*最小有效量　threshold dose, minimum effective dose　07.125
最小致死剂量　least fatal dose　07.244
最小致死浓度　minimum lethal concentration　07.245
最小中毒量　minimum toxic dose　07.038
最优化方法　optimization method　06.166
作用　action　07.097
作用部位　site of action　07.099
作用方式　mode of action　07.100

(R-5133.31)
ISBN 978-7-03-042537-9
9 787030 425379 01
定　价：150.00元